これから始める

心エコー
Echocardiography

編集 **芦原京美**
東京女子医科大学循環器内科

大門雅夫
東京大学医学部附属病院検査部／循環器内科講師

MEDICAL VIEW

本書では，厳密な指示・副作用・投薬スケジュール等について記載されていますが，これらは変更される可能性があります。本書で言及されている薬品については，製品に添付されている製造者による情報を十分にご参照ください。

Echocardiography for Beginners
(ISBN978-4-7583-1415-2　C3047)

Editors: Kyomi Ashihara
　　　　Masao Daimon

2014.7.10 1 st ed

©MEDICAL VIEW, 2014
Printed and Bound in Japan

Medical View Co., Ltd.
2-30 Ichigayahonmuracho, Shinjyukuku, Tokyo, 162-0845, Japan
E-mail　ed@medicalview.co.jp

はじめに

　心エコー図検査は第2の聴診器といわれ，聴診を滅ぼしたともいわれています。初診時，基本的な診察後に心エコーで心機能や器質病変の有無をチェックしたいと思うことは多いでしょう。しかし現在，診断ツールとして心エコーの技術・テクニックを習得したいと思うものの，なかなか自信をもてず日々の検査を行っている方が多いのが現状ではないでしょうか。

　私は大学で初学者を教えている経験から，心エコーの技術を習得するまでには下記の"3段階のステップ"を踏んでいくことになると考えています。

　第1段階　心臓の構造や位置関係もわからず，やみくもにプローブをあてている時期
　第2段階　プローブの傾きがどの方向を見ているのかが理解できてくる時期
　第3段階　症例ごとに，重要なポイントの有無にあわせて未熟なりにも断面を工夫できるようになる時期

　毎日，プローブに触れ，心エコーに触れていても各段階にはおよそ1カ月が必要ですが，第3段階になればしめたもの。ここからは一気にエコーがおもしろくなってきます。エコーの難しいけれどおもしろいところは，画像を一度に取得し解析するのではなく，所見の有無で画像を工夫し，積極的に新たな所見を探しにいくところです。そのため，1枚のエコー図の前面，後面に広がる心臓の構造を追っていけるようでなければ，心エコーに自信をもち，おもしろいと思うことはできません。

　初学者に得られた心エコー図のシェーマを描いてもらった結果，平面での心臓の理解はできても，空間での理解度が低いこともわかってきました。この状態を克服し，理解度を高めるためには「エコー画像とシェーマの対比」こそが有用であると考え，本書では積極的にエコー画像とシェーマの対比を行っています。

　本書は初心者，少し心エコー検査ができるようになってきたけれど，まだまだ自信が持てない初級者を対象に編集いたしました。機器の設定や被検者の体位など，心エコーを始めるにあたっての基礎知識から，症例ごとの心エコーの撮り方，読み取り方まで幅広く記載し，実臨床で役立つように工夫しています。特に，エコー画像とシェーマを対比し，心臓をどのように断面として捉えているのかが一目でわかるように，さらに超音波ビームの位置がわかるように立体的な解剖図を加え構成しました。それぞれの断面ごとに，自分で撮った画像が適正なのかがわかるチェック項目も設けました。そのため，各症例については限られた紙面となっています。

　本書によって，心エコーはできるけれど自信がもてない，いわゆる『なんちゃってエコー』から『必要な所見は撮ったつもりエコー』になってもらえたら望外の喜びです。

平成26年5月

東京女子医科大学循環器内科

芦原京美

これから始める心エコー もくじ

- 心エコー関連略語集 x
- 初学者が知っておくべき基本断面 xii

I 基礎知識のおさらい —必要なところだけ— 高橋秀一, 泉 知里

① 今さら聞けない心エコー法の基礎 2
② 心エコー検査でなにがわかる？どうして必要？ 4
③ 心エコー法の種類 7
④ イラストで理解する断層心エコー法 11
⑤ Mモード法 17
⑥ 組織ドプラ法 20

II 心エコーに必要な準備と機器操作を押さえよう

① 心エコー検査の準備　渡辺真奈　24

- 検者と被検者の位置 24
- 被検者の体位と呼吸 24
- 部屋の明るさや温度 25
- 検査に必要な備品 26

② 心エコー装置のトリセツ　ここだけ押さえよう！　飯野弘子　28

- 心エコー装置の種類 28
- エアフィルターの位置 28
- 電源コンセント 29
- プローブの扱い 29
- プローブの周波数 29
- 操作パネルでよく使うツマミやボタン 30
- 表示画面 32

③ きれいな断層図を描出しよう　千明真弓　35

- プローブの走査 35
- プローブをあてる場所（アプローチ法） 38
- 断層部のゲイン調節 40

III いざ実践！アプローチ法と記録評価

① 検査の進め方　千明真弓　42
- 検査を始める前に　42
- 入室から検査までの流れ　42

② 断層法―絶対に絵が出る方法，教えます　芦原京美　46
- 心エコー検査のための準備　46
- 被検者の基本体位　46
- アプローチ方法　47
- プローブの持ち方　48
- 各アプローチ別―絶対に絵が出る方法
  - 1）胸骨左縁アプローチ　48
  - 2）右室流入路長軸断面（胸骨左縁アプローチ）　57
  - 3）心尖部アプローチ　57
  - 4）心窩部アプローチ　62
  - 5）胸骨上窩アプローチ　64

③ Mモードエコー図の記録　佐々木賀津乃　66
- Mモード法とはなに？　66
- 記録方法　66
- これは御法度!! Mモード心エコー図で注意すること　68

④ カラードプラ法の血流評価　佐々木賀津乃　69
- カラードプラ法とはなに？　69
- カラードプラ法を行う前に　69
- 断層法の設定　69
- カラーフローマッピングの設定　70
- カラードプラ法の実際　71

⑤ パルスドプラ法の血流評価　岡野智子　72
- パルスドプラ法とはなに？　72
- 左室駆出血流の記録法　74
- 左室流入血流の記録法　74

右室駆出（肺動脈）血流の記録法 ································· 76

⑥ 連続波ドプラ法の血流評価　　岡野智子　77

　　連続波ドプラ法とはなに？ ··· 77
　　三尖弁逆流血流値の記録法 ··· 77
　　狭窄が疑われる部位の評価 ··· 78

⑦ 組織ドプラ法の記録　　岡野智子　79

　　組織ドプラ法とはなに？ ··· 79
　　心室中隔側または左室側壁での僧帽弁輪運動速度記録 ················· 79

⑧ 評価の実際　　仙波宏章，宇野漢成　82

　　心機能の評価　1）％FS と EF について ···························· 82
　　心機能の評価　2）実際に EF を求める ···························· 83
　　心機能の評価　3）拡張能を評価する ······························ 87
　　心腔拡大・心肥大の評価　1）心腔拡大を評価する ·················· 89
　　心腔拡大・心肥大の評価　2）心肥大を評価する ···················· 92
　　心腔拡大・心肥大の評価　3）左室・左房の正常値 ·················· 94
　　肺動脈圧の評価　1）右房圧の推定 ································ 94
　　肺動脈圧の評価　2）三尖弁逆流 ·································· 96
　　肺動脈圧の評価　3）肺高血圧症の診断 ···························· 97

⑨ 画像の記録・レポートの書き方　　仙波宏章，宇野漢成　98

　　画像の記録と保存 ··· 98
　　レポートの書き方 ··· 101

⑩ トラブルシューティング　　仙波宏章，宇野漢成　102

　　絵が出ない，出てもなにか分からない人のための
　　　シチュエーション別対応法 ······································· 102
　　救急時に心エコーをするときの注意点 ······························ 106

IV 症状別　エコーの撮り方・見分け方
今井靖子，田中信大

① 胸痛を主訴とする患者さんのエコー　110
　胸痛の鑑別疾患　110
　3大疾患，その他の鑑別　110

② 息切れがある患者さんのエコー　113
　急速に進行する息切れ　113
　徐々に進行する息切れ　114

③ 浮腫症状のある患者さんのエコー　116
　下腿浮腫の鑑別　116
　左室機能障害のない場合　116

④ 不整脈患者さんのエコー　118
　頻脈性不整脈：上室不整脈，心房細動　118
　頻脈性不整脈：心室不整脈　119
　徐脈性不整脈：房室ブロック　119

⑤ 心雑音がある患者さんのエコー　120
　収縮期雑音　120
　拡張期雑音　122
　連続性雑音　123

V 疑われる疾患別　エコーの撮り方・描き方

① 心筋梗塞（合併症を含む）　村田光繁　126
　心筋梗塞　126
　心筋梗塞合併症　127

② 心不全　村田光繁　129
　疾患の概要，診断　129

病態	129
心エコー図検査の評価ポイント	130
心エコーによる左室充満圧上昇の推定	131
収縮機能の保持された心不全	132

③ 高血圧（高血圧から派生する疾患）　村田光繁　133

高血圧心とは？	133
心エコー図検査のポイント	133

④ 弁膜症　新井光太郎　137

大動脈弁狭窄（AS）

心エコーを撮るに至ったプロセス	137
心エコーの撮り方・読み取り方	137
見落としポイント	138

僧帽弁逆流（MR）

心エコーを撮るに至ったプロセス	138
心エコーの撮り方・読み取り方	138
見落としポイント	140

僧帽弁狭窄（MS）

心エコーを撮るに至ったプロセス	141
心エコーの撮り方・読み取り方	141
見落としポイント	141

大動脈弁逆流（AR）

心エコーを撮るに至ったプロセス	142
心エコーの撮り方・読み取り方	142
見落としポイント	143

三尖弁逆流（TR）

心エコーを撮るに至ったプロセス	143
心エコーの撮り方・読み取り方	143
見落としポイント	144

⑤ 先天性心疾患　黒川文夫　145

先天性心疾患における心エコー検査	145
心房中隔欠損症（ASD）	145
心室中隔欠損症（VSD）	148
Fallot四徴症（TOF）	151

Fallot 四徴術後 ··· 153

⑥ 感染性心内膜炎　　　芦原京美　154

　　感染性心内膜炎とは？ ·· 154
　　感染性心内膜炎を疑うべき症例とは？ ···················· 155
　　いつ経食道心エコーを施行するか？ ······················· 155
　　症例提示 ·· 158

⑦ 肺高血圧　　　大西哲存，川合宏哉　160

　　肺高血圧の症状 ·· 161
　　肺高血圧の特徴的な心エコー図所見 ······················ 161
　　ドプラ法を用いた右心系血行動態指標の推定 ········· 162
　　症例提示 ·· 163

⑧ 心嚢液貯留　　　大西哲存，川合宏哉　166

　　心嚢液とは？心嚢液貯留とは？ ···························· 166
　　心タンポナーデとは？ ··· 166
　　心タンポナーデの心エコー図所見 ························· 167
　　症例提示 ·· 168

⑨ 心臓内異物（腫瘍，血栓）　　　芦原京美　172

　　血栓 ··· 172
　　心臓腫瘍 ·· 172
　　粘液腫 ··· 173
　　乳頭状線維弾性腫（papillarly fibroelastoma） ········ 174
　　心臓原発悪性腫瘍　①肉腫 ··································· 174
　　心臓原発悪性腫瘍　②転移性腫瘍 ·························· 174
　　心内異物の観察ポイント ····································· 174

⑩ 正常に見える異常，異常に見える正常構造物　　　川田貴之　175

　　正常に見える異常 ··· 175
　　異常に見える正常構造物 ····································· 176

● 索引 ·· 178

心エコー関連略語集

A

AML	anterior mitral leaflet	僧帽弁前尖
Ao	aorta	大動脈
AoD	aortic dimension	大動脈径
AS	aortic stenosis	大動脈弁狭窄症
ASD	atrial septal defect	心房中隔欠損症
ATL	anterior tricuspid leaflet	三尖弁前尖
AV	aortic valve	大動脈弁
AVA	aortic valve area	大動脈弁口面積
AVV	atrio-ventricular valve	房室弁

C

CDI	color Doppler imaging	カラードプラ
CT	chordae tendineae	腱索
CWD	continuous wave Doppler	連続波ドプラ

D

DcT	deceleration time	E波減速時間
DHF	diastolic heart failure	拡張不全

E, F, H

ET	ejection time	駆出時間
FFT	fast Fourier transform	高速フーリエ変換
HOCM	hypertrophic obstructive cardiomyopathy	閉塞性肥大型心筋症

I

IE	infective endocarditis	感染性心内膜炎
IVC	inferior vena cava	下大静脈
IVST	interventricular septal thickness	心室中隔壁厚

L

LA	left atrium	左房
LAD	left atrial dimension	左房径
LV	left ventricle	左室
LVDd	left ventricular end-diastolic dimension	左室拡張末期径
LVDs	left ventricular end-systolic dimension	左室収縮末期径
LVEDV	left ventricular end-diastolic volume	左室拡張末期容積
LVEF	left ventricular ejection fraction	左室駆出率
LVESV	left ventricular end-systolic volume	左室収縮末期容積
LVOT	left ventricular outflow tract	左室流出路

M, N		
MSA	membranous septal aneurysm	膜性部中隔瘤
NCC	non-coronary cusp	無冠尖
P		
PEP	preejection period	前駆出期
PESP	post extrasystolic potentiation	期外収縮後増強
PFO	patent foramen ovale	卵円孔開存症
PML	posterior mitral leaflet	僧帽弁後尖
PPM	posterior papillary muscle	後乳頭筋
PRF	pulse repetition frequency	パルス繰り返し周波数
PTL	posterior tricuspid leaflet	三尖弁後尖
PV	pulmonary valve	肺動脈弁
PWD	pulse wave Doppler	パルスドプラ
PWT	posterior LV wall thickness	左室後壁壁厚
R		
RA	right atrium	右房
RAP	right atrial pressure	右房圧
RCC	right coronary cusp	右冠尖
RCCP	right coronary cusp prolapse	右冠尖逸脱
RF	radio frequency	ラジオ波
RV	right ventricle	右室
RVOT	right ventricular outflow tract	右室流出路
S		
SAM	systolic anterior motion	収縮期前方運動
STL	septal tricuspid leaflet	三尖弁中隔尖
SV	stroke volume	1回拍出量
SVC	superior vena cava	上大静脈
T		
TOF	tetralogy of Fallot	Fallot 四徴症
TRPG	transtricuspid pressure gradient	三尖弁圧較差
TV	tricuspid valve	三尖弁
TVI	time velocity integral	時間速度積分値
V		
VSD	ventricular septal defect	心室中隔欠損症
記号		
%FS	fractional shortening	左室内径短縮率

●初学者が知っておくべき基本断面

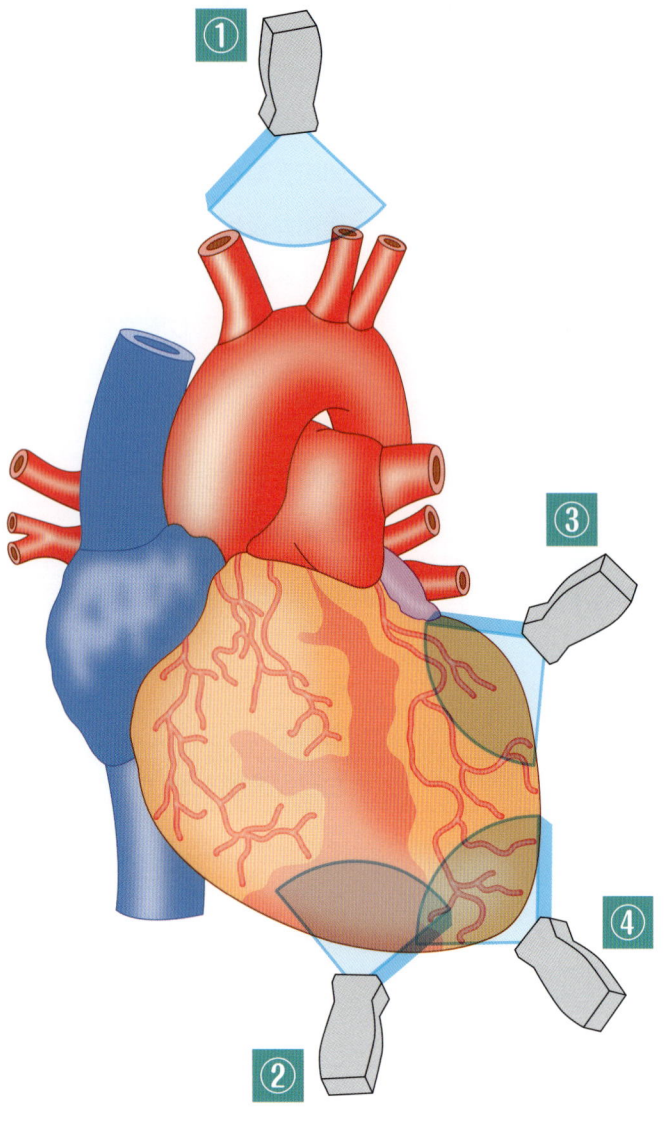

① 胸骨上窩

第2斜位

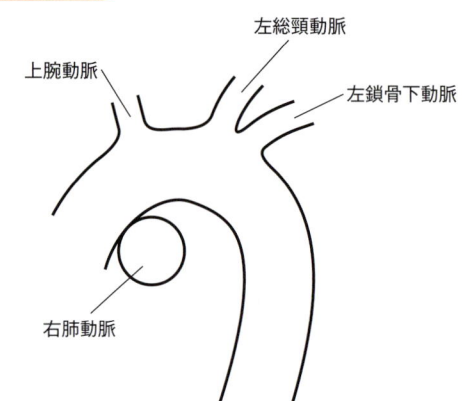

② 心窩部（剣状突起下）

矢状断面

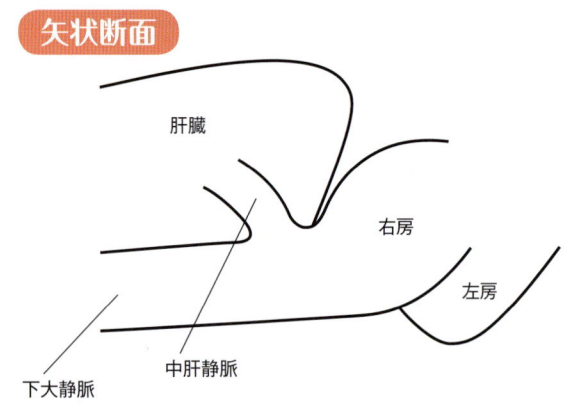

四腔断面

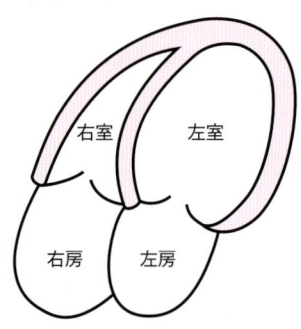

③ 胸骨左縁

左室長軸断面
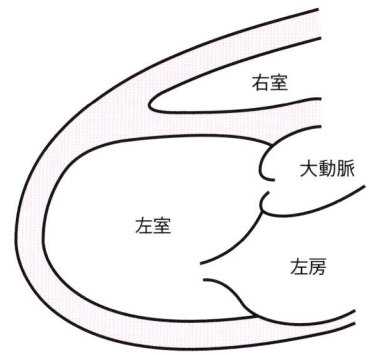

右室流入路長軸断面
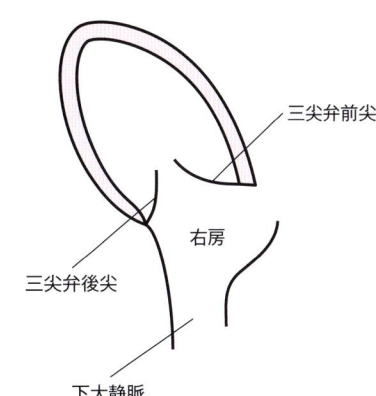

左室短軸断面

大動脈弁口レベル
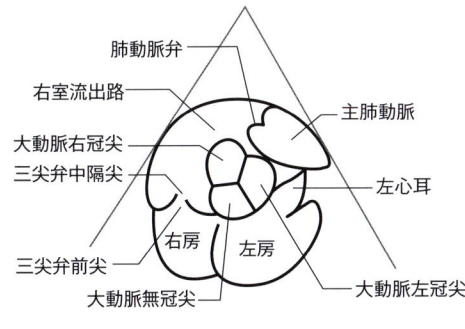

左室流出路レベル
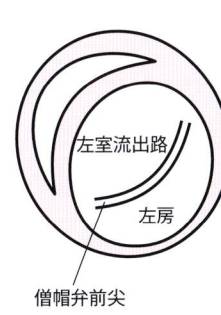

僧帽弁口レベル
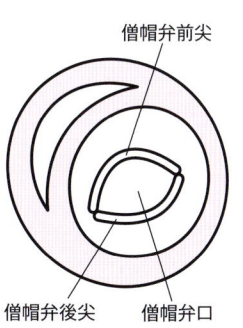

腱索レベル
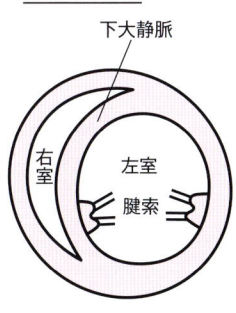

乳頭筋レベル
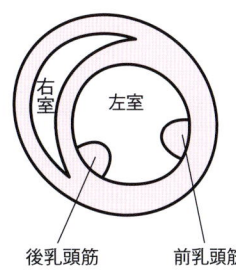

心尖部
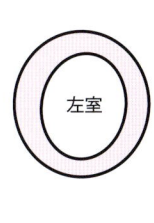

④ 心尖部

二腔断面
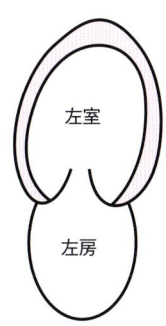

左室長軸断面
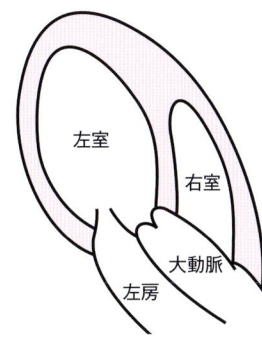

四腔断面
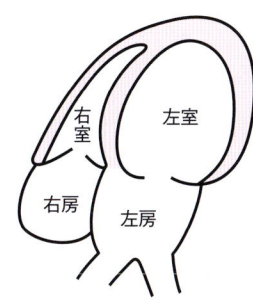

執筆者一覧

■ 編集

芦原　京美	東京女子医科大学循環器内科
大門　雅夫	東京大学医学部附属病院検査部／循環器内科講師

■ 執筆者（掲載順）

高橋　秀一	済生会中和病院医療技術部技師長
泉　　知里	天理よろづ相談所病院循環器内科副部長
渡辺　真奈	東京大学医学部附属病院検査部
飯野　弘子	東京大学医学部附属病院検査部
千明　真弓	東京大学医学部附属病院検査部
芦原　京美	東京女子医科大学循環器内科
佐々木賀津乃	東京大学医学部附属病院検査部
岡野　智子	東京大学医学部附属病院検査部
仙波　宏章	東京大学医学部附属病院循環器内科
宇野　漢成	東京大学医学部附属病院コンピュータ画像診断学／予防医学講座特任准教授
今井　靖子	東京医科大学循環器内科
田中　信大	東京医科大学循環器内科准教授
村田　光繁	慶應義塾大学医学部臨床検査医学専任講師
新井光太郎	東京女子医科大学循環器内科
黒川　文夫	東京女子医科大学病院中央検査部心臓超音波検査室検査技師主任
大西　哲存	姫路循環器病センター循環器内科医長
川合　宏哉	姫路循環器病センター副院長・循環器内科部長
川田　貴之	東京大学医学部附属病院循環器内科

I

基礎知識のおさらい―必要なところだけ―

I 基礎知識のおさらい ―必要なところだけ―

高橋秀一（済生会中和病院医療技術部）
泉　知里（天理よろづ相談所病院循環器内科）

①今さら聞けない心エコー法の基礎

1) 超音波って, そもそもなんですか?

　ヒトにはあまりに高い音や, 逆に非常に低い音は聴こえません。音の高さを規定する周波数で表すと, ヒトの耳に聴こえる周波数の領域（可聴音）は, 約20～20,000Hz程度とされています。そのなかで, 可聴域を超えた高い周波数をもつものを, 一般に「超音波」とよんでいます。

■ やまびことエコーは原理が一緒

　エコーは, やまびこの原理を利用して考えるとわかりやすいでしょう。"山頂から発した「ヤッホー」の声が, 向かい側の山に反射してしばらくすると「ヤッホー」と返ってくる。"この時間の遅れは, 「ヤッホー」が自分の立つ位置から向かい側の山の斜面との間で, 音が往復する時間です。「ヤッホー」が5秒後に返ってきたと過程すると, 空気中の音速は約340m/secのため, その距離は「340×5÷2＝850m」となります。このように音の反射を利用することにより, 反射を生じる物体の存在と位置がわかるのです（図1）[1]。

> **important**
> エコーは「やまびこ」を想像しながら考える

図1 「やまびこ」の原理で距離を測る

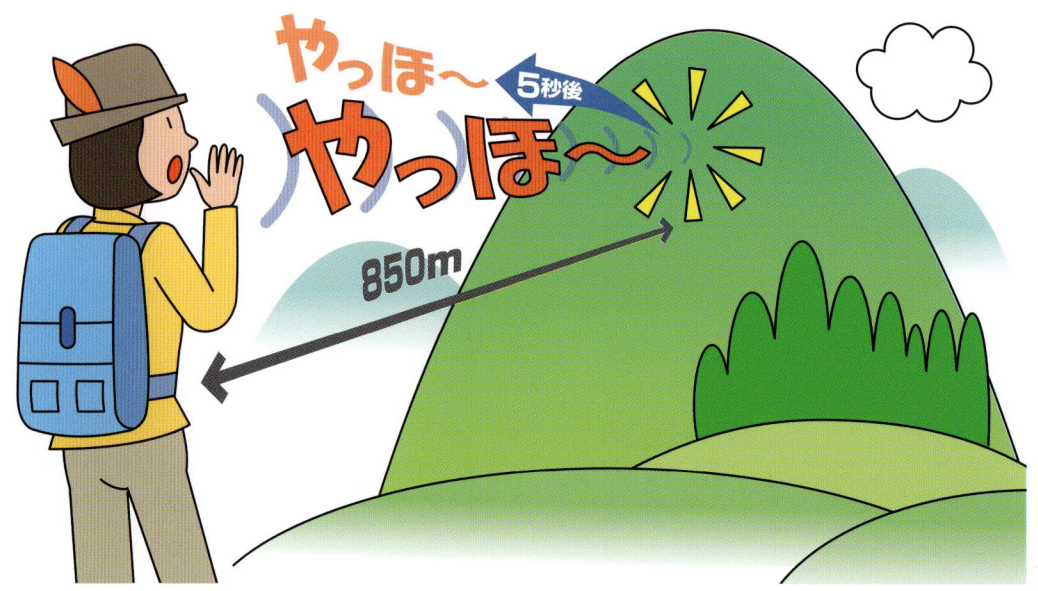

（文献1より改変引用）

音が遅れて聞こえてくる現象といえば, やまびこが有名である。「ヤッホー」と叫んでから5秒後にやまびこが返ってきたとすると, 空気中の音速は約340m/secであるから, その距離は340×5÷2＝850mとなる。

■ 超音波の特徴

体表から超音波を投入して生体内で伝搬・反射した超音波を，体外でセンサーにより収集して情報を得るのが超音波検査です。超音波の特性として，波長（λ），周波数（f），伝搬速度（c）には，$c = f \cdot \lambda$が成り立ちます。伝搬速度は超音波が伝搬する媒質によって異なりますが，生体内の軟部組織を1,500m/secと仮定すると，周波数3MHzプローブの波長は，$1,500 \div (3 \times 10^6) = 0.5$mmとなります。超音波は，X線撮影や核医学検査のように放射線による被曝の心配がなく，妊婦や乳幼児でも安心して受けることが可能です。

> **important**
> 超音波は被曝の心配がない

2) 超音波診断装置の仕組みが，実はよくわかりません[2]

私たちが検査時に手にもつプローブは，超音波の送信，そして受信を行っています。装置内は，受信した信号やデータにさまざまな処理をする部分，そして画像を表示するディスプレイ部，外部機器との接続部に大別されます（図2）。

図2 超音波診断装置のしくみ

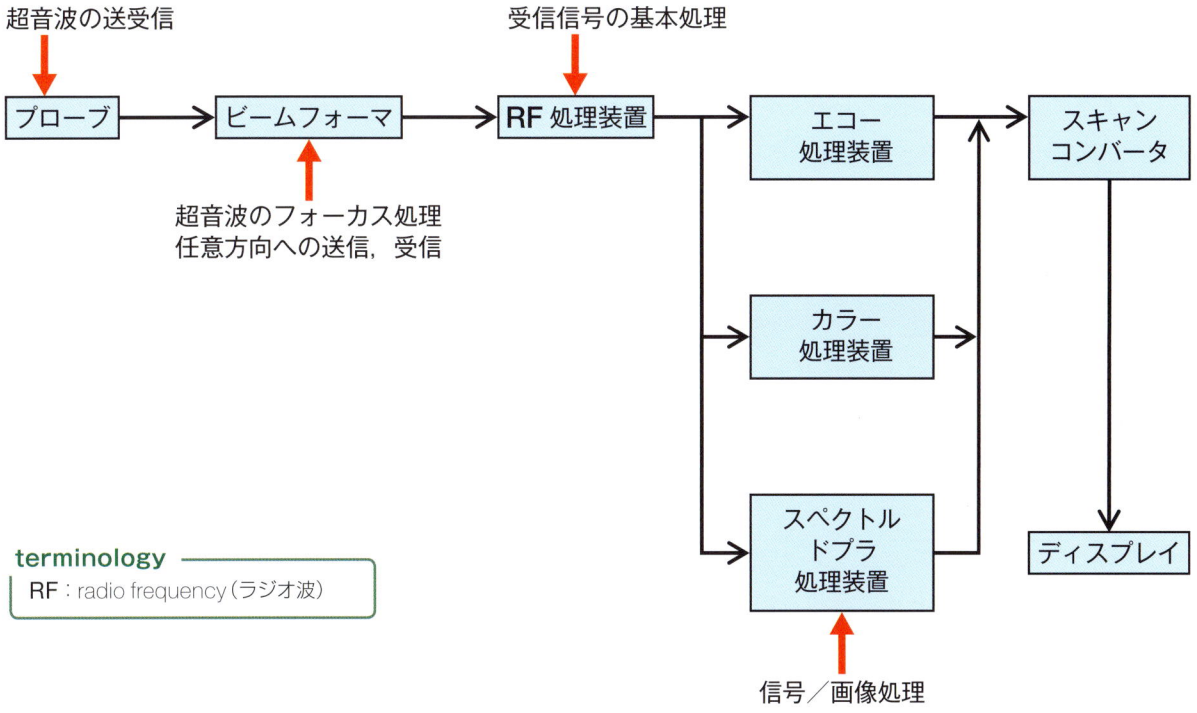

> **terminology**
> RF：radio frequency（ラジオ波）

■ ビームフォーマ

プローブ内部には短冊型をした超音波素子が多数配列されています。そして，この配列素子の個々にタイミング調整された電気パルスを供給しています。これらをコントロールする部分として，ビームフォーマが内蔵されており，超音波のフォーカス処理および任意方向への送信・受信をコントロールしています。

■ **受信信号の基本処理部**

プローブで受波された後，電気信号に変換されたエコー信号はプリアンプに入力されます。プリアンプによって必要なゲインを与えられたエコー信号は，ADコンバータによりデジタル信号に変換されて音線信号として再構成されるのです。

■ **各種処理部**

受信ビームフォーマにより形成された音線信号は，B/M処理部によりBモードもしくはMモード用の信号として加工されます。また，カラードプラ（CDI）用の音線信号はCDI処理部に，パルスドプラ法（PWD）または連続波ドプラ法（CWD）用の音線信号はドプラ処理部にそれぞれ送られ，必要な信号処理が行われます。

> **terminology**
> CDI : color Doppler imaging
> PWD : pulse wave Doppler
> CWD : continuous wave Doppler

■ **スキャンコンバータ部**

超音波は最終的にディスプレイに画像として出力しますが，各信号処理部より出力された信号はそのままではディスプレイに出力することができません。そこで超音波のデータ並びを音線方向からディスプレイへ表示するように調整するのがスキャンコンバータ部の役割です。ディスプレイ以外に，外部出力（CD，DVDなど）の処理も行います。

■ **ディスプレイ部**

スキャンコンバージョン処理された画像信号はビデオ処理部に入力されます。ビデオ処理部ではフレーム平均処理やスペックル低減フィルタなどの各種画像フィルタ処理，グレーマッピングやカラーコード化が行われ，ディスプレイに表示されます。

②心エコー検査でなにがわかる？どうして必要？

心エコー検査は，**形態的診断**と**機能的診断**に分けられます。拍動している状態をリアルタイムに，そして簡便にかつ非侵襲的に観察できるので循環器疾患にとって優れた診断ツールであるといえるでしょう。

> **important**
> 心エコー検査 < 形態的診断／機能的診断

■ **形態的診断**

形態的診断では，心室，心房の大きさや壁の厚さ，壁の動き（**図3**），弁の形態や動き，大血管をはじめとする各種血管の径と走行などを判断します。また，腫瘍，血栓，疣腫などの異常構造物（**図4**），各種の先天奇形も本法により判断できます。

■ **機能的診断**

機能的診断では，CDIにより心腔内の血流を観察することで弁の逆流や狭窄，短絡などの異常血流を発見することができます。また，血流情報を得ることにより（PWD，CWDによって血流速度を測定し，時相解析する），肺高血圧の有無や左室拡張末期圧などの心内圧も推定することが可能です。さらに，組織ドプラ法，ストレイン・ストレインレート法を用いることにより詳細な機能診断もできます。

図3　壁運動および壁厚の評価

a：拡張期

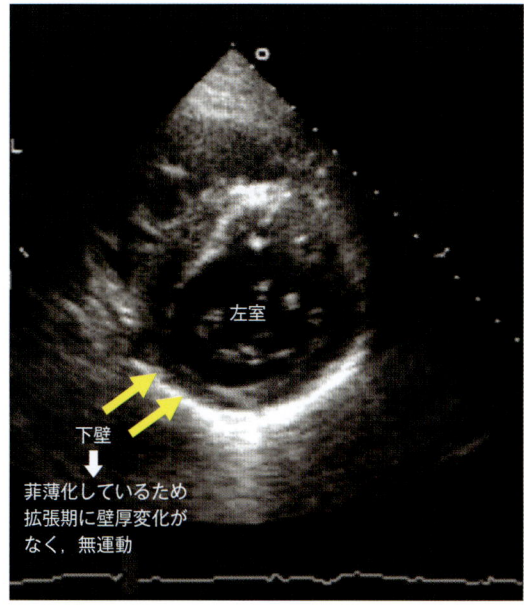

b：収縮期

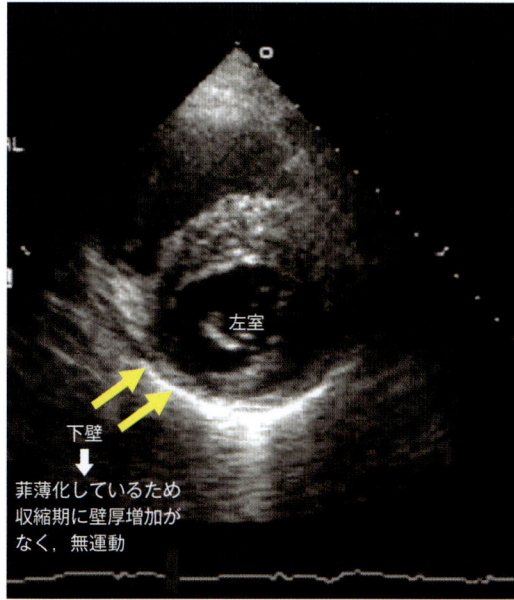

下壁心筋梗塞例（腱索レベル短軸断面）。

図4　心内の異常構造物

a：左房粘液腫

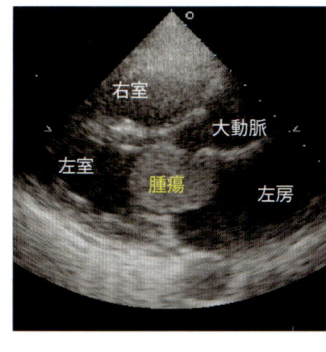
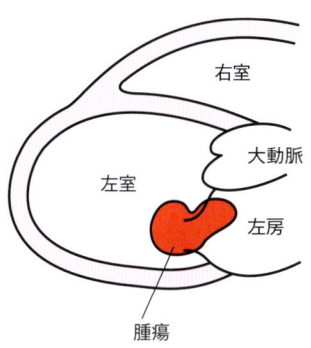

b：左室心尖部血栓

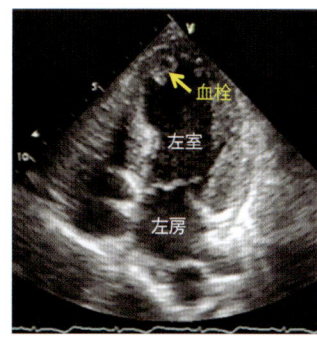
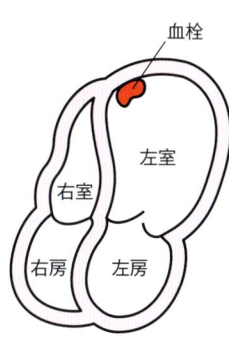

c：大動脈弁に付着した疣腫

拡張期

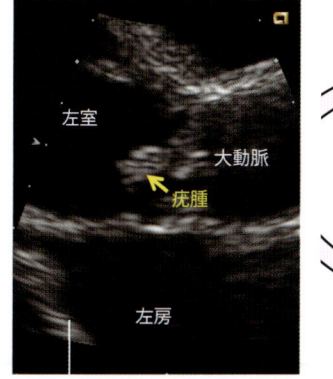
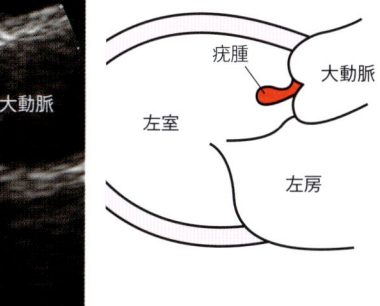

収縮期

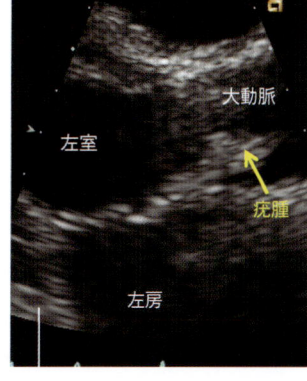
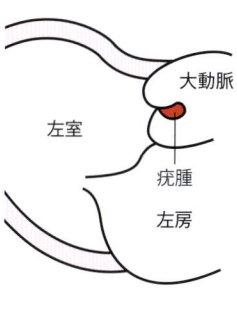

形態的診断でわかった腫瘍，血栓，疣腫。

■ 心機能評価

心機能評価は，**収縮能**と**拡張能**に分けられます。

この評価がもっとも必要とされる場面は心不全でしょう。つまり，浮腫や呼吸困難を認める患者では，治療方針決定のためにそれが心臓由来なのか否かの評価が必要とされるのです。心不全の発症は，20年ほど前まで左室収縮能不全に基づくと考えられてきました。しかし，心不全症例の約40%では，左室駆出率（LVEF）が保持あるいは軽度低下を認めているにすぎず，左室拡張能障害がその主たる病態であることが臨床的に実証されたため，このようなタイプの心不全を拡張不全（DHF）とよぶようになったのです。

左室収縮能評価に用いられる代表的なパラメータとして，左室内径短縮率，LVEFがあげられます。LVEFは，断層心エコー法を用いmodified Simpson法により解析する評価法が推奨されています。

一方，左室拡張能評価のパラメータは多く，PWDを用いた左室流入血流速波形，肺静脈血流速波形，組織ドプラ法による僧帽弁輪部運動速度が用いられます（**図5**）[3]。近年では，断層法による左房の縦径および横径の計測に加えて左房容積（係数）も重要な指標の1つです。

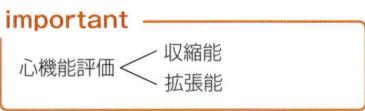

important

心機能評価 < 収縮能 / 拡張能

terminology

LVEF : left ventricular ejection fraction
DHF : diastolic heart failure

図5　拡張能の指標を複合した評価法

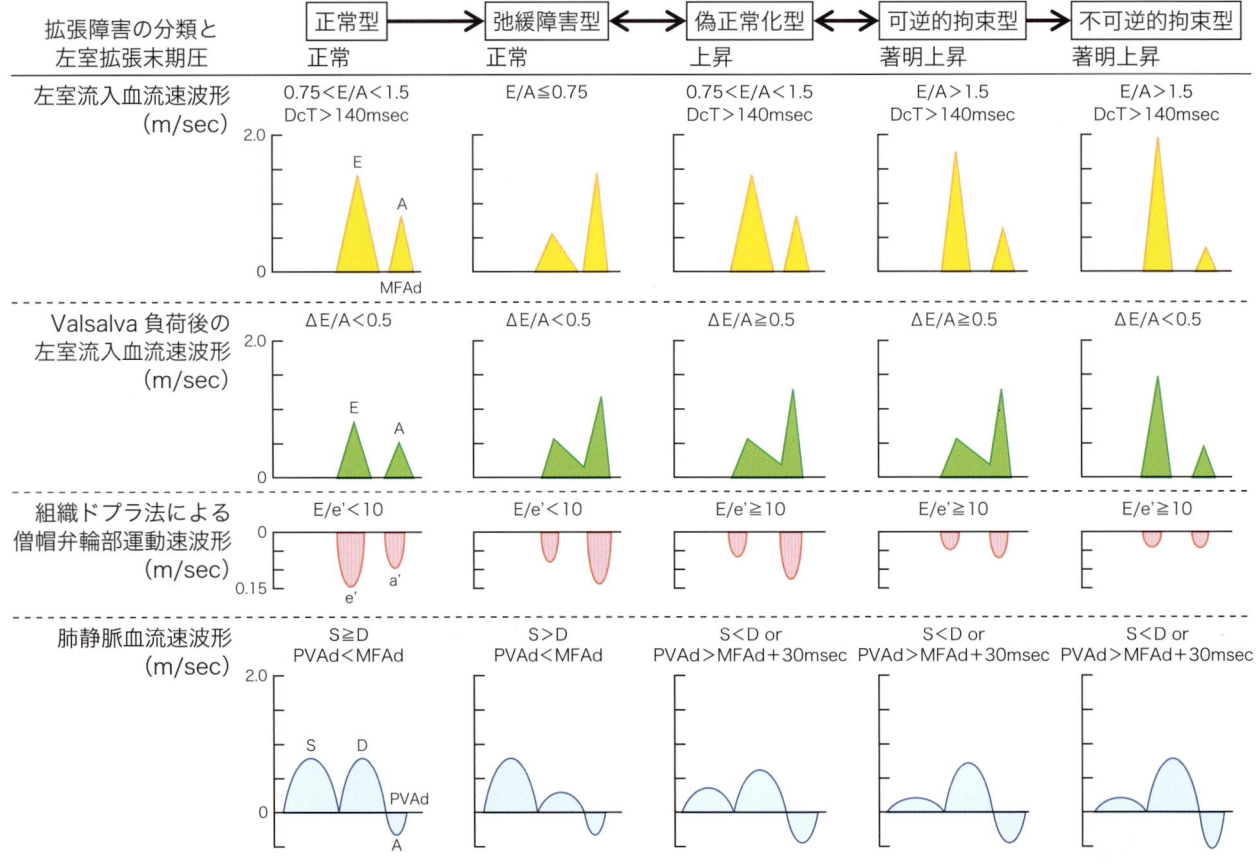

（文献3より改変引用）

左室流入血流速波形，Valsalva負荷後の左室流入血流速波形，僧帽弁輪部運動速波形，肺静脈血流速波形を複合して評価することにより，それぞれの波形が示す意義すなわち左室拡張能の重症度を評価することができる。

③心エコー法の種類

1) 断層法（Bモード法）

　Bモードとは輝度（brightness）変調の処理を行った画像のことをさします。基本となるのはAモード法です。1本の超音波ビームから得られた反射強度, すなわち振幅（amplitude）を縦軸に, 時間（深さ）を横軸に表示していたものを, 振幅の強度によって輝度（グレースケール）で表示し, さまざまな走査方法により超音波ビームを複数送受信することによって2次元画像をつくります。超音波診断におけるベースとなる表示方法で, Mモード法やドプラ法を行ううえでも非常に大切な表示方法です（図6）。

> **important**
> Bモード法は超音波診断のベースとなる

図6　断層法（Bモード）の原理

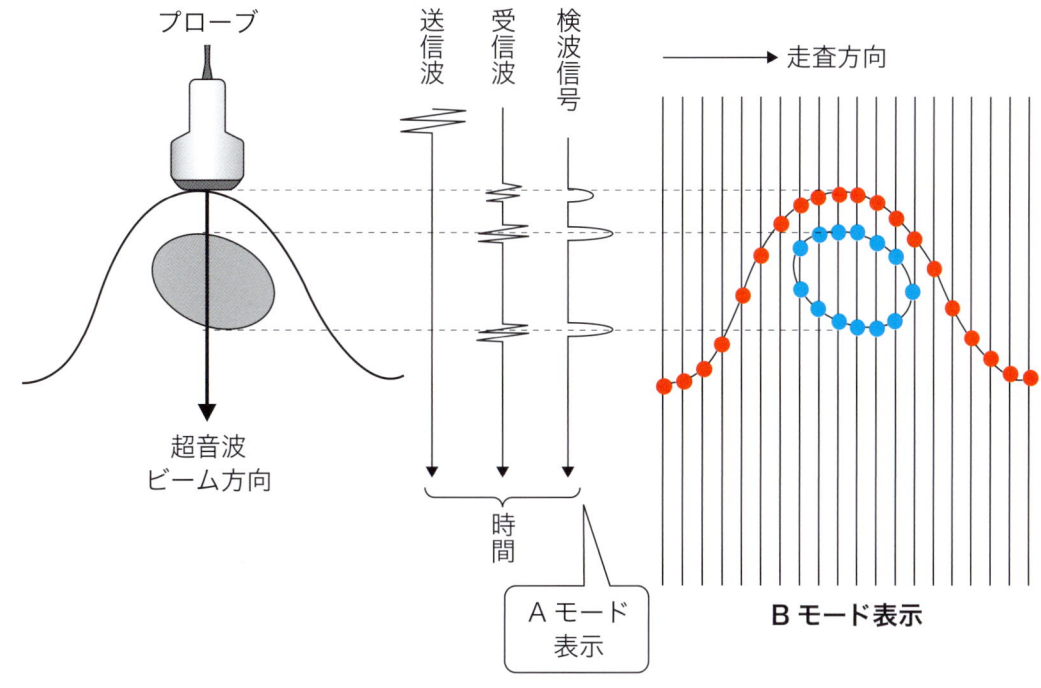

Bモード画像の構成の基本となるのは, 超音波ビーム上の振幅強度を表示する**Aモード**である。Aモードの情報を振幅の強度によって輝度（グレースケール）で表示し, さまざまな走査方法により超音波ビームを複数送受信することによってつくられる。

2) Mモード法

　Mモードは, 1本の超音波ビームから得られた動き（motion）を表示する方法です。縦軸に反射強度を輝度に変換したものを, 横軸には縦軸で輝度表示したものを掃引（スウィープ）することにより時系列で表示しています。弁や心筋の動きなど動きのある部位を時系列で観察する場合に用いられ, 時間分解能に優れています（図7）。

> **important**
> Mモード法は時間分解能に優れている

図7 Mモード法

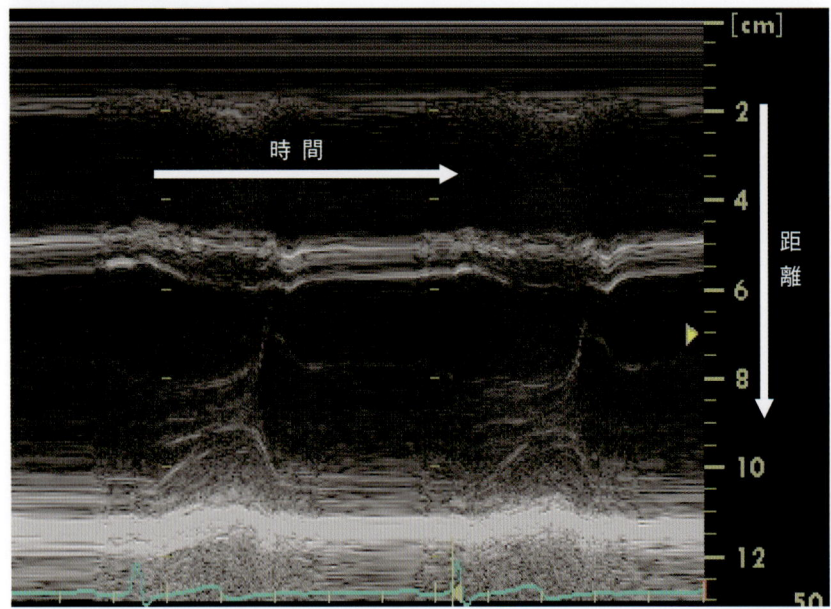

Mモードは1本の超音波ビームから得られた動き(motion)を表示する方法である。

3) ドプラ法

　移動する音源は，反射体の移動方向と速度に応じて周波数が変化します。すなわち，音源が近づく場合には波の振動が詰められて周波数が高くなり，逆に遠ざかる場合は振動が伸ばされて周波数は低くなるのです。このように，波（音源）と観測者との相対的な速度によって波の周波数が異なって観測される現象は，発見者であるChristian J. Dopplerの名をとって"ドプラ効果"とよばれています。

　超音波ドプラ法は，プローブから発生する固定された一定周波数の超音波が音源であり，同時にプローブが観測者となります。心腔内や血管内を移動する赤血球が反射体となり，反射する前と後に周波数変化を受けドプラ効果が生じるしくみです（図8）。ドプラ法は，CWDがまず開発され，その後，PWD，CDI，パワードプラ法に発展していきました。

図8 ドプラ法の原理

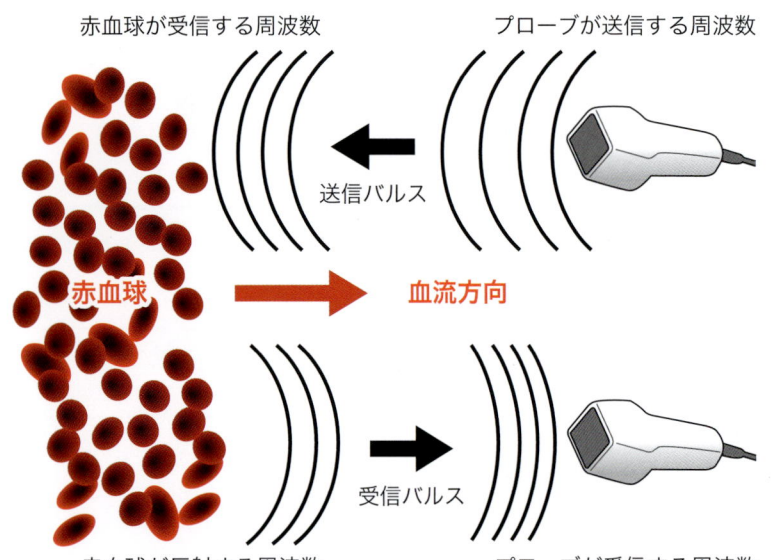

プローブから発生する固定された一定周波数の超音波が音源であり，同時にプローブが観測者となる。
心腔内や血管内を移動する赤血球が反射体となり，反射する前と後に周波数変化を受けドプラ効果が生じる。

■ パルスドプラ法（PWD）

　PWDは，Bモード法と同様にパルス反射法を使用しています。間欠的な短い送信波形（パルス）を送信していない期間は受信を行うしくみです。PWDはサンプルボリュームとよばれる任意の深さにサンプルゲートを置くことにより，その部位での血流速度を知ることができます。

> **ここがポイント**
>
> 　PWDで重要なことは，**パルス繰り返し周波数（PRF）と折り返し現象（エイリアシング）の関係**です。受信深度は，受信時間の長さに依存します。すなわち，送信された音が往復して返ってくるまでの時間で，観察できる深度が決まるのです。これは，生体の音速を約1,530m/secを固定値とし，深度1cmあたりの往復分を考慮して約13μsの時間が必要になることを意味しています。
>
> 　浅い部位を観察する場合は，受信時間が短いので，PRFを高くすることができますが，深い部位の受信信号を得るためには，受信時間を長く取る必要があり，PRFを低く設定しなければなりません。
>
> 　PRFは，ドプラ偏移周波数の最高検出周波数を制限し，±PRF/2の関係になります。これは，物理学のサンプリング定理でナイキスト周波数とよばれています。最高検出周波数±PRF/2を超える速い速度の血流を観察すると，エイリアシングが発生します。つまり，PWDの特徴を要約すると，「特定した部位の血流速度を知ることができるが，高速血流の測定には限界がある」といえます（**図9**）[4]。

---
terminology
PRF：pulse repetition frequency

図9　カラードプラと連続波ドプラ

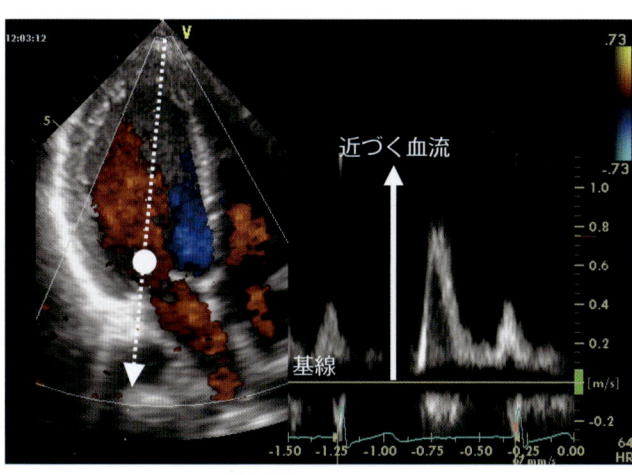 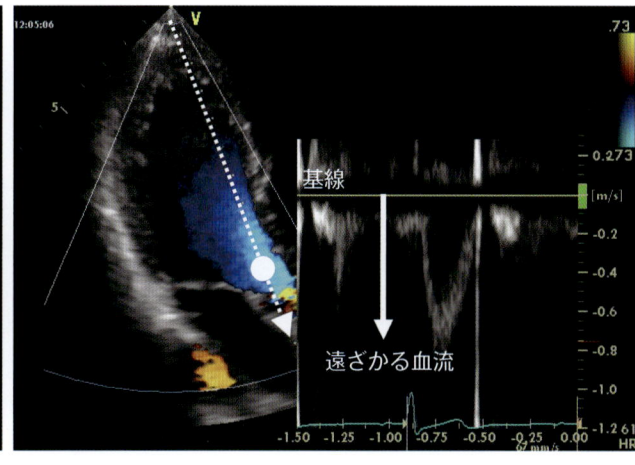

健常成人の左室流入と左室流出の血流である。横軸は時間，基線より上方はプローブに近づく血流，下方は遠ざかる血流の速度が表示される。

■ 連続波ドプラ法（CWD）

　CWDは，PWDと異なり，絶え間なく連続的に送受信を続けています。実際には，送信を行う振動子群と，受信を行う振動子群を分けて絶え間なく連続的に送受信を行っています。そのため，いつ送信した信号がどの深さから返ってきているかはわからず，連続波ドプラの受信は，ビームライン上のすべての血流信号を拾っていることになるのです。したがって，PWDと違

い距離分解能をもたず，また，最高検出速度±PRF/2の制限を受けずに高速血流を測定することができます。なお，連続波ドプラのビームライン上のマークは，送受信フォーカスを示しており，マーク付近で超音波ビームを集束させて感度を上げています。

■ 受信信号

PWDおよびCWDで切り出された受信信号は，高速フーリエ変換（FFT）により周波数解析が行われ，このFFTによる周波数解析によってドプラ偏移周波数が得られます。受信信号が送信信号と同じであれば，ドプラ偏移周波数はゼロとなり，ゼロライン（ベースライン）上に表示されます。プローブに近づく血流はドプラ偏移周波数が高く，プローブから遠ざかる血流はドプラ偏移周波数が低くなり，この周波数分析結果がPWDおよびCWD表示の縦軸方向に表示されます。これを時間軸方向にスウィープさせて周波数分析結果の軌跡を残すことで，流速パターンが表示されるのです（図9）。

> **terminology**
> FFT：fast Fourier transform

■ CDI，パワードプラ法

CDIは，PWD技術を使用しており，血流方向および血流速度を表示しています。血流の方向は，プローブに近づく血流を赤系統，遠ざかる血流を青系統で表示し，血流速度は，一般に平均流速と分散の組み合わせで表示しています。また，ドプラでの波形の拡がりは分散とよばれ，黄色系統の色を混ぜて表現されます。モニター上では，固定組織からの反射波は従来通り白黒で表示され，移動している血流情報は従来の画像にカラーで重ねて表示されます。CDIは，PWD技術を使用しているため，最高検出速度は±PRF/2となり，PWDと同様にPRFの設定により観察深度が決定されます（図10）。

> **important**
> カラードプラ（CDI）：血流方向，血流速度を表示

図10　折り返し現象（エイリアシング）

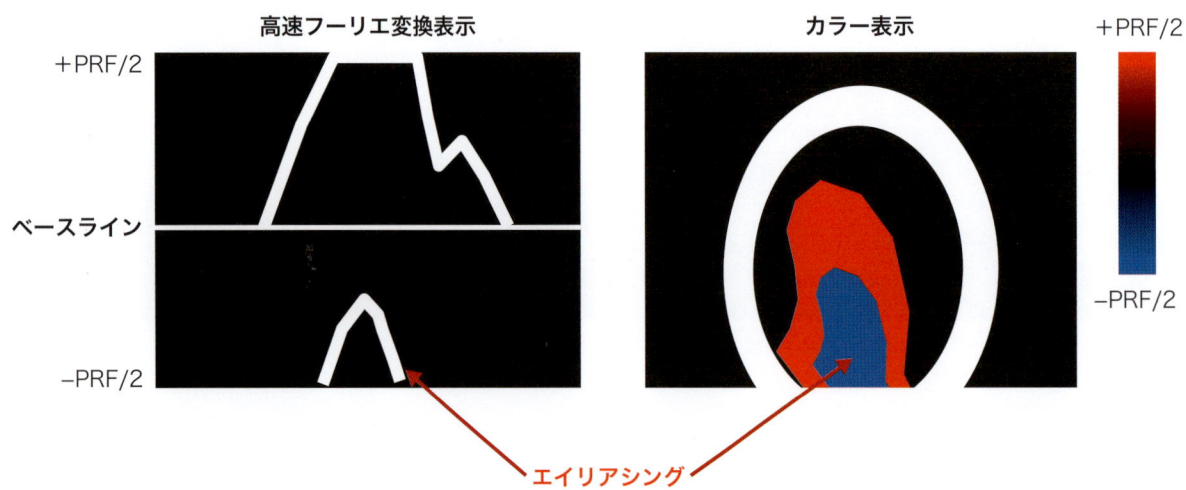

最高検出周波数±パルス繰り返し周波数（PRF）/2 を超える速い速度の血流を観察すると，エイリアシングが発生する。

パワードプラ法は，CDI技術を用いてドプラ偏移信号の強度をカラー化し，血流速度を無視した表示法です。初期の装置ではドプラ偏移信号の強度のみを表示していましたが，最近の装置では，方向を加えて表示しさらに空間分解能を上げて精細なカラー表示法が実現して，血管からのはみ出し（ブルーミング）が少なく細かい血流まで表示できるようになりました。

> **important**
> **パワードプラ**：ドプラ偏移信号の強度をカラー化して表示

④イラストで理解する断層心エコー法[5-7]

経胸壁心エコーは，被検者を左側仰臥位または半側仰臥位にし，傍胸骨左縁および心尖部からアプローチします。また，胸骨上窩および剣状突起下（心窩部）のアプローチは仰臥位で行います。体位変換が困難な場合は仰臥位のまま，あるいは座位で行う場合もあります。

※左側仰臥位，半側仰臥位（p25）参照。

検査担当者（検者）と被検者の位置関係には，被検者の右に座る方法と左に座る方法があります。位置関係の選択には，それぞれの手法における利点欠点は別として，各施設および各検査担当者のこだわりがかなり強く影響していると思います。検査時の体位は，検査を受ける被検者側のストレス，検査を実施する検者側のストレスの両面から考えて決定するべきでしょう。

1）傍胸骨左縁アプローチ

■ **胸骨左縁長軸断面：parasternal long-axis view（図11）**

プローブを第3または4肋間の胸骨左縁からアプローチし，大動脈，左房，左室の位置や壁運動および僧帽弁前尖，僧帽弁後尖，大動脈弁の状態を観察します。

■ **胸骨左縁短軸断面：parasternal short-axis view（図12）**

胸骨左縁長軸断面から90°時計回りにプローブを回転させて，各々のレベルの短軸断面を観察します。

a）大動脈弁レベル

左冠尖，右冠尖，無冠尖の三尖で構成される大動脈弁，右室流出路の形態や肺動脈弁の動態を観察します（図13）。

b）僧帽弁レベル

僧帽弁の前尖，後尖および前，後交連，弁輪が観察でき，僧帽弁の器質的変化の評価を行います。

c）腱索および乳頭筋レベル

僧帽弁レベルよりやや心尖部にプローブを振り，腱索が描出される断面が腱索レベル，前乳頭筋および後乳頭筋が描出される断面が乳頭筋レベルです。左室前壁，心室中隔，下壁，後壁，および側壁の壁運動を同時に評価でき，虚血性心疾患の診断に適しています（図14）。

d）心尖部レベル

乳頭筋レベル短軸断面より一肋間下げ，心尖部からアプローチすることで壁運動評価に適しています。

図11　胸骨左縁長軸断面：parasternal long-axis view

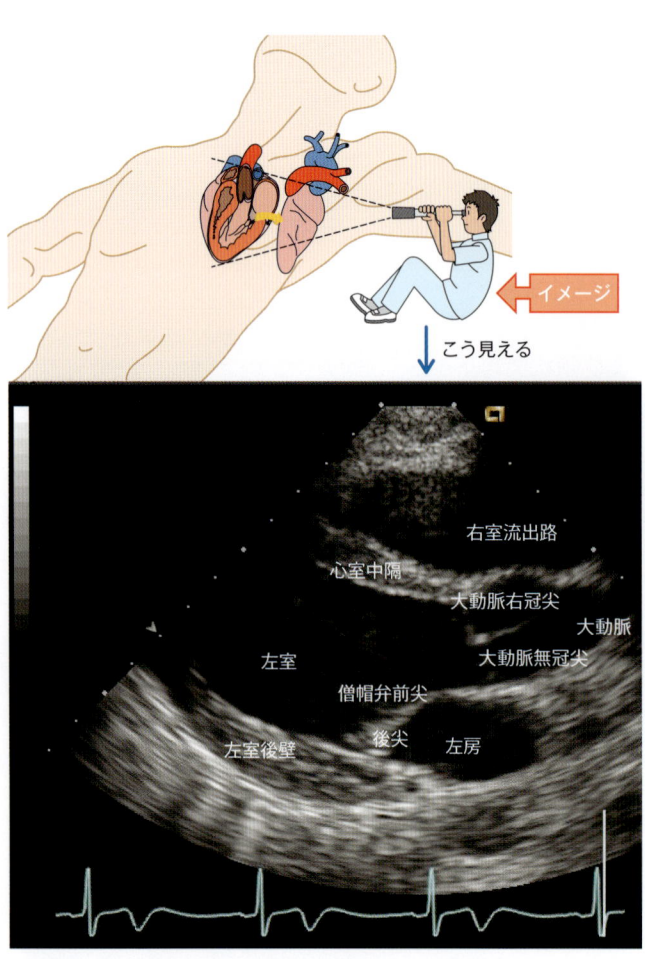
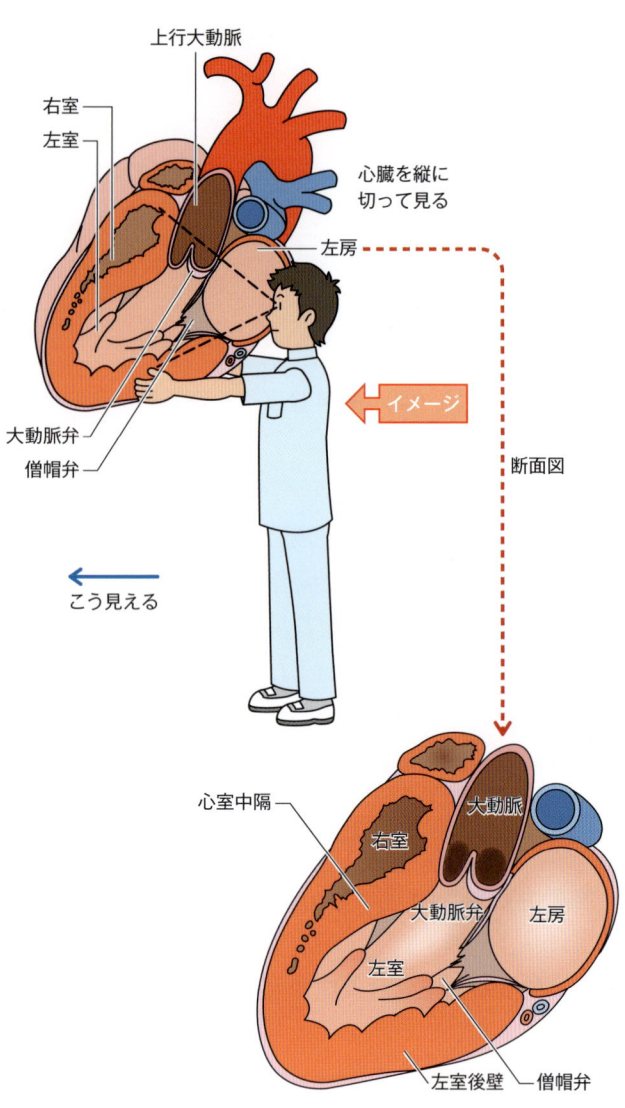

大動脈，左房，左室の位置や壁運動，僧帽弁前尖，僧帽弁後尖，大動脈弁の状態を観察。

図12　胸骨左縁短軸断面：parasternal short-axis view

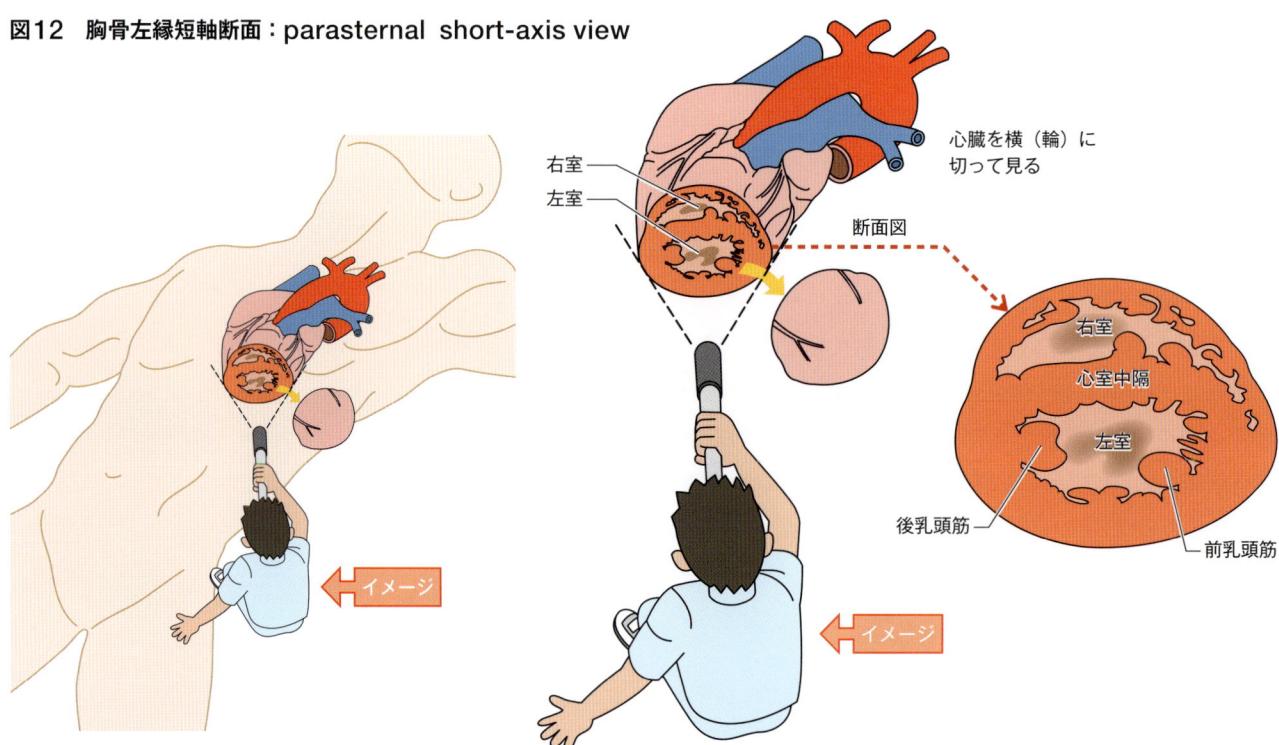

胸骨左縁長軸断面と直交する断面となる

図13　胸骨左縁短軸断面（大動脈弁レベル）

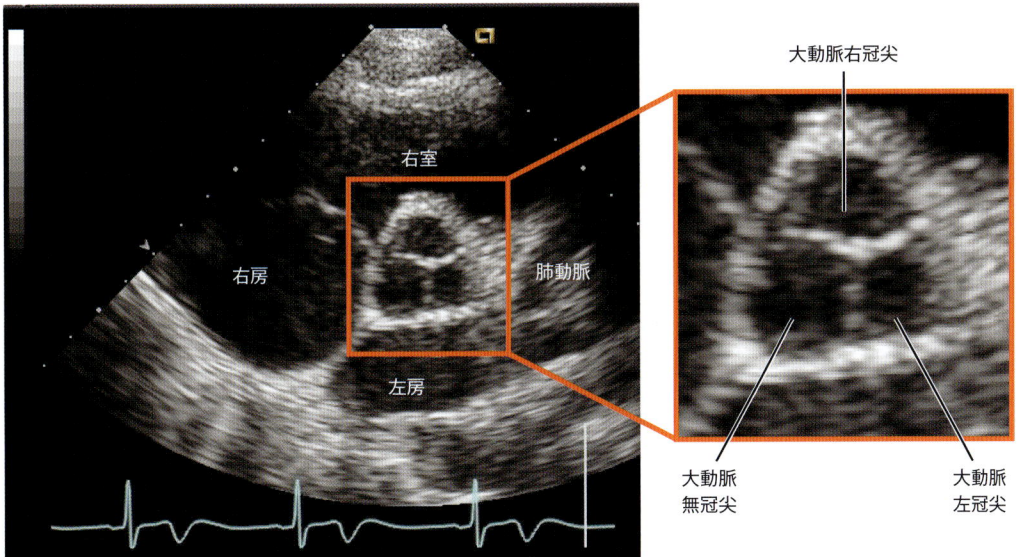

左冠尖，右冠尖，無冠尖の三尖で構成される。大動脈弁，右室流出路の形態や肺動脈弁の動態を観察。

図14　胸骨左縁短軸断面（腱索レベル）

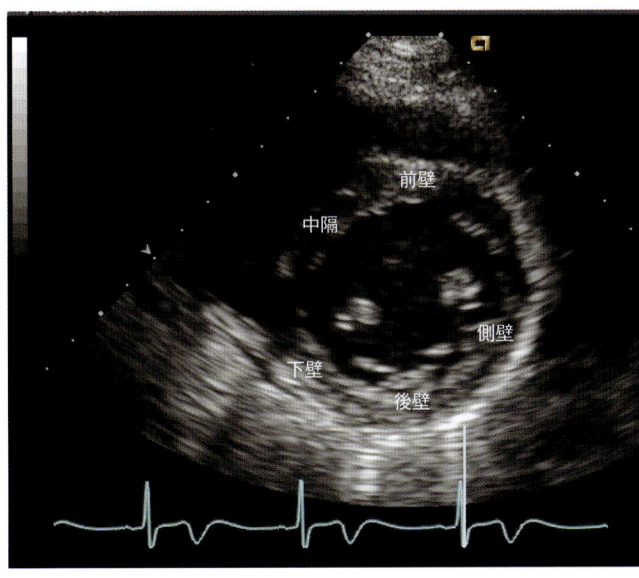

左室前壁，中隔，下壁，後壁，および側壁の壁運動を同時に評価できるため，虚血性心疾患の診断に適している。

2）心尖部アプローチ

■ 心尖部四腔断面：apical four-chamber view（図15）

心尖部（心尖拍動が触れる部分）にプローブをおき，4つの腔が最も大きくかつ両房室弁が明瞭に見えるよう，また心尖部がプローブの直下にくるように調整します。左右の心腔を同時に描出でき，中隔，側壁の動きや僧帽弁，三尖弁が観察できます。また心機能を評価するうえで，左室容積や左室駆出率の計測および肺静脈血流波形の検出に最適です。

> **important**
> 心尖部四腔断面：左右の心腔を同時に描出できる。心機能評価に最適

図15　心尖部四腔断面：apical four-chamber view

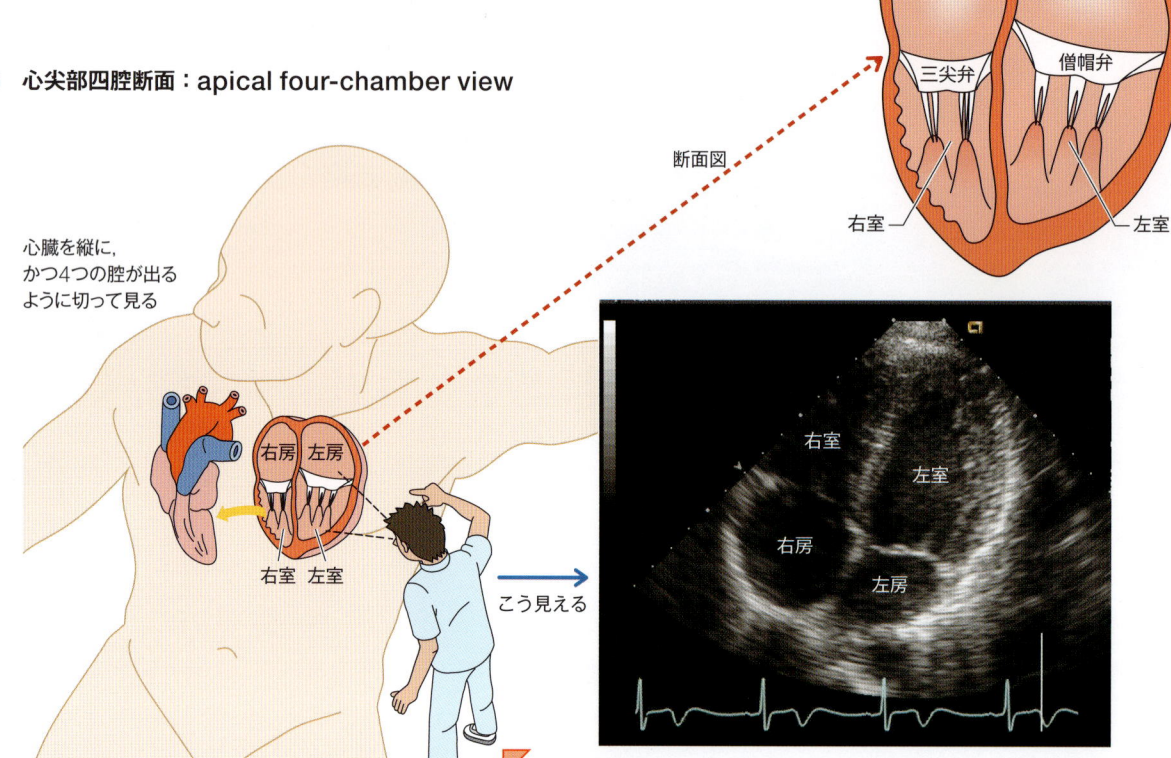

■ 心尖部二腔断面（apical two-chamber view）

四腔断面からプローブを90°反時計方向に回転させると，前壁，下壁が描出され心機能評価や心尖部四腔断面と同様に，左室容積や左室駆出率の計測に適しています。

> **important**
> 心尖部二腔断面：左室容積や左室駆出率の計測に最適

■ 心尖部長軸断面（apical long-axis view of the left ventricle）

胸骨左縁長軸断面ではアプローチできない心尖部を含めた左室長軸断面で，前壁中隔，後壁の虚血性心疾患の診断に用いられ，またドプラ法では左室流入波形や狭窄部血流の観察に適しています。

> **important**
> 心尖部長軸断面：左室流入波形や狭窄部血流の観察に最適

■ 心尖部三断面と短軸断面の関係

心尖部四腔，二腔，長軸断面と傍胸骨短軸断面の位置関係は，壁運動評価に重要であり必ず異なった2方向から評価できます（図16）。

図16 心尖部三断面と短軸断面の関係

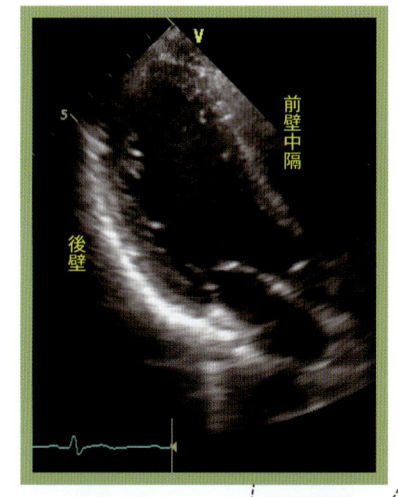
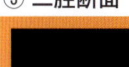
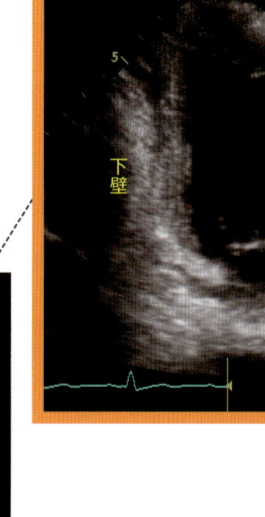
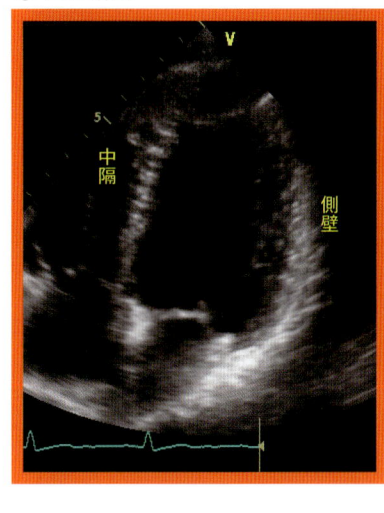
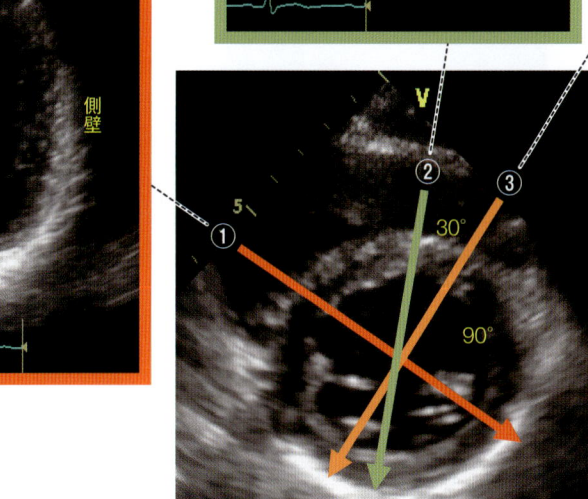

四腔断面と二腔断面は90°の関係にあり，左室長軸断面と二腔断面は30°の関係にある。

3）心窩部（剣状突起下）アプローチ

被検者を仰臥位にして，両膝を立てます。剣状突起下で正中線よりもやや右側にプローブを垂直におき，下大静脈長軸，肝静脈，右房への入口部が描出されるようにセットします。下大静脈の短軸を描出するためには，プローブを時計方向に90°回転させる必要があります（**図17**）。この断面は下大静脈径の判定に用いられます。腹部大動脈は，正中線よりもやや左側でプローブを垂直におくことで描出されます。

肺気腫など傍胸骨左縁からのアプローチが困難な場合は，このアプローチで四腔断面，短軸および長軸断面が描出可能な場合があります。また，心房中隔欠損を疑う場合ではこの断面を用い，心房中隔を詳細に観察しましょう。

4）胸骨上窩からのアプローチ

仰臥位で首を軽く後屈して胸骨上縁よりアプローチします。上行大動脈，大動脈弓と分枝血管，下行大動脈の長軸断面が観察でき，大動脈瘤や大動脈解離の診断に適しています（**図18**）。

図17　心窩部（剣状突起下）アプローチ

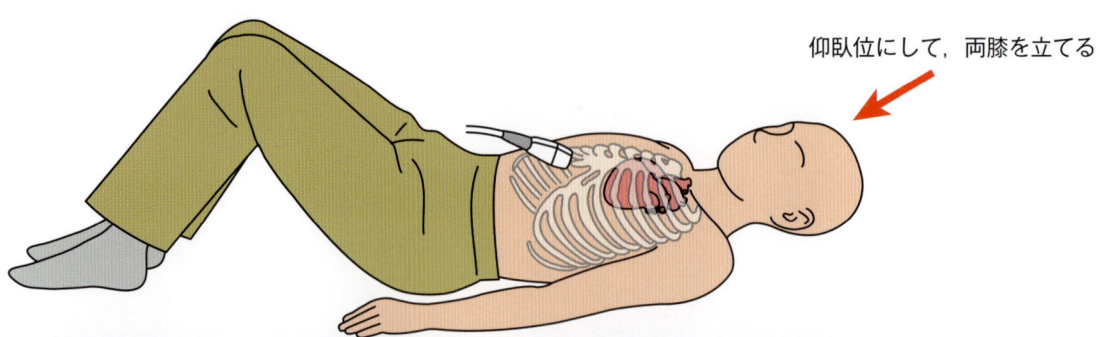

仰臥位にして，両膝を立てる

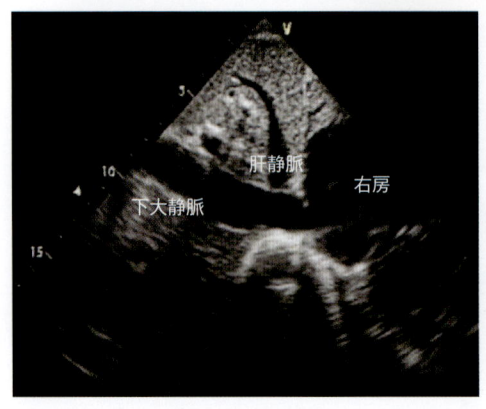
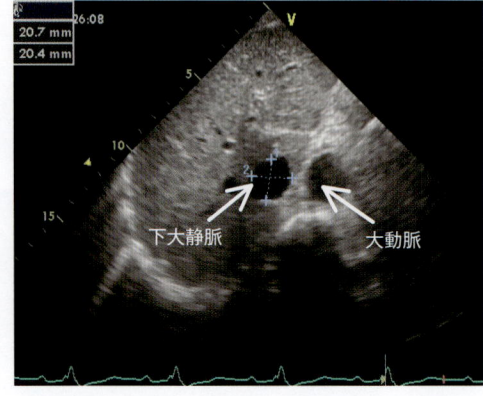

下大静脈，肝静脈，右房への入口部を描出。

図18　胸骨上窩からのアプローチ

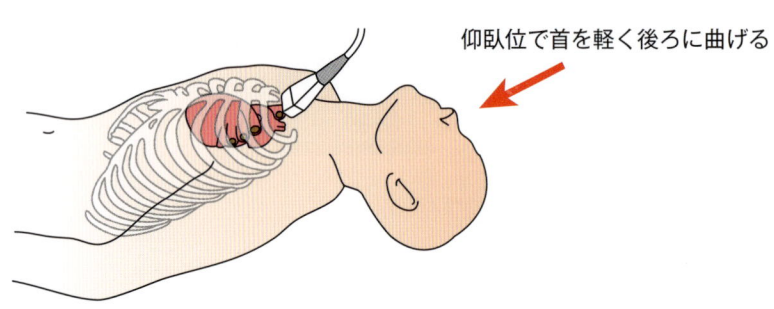

仰臥位で首を軽く後ろに曲げる

成人例　　　　　　　　小児例

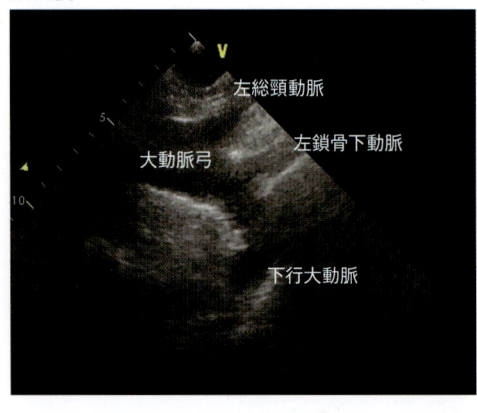
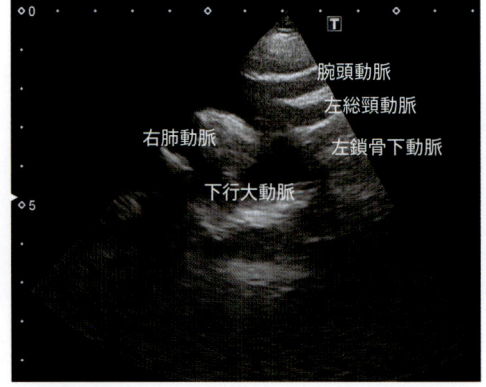

仰臥位で首を軽く背屈して胸骨上縁よりアプローチする。上行大動脈，大動脈弓と分枝血管，下行大動脈の長軸断面が観察できる。ただし，腕頭動脈の同時描出は，成人例ではまれである。

5）胸骨右縁からのアプローチ

　被検者を右側臥位にして，右腕を挙上させて第3または第4肋間にプローブをおくと，右房が大きい場合，胸壁側から右房，心房中隔，左房が描出されます。第2または第1肋間におくと，上行大動脈が描出されます。

⑤ Mモード法[8]

1) 大動脈弁レベル

超音波ビームが右室流出路，大動脈弁尖，左房を通る部分で記録を行います（図19）。その際に長軸および短軸両断面を用いてビームが斜めに入射されていないこと，大動脈の最大径を捉えていることなどを確認して記録します。通常は，右室流出路径，大動脈径，左房径の計測で終わりますが，大動脈弁が明瞭に描出されていれば駆出時間（ET），前駆出期（PEP）の計測が可能です。

左房は心疾患により拡大します。その拡大様式は疾患により多彩であり，側壁側から心房中隔側への横径方向，僧帽弁輪部から後方（天井側）への縦径方向への拡大も認められます。このような症例ではMモードの左房計測は適していません（図20）。

> **important**
> 通常は，右室流出路径，大動脈径，左房径の計測を行う

> **terminology**
> ET：ejection time
> PEP：preejection period

図19 大動脈弁レベルMモード

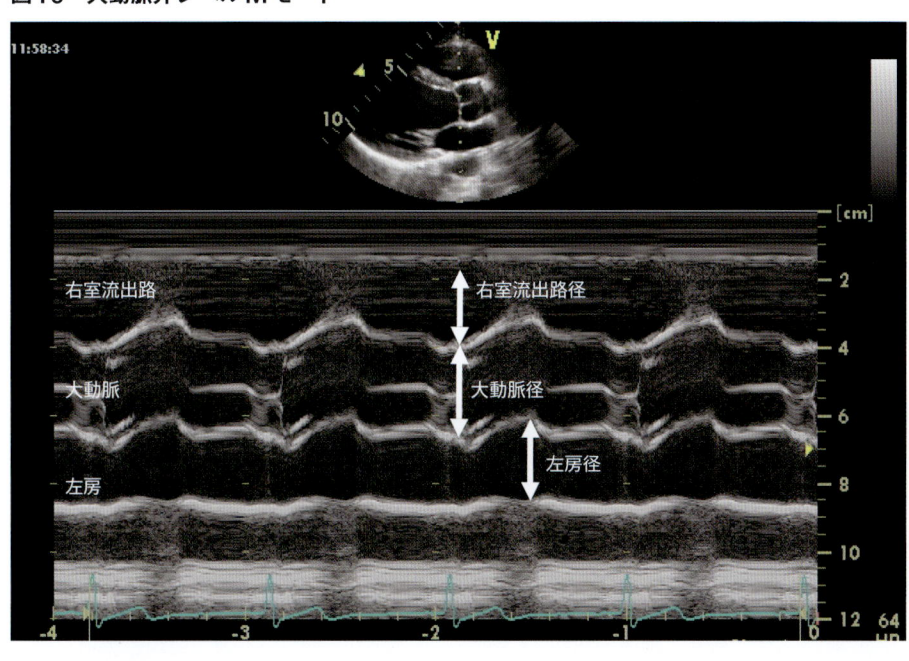

超音波ビームが右室流出路，大動脈弁尖，左房を通る部分で記録を行う。

図20 左房の拡大様式

a：僧帽弁狭窄症

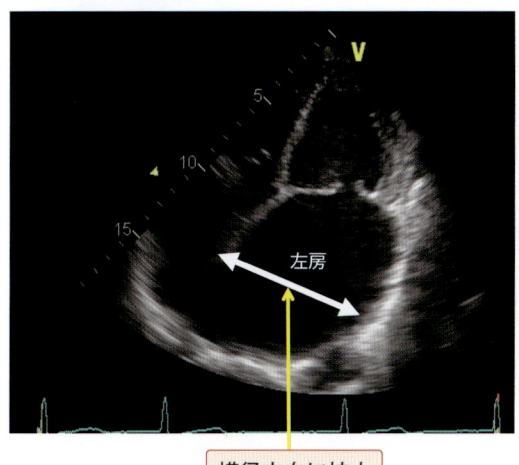

横径方向に拡大

b：僧帽弁閉鎖不全

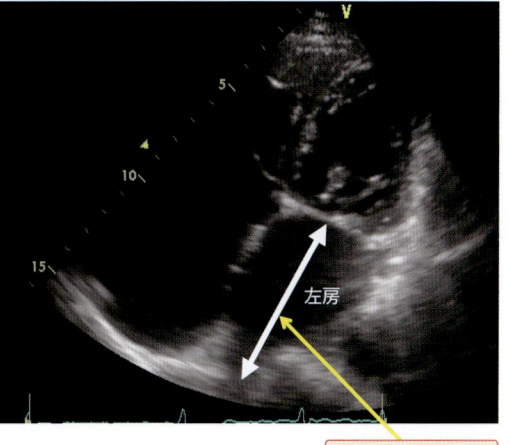

縦径方向に拡大

2）僧帽弁レベル

　僧帽弁レベルのMモードは，断層心エコー法やドプラ法が発達した現在ではE-F slope（DDR）を含めて計測および報告書への記載も少なくなってきました。

　僧帽弁E点の動きは弁を通過する血流量によって変化します。E波が小さな振幅のときは，僧帽弁を通過する流量や1回拍出量が少ないことを意味し，また心室中隔の前方への偏位は拡張期容量の増加を意味するので，駆出率が低下している症例ではE点と中隔の距離（EPSS）が開大することになります（図21）。

　収縮期前方運動（SAM）は，僧帽弁複合体（僧帽弁，腱索，乳頭筋）の収縮期前方運動の英文頭3文字をとった略語です。閉塞性肥大型心筋症で認められる特徴の1つで，その同定にはMモード心エコーによる記録がもっとも優れています（図22）。SAMの成因は左室流出路から大動脈に駆出される血流が狭い部分を通過する際に加速しVenturi（ベンチュリ）効果を引き起こし，僧帽弁前尖が心室中隔に引き寄せられた結果と考えられています。

　また，肥大した乳頭筋の位置異常と乳頭筋の運動異常から僧帽弁複合体に歪みが生じるという説もあります。SAMの発生は，左室容量，左室径，左室収縮能に依存し，hyperdynamicな血行動態，僧帽弁逸脱症候群や大動脈弁閉鎖不全症，さらに健常者と思われる症例でも出現することがあります。

> **terminology**
> DDR：diastolic descent rate

> **terminology**
> EPSS：mitral valve E-point to ventricular septal separation
> SAM：systolic anterior motion

図21　EPSS

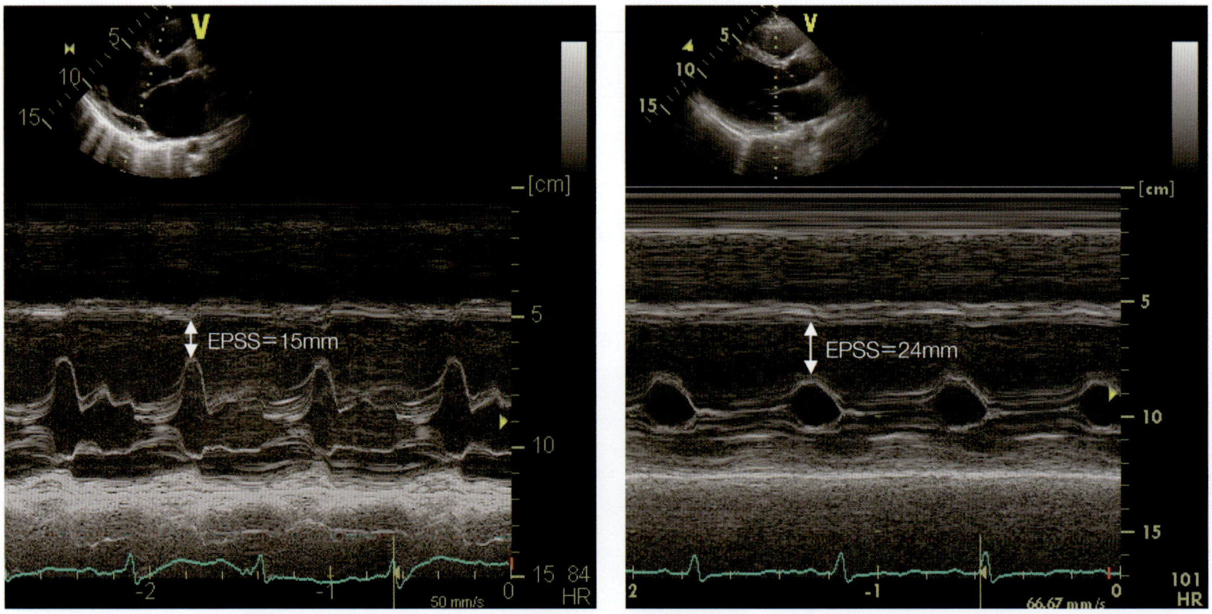

a：EPSS＝15mm，左室駆出率は中等度の低下が推察される。本例は，左室拡張末期径59mm，左室駆出率45％の拡張型心筋症である
b：EPSS＝24mm，左室駆出率は高度の低下が推察される。本例は，左室拡張末期径60mm，左室駆出率22％の拡張型心筋症である

図22 収縮期前方運動（SAM）

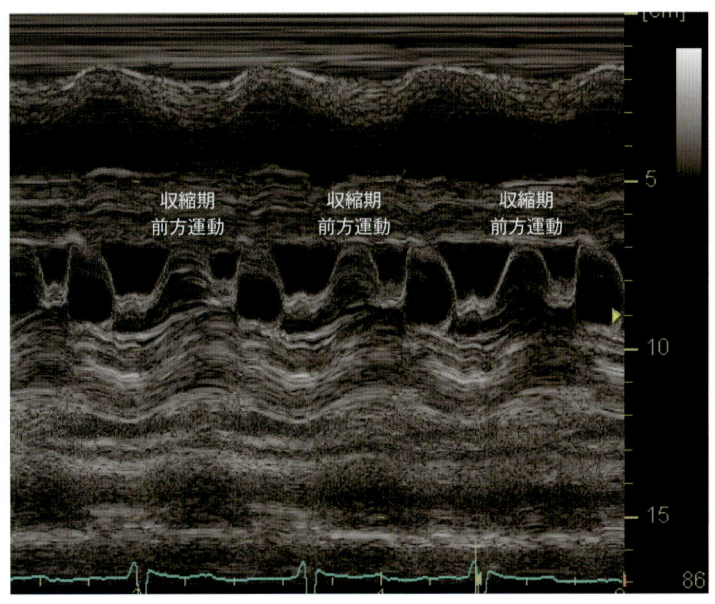

閉塞性肥大型心筋症の僧帽弁Mモードである。僧帽弁複合体は収縮期前方運動を呈し，心室中隔に完全に接している。

3）左室レベル

　左室Mモードは，左室の中央を通過しかつ最大となる断面でMモードカーソルをおいて記録します。左室長軸断面から90°プローブを時計方向に回転させて，短軸断面にしたときには正常心では正円形になります（図23）。その左室腔の中央を通過するようにMモードのカーソルをあわせることで，正しい適切な左室Mモード記録が得られるのです。

　左室Mモードの盲点としては，心臓は心周期で移動しているのに対し，Mモードカーソル位置が固定されているために厳密な意味では同じ部位の左室壁を観察しているとは限らないことが挙げられます（図24）。Mモード法計測の基本は上から上（leading edge to leading edge）が原則です。記録にあたっては，計測すべき部分を可能な限り拡大して，さらに掃引速度（スウィープスピード）を50〜100mm/secに設定することで計測精度が向上します。

図23　左室Mモード

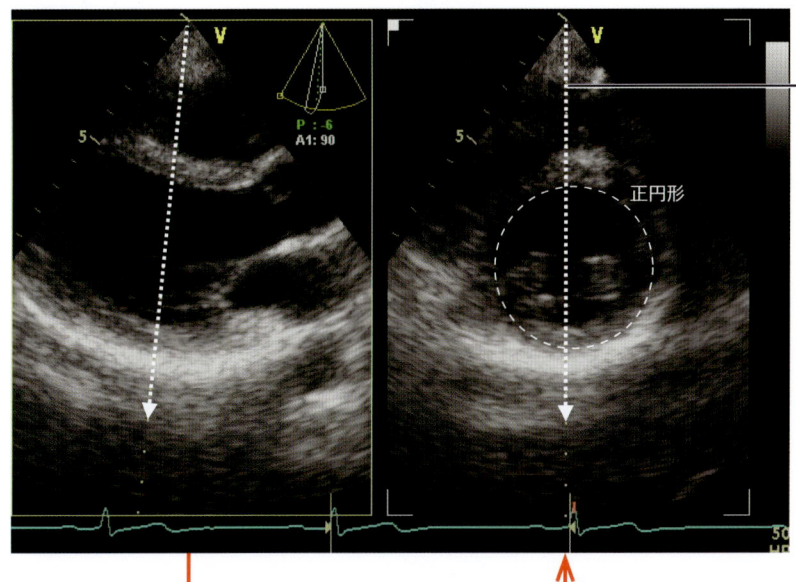

ここがポイント
左室腔の中央を通過するように！

この画像は，1本のプローブで同時に長軸および短軸の2方向（multi plane）を描出したものである。
アプローチに選択した肋間やプローブの位置が適切な場合には，左室長軸で設定したMモードカーソルラインは，短軸でも左室内腔の中央を通過する。

図24 心臓の動きとMモードのカーソル

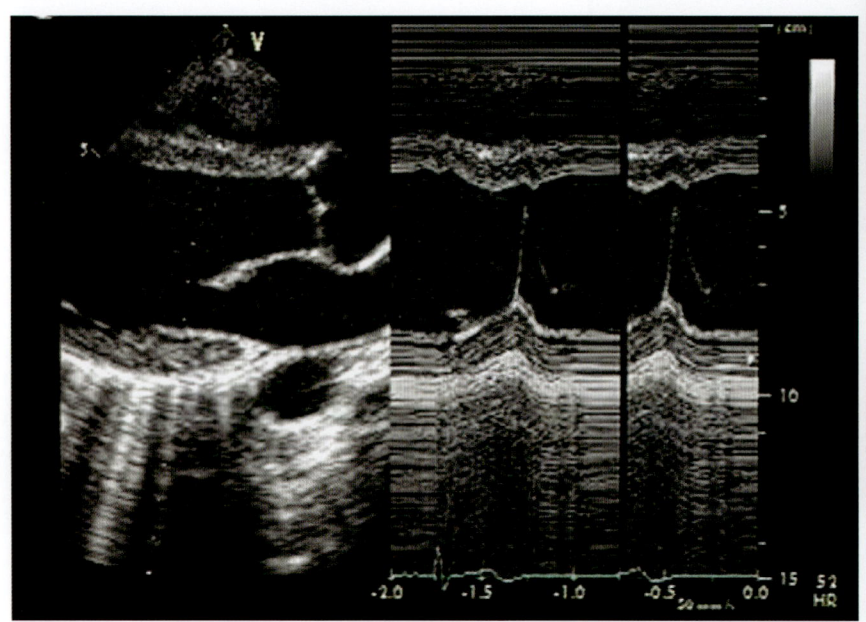

Mモード法のカーソルは一方向ラインで固定されている。一方，心臓の動きは収縮期には内側方向にも動くが，心尖部方向へも移動する。

⑥組織ドプラ法[8]

　組織ドプラ法は，MモードまたはBモード上で心筋などの速度情報がカラー表示される**カラー組織ドプラ法**と，運動速度のスペクトラムを表示する**パルス組織ドプラ法**に大別されます。後者のパルス組織ドプラ法による僧帽弁輪運動速波形の記録は，臨床の現場で広く活用されています。僧帽弁輪部にサンプルボリュームを設定すると，正常例の僧帽弁輪運動速度波形は，収縮期第1波（Sw1），収縮期第2波（Sw2），拡張早期波（Ew），心房収縮期波（Aw）で構成され，局所左室心筋の収縮および拡張機能が反映されています（**図25**）。

　組織ドプラ法も，ドプラ効果に基づいているため角度依存性を有しています。パルス組織ドプラ法では，壁運動の方向を断層像から正確に読み取ることは難しいですが，長軸方向の動きに超音波ビームができるだけ平行に投入されるような断層像を描出し，サンプルボリュームを大きめ（5～10mm）に設定します。また，ゲイン調整およびフィルタ設定を適正に行います。僧帽弁輪運動速度波形の記録はサンプルボリュームの位置により波高が異なるため，施設内で統一しておくことが必要です。

> **important**
> 組織ドプラ法 < カラー組織ドプラ法
> 　　　　　　　パルス組織ドプラ法

図25　正常例の僧帽弁輪運動速度波形

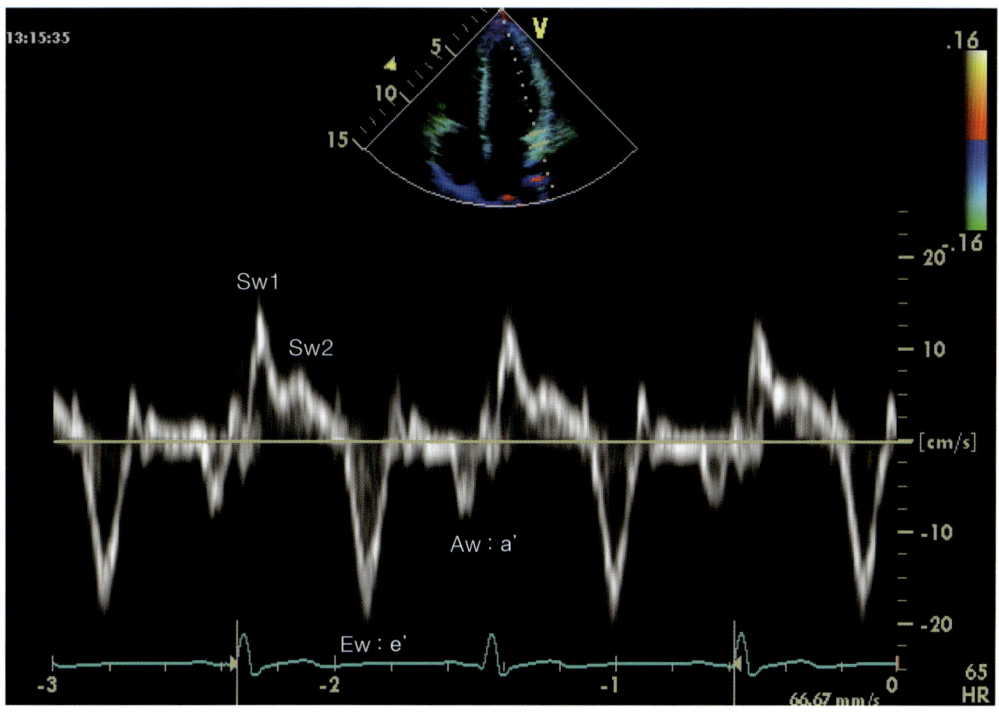

正常例の僧帽弁輪運動速度波形は，収縮期第1波（Sw1），収縮期第2波（Sw2），拡張早期波（Ew），心房収縮期波（Aw）で構成される。

参考文献

1) http://www.honda-el.co.jp/hb/200702260002.html
2) 小笠原正文：超音波診断装置．超音波検査技術特別号．超音波基礎技術テキスト37：S41-S52, 2012．
3) Redfield MM, Jacobsen SJ, Burnett JC Jr, et al：Burden of systolic and diastolic ventricular dysfunction in the community：appreciating the scope of the heart failure epidemic. JAMA 289：194-202, 2003.
4) 岡田一孝：ドプラ法．超音波検査技術特別号．超音波基礎技術テキスト37：S33-S40, 2012.
5) 本間　博，ほか：経胸壁心エコー図法．心エコーのABC（五島雄一郎，ほか編）．日本医師会雑誌臨時増刊号 114：42-67, 2005.
6) 種村　正：基本Bモード断面，応用Bモード断面．心エコーハンドブック 基礎と撮り方（竹中　克，戸出浩之，編）第1版．東京，金芳堂，2012, p15-31．
7) 山本　豊（訳）：標準断層心エコー図法．東京，社会福祉法人新樹会 創造出版，1984, p16-25．
8) 高橋秀一：Mモード，ドプラ法．心エコーハンドブック 基礎と撮り方（竹中　克，戸出浩之，編）第1版．東京，金芳堂，2012, p32-41．

II

心エコーに必要な準備と機器操作を押さえよう

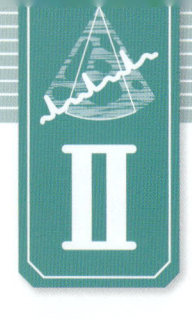

II 心エコーに必要な準備と機器操作を押さえよう

① 心エコー検査の準備

渡辺真奈（東京大学医学部附属病院検査部）

検者と被検者の位置（図1）

心エコー検査には，検者が被検者の右に位置する場合と左に位置する場合の2つの方法が考えられます。検者が被検者の右に位置する場合は，検者がベッドに腰かけ右腕が被検者をまたいで抱きかかえるような形になります。一方，検者が被検者の左に位置する場合は，検者は装置の前の椅子に座って検査を行う形となります。

図1　検者と被検者の位置関係
a：検者が被検者の右側に位置する場合

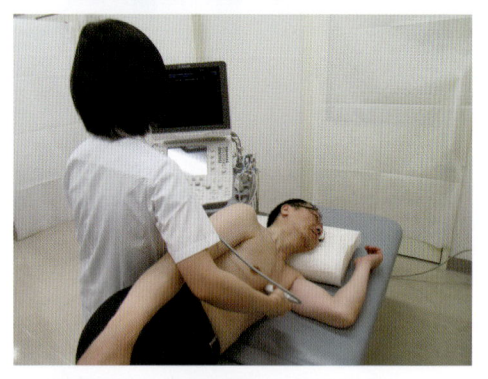

[長所]
・被検者の左側臥位の程度を検者の腰で調節できる

[短所]
・検査中の検者の姿勢に無理があり，腰痛などの原因となる
・検者が小柄，または被検者が大柄だと抱え込みが難しく，検査に支障が出ることがある
・被検者との密着度が高い

b：検者が被検者の左側に位置する場合

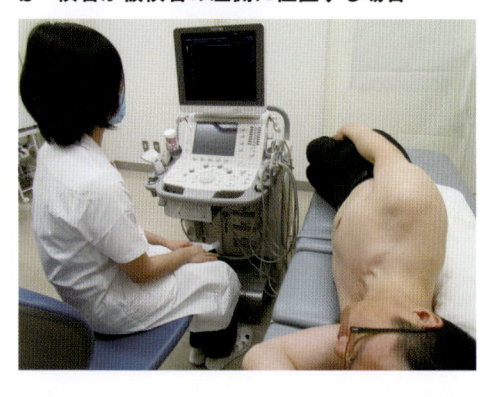

[長所]
・被検者もモニターを見ながら検査を受けることができる
・検者の姿勢に無理がない
・被検者との密着がない

[短所]
・被検者もモニターをみながら検査できるため，検査中に質問を受けることがある

> **ここに注意**
> 検者が医師の場合は問題ありませんが，技師が検査を行っている場合は結果や所見についてコメントできないという問題が発生するため注意が必要です。

被検者の体位と呼吸

心臓の周辺には超音波を通しにくい空気（肺）や骨（肋骨，胸骨）があり，そのために良好な画像が得られない場合があります。制限された音響窓（アコースティックウィンドウ）から少しでもきれいな画像を得るため，適した体位と呼吸で検査をすることが重要です。

● 検査体位

主に左側臥位で行います。

心臓が胸壁に密着することで空気の介在を避けられるため，良質な画像を得ることができます。きれいな画像が得られない場合は，左側臥位の角度を変えることで改善されることもあります（図2）。

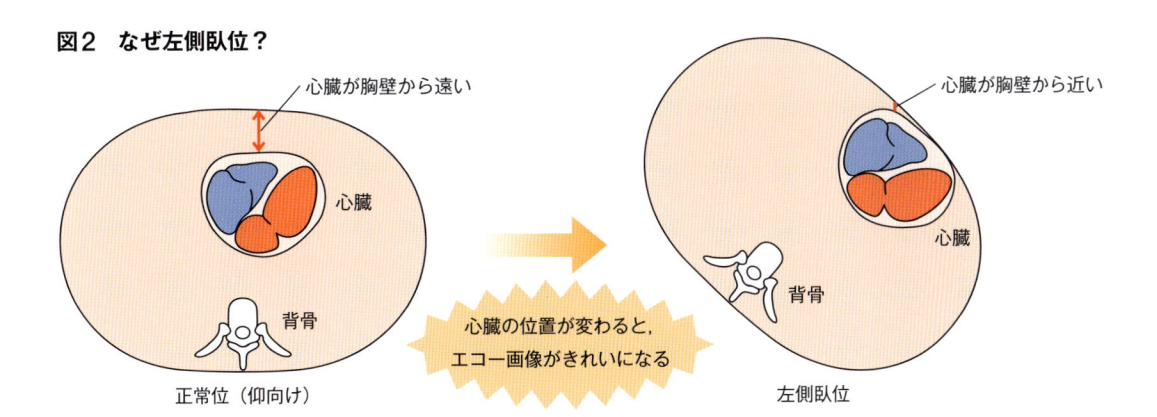

図2　なぜ左側臥位？

心臓が胸壁から遠い　　　　　　　　　　　　心臓が胸壁から近い
　　　　心臓　　　　　　　　　　　　　　　　　　　　　心臓
　　　　背骨　　　　　　　　　　　　　　　　　　　　　背骨
　正常位（仰向け）　　　心臓の位置が変わると，　　　左側臥位
　　　　　　　　　　　エコー画像がきれいになる

● 検査姿勢

左手は頭側に挙げ，右手は伸ばして脇につけます。この姿勢をとると，肋間が開き，アプローチポイントが広がります（図3）。

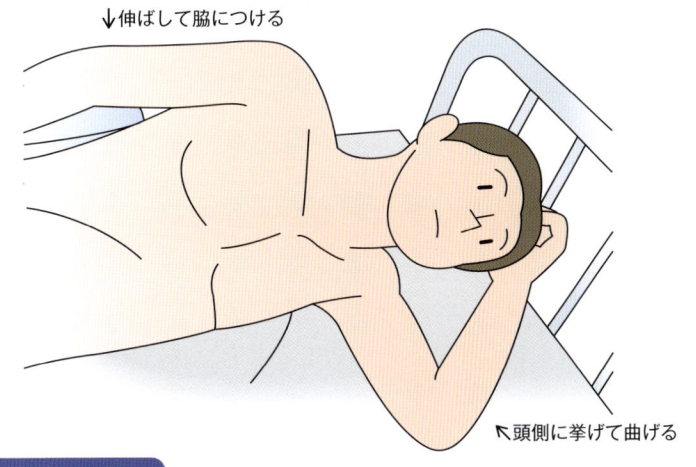

図3　検査姿勢

↓伸ばして脇につける

←頭側に挙げて曲げる

One Point Advice　呼吸

呼吸に関係なく良好な画像が得られることも多いですが，可能であれば，画像を記録する際に被検者に声をかけて呼吸の調節を行うように心がけましょう。呼気位のほうが肺が上にあがるため，見やすくなることが多いです。

呼吸の調節をする際は，呼気止めの指示をしたまま解除するのを忘れることがあるので，検者も被検者と同時に息止めを行い，被検者に無理な負担がかからないよう注意します。

部屋の明るさや温度

被検者に気持ちよく検査を受けてもらうために，検査室環境を整えることはとても重要です。

● 部屋の明るさ

モニターが見やすいように，検査時に室内を暗くする場合が多いですが，装置の設定で画面の明るさは自由に調整できるので，一概に暗くなければいけないということはありません（図4）。

図4　モニター画面の変化
a：周りが暗い場合　　　　　b：周りが明るい場合

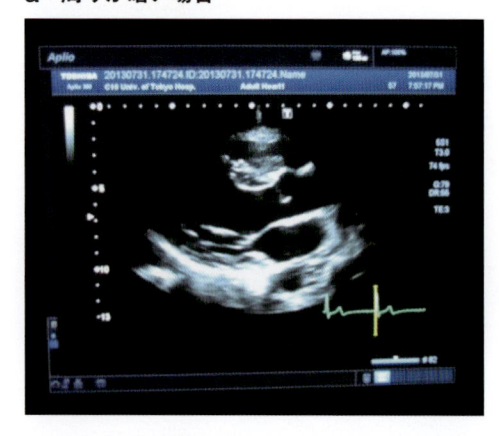

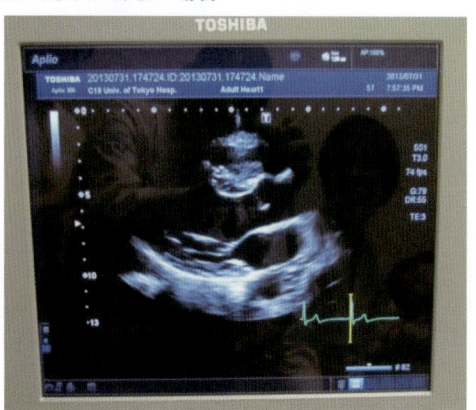

● 部屋の温度

検査中，被検者は上半身裸になるため，部屋の温度を通常よりも暖かく設定します。検査時間が長くなることもあるため，被検者が寒くなったときに備え，体にかけるタオルケットや検査着などを用意しておくとよいでしょう。

また，超音波装置からは放射熱が出るため，エアコンなどを使い部屋ごとで室温の調節ができるようにしておきます。

検査に必要な備品

被検者が少しでも快適に不安なく検査を受けられるように，検査開始前，検査終了後には必ず検査備品を清潔にし，必要な備品がそろっていることを確認します（図5）。

図5　検査に必要な備品

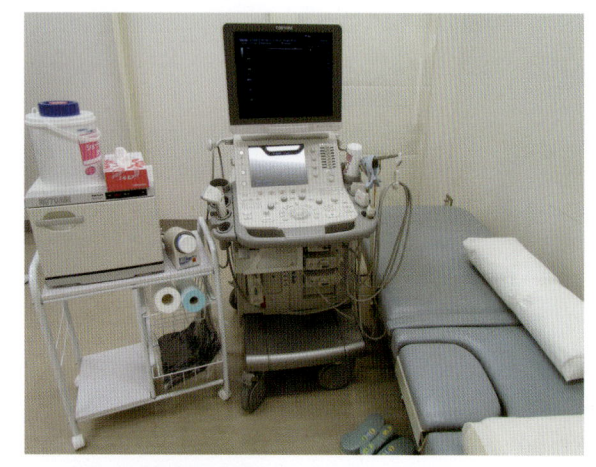

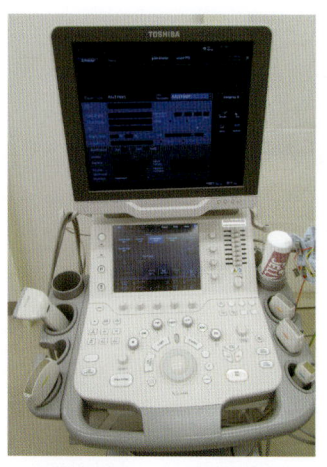

a：超音波検査室全体像　　　　　b：検査装置，心電図電極，プローブ

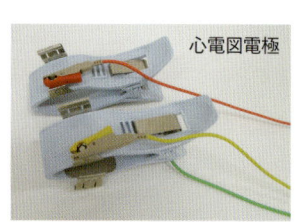

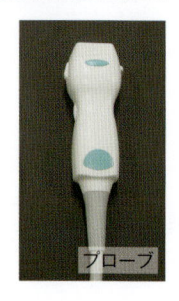

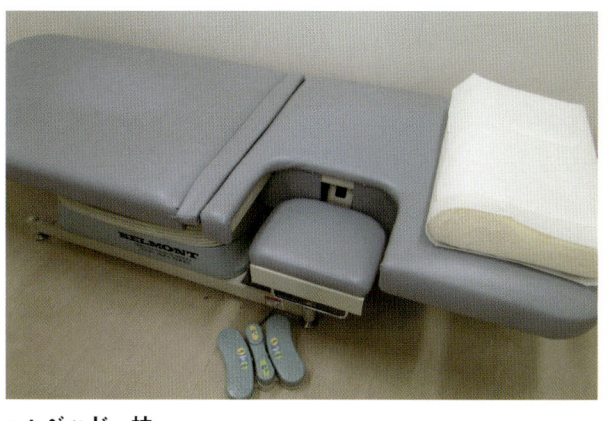

c：ベッド・枕
心尖部アプローチを行いやすくするため，胸の部分が落ち込むようになっている。

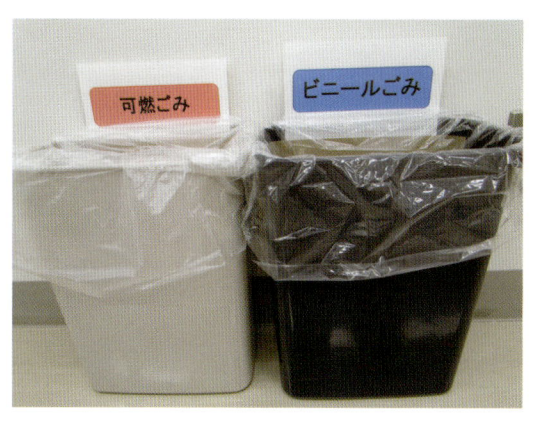

d：ゴミ箱

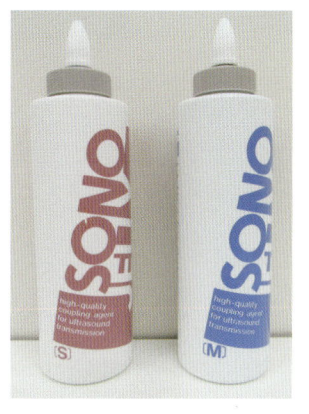

e：エコーゼリー（soft/hard）

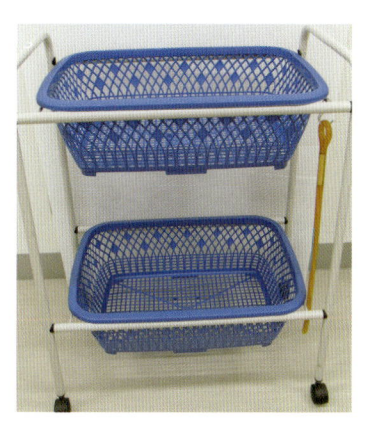

f：脱衣かご

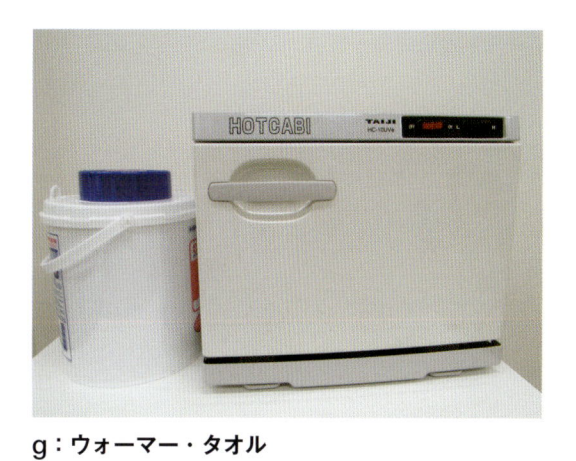

g：ウォーマー・タオル
検査が終了した際に温めたタオルを被検者に渡し，胸についたエコーゼリーを拭いてもらう。

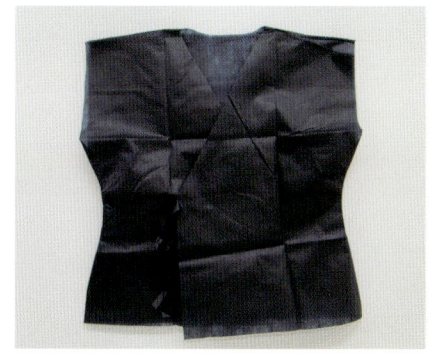

h：検査着

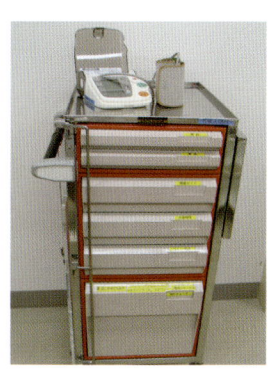

i：血圧計・救急カート

> **One Point Advice**
> 検査時にはなにが起こるかわからないため，緊急のときに備えて常時準備しておきましょう。

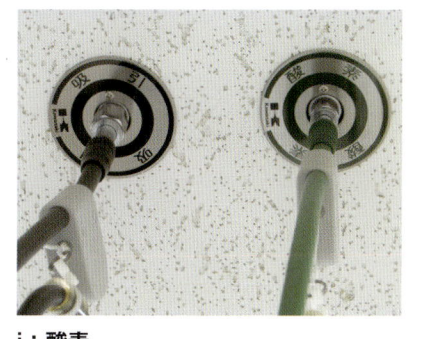

j：酸素
酸素吸入中の被検者に使用。

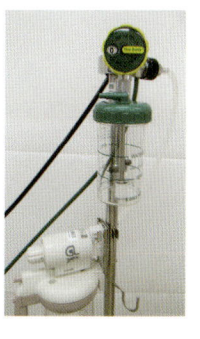

k：バスタオル・タオルケット

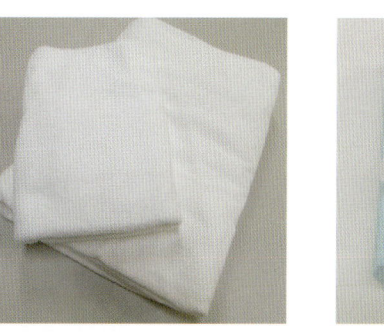

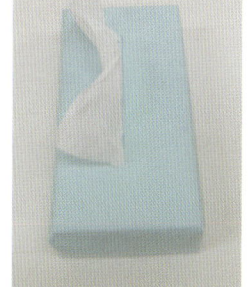

l：ティッシュペーパー

② 心エコー装置のトリセツ　ここだけ押さえよう！

飯野弘子（東京大学医学部附属病院検査部）

心エコー装置の種類

　現在，超音波装置は，固定式・高級システム機，可動式（台車上，小型の中級機），ポータブル（一人で持ち運べる小型機），ポケットサイズの画像装置に分類されます。検査室に設置されている超音波診断装置は，固定式・高級システム機，もしくは可動式が主となります（**図1**）。2011年に手持ちで携帯可能なポケットエコー装置Vscanが登場しました（**図2**）。

図1　一般的な心エコー装置

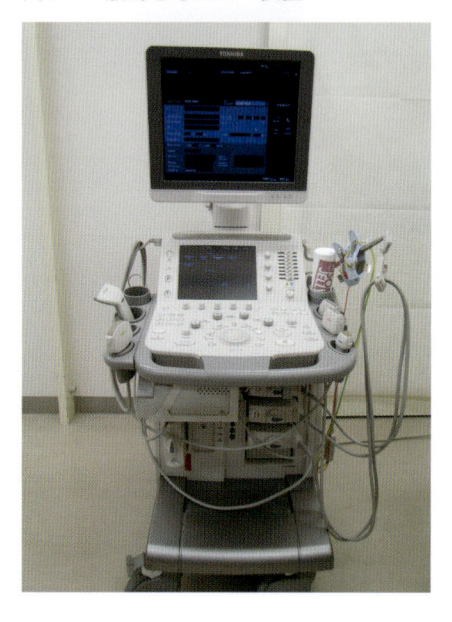

図2　ポケットエコー装置 Vscan

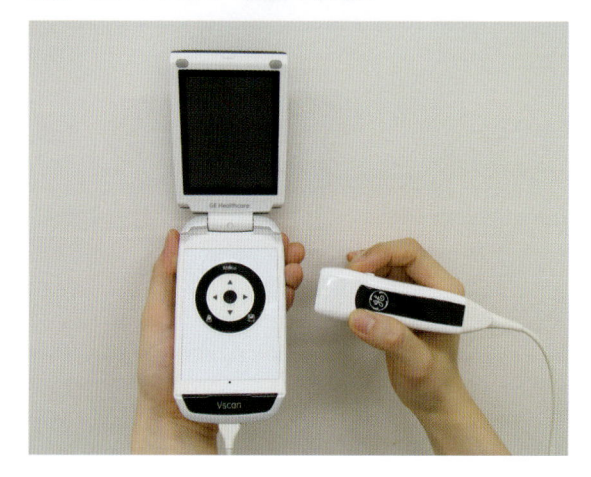

エアフィルターの位置

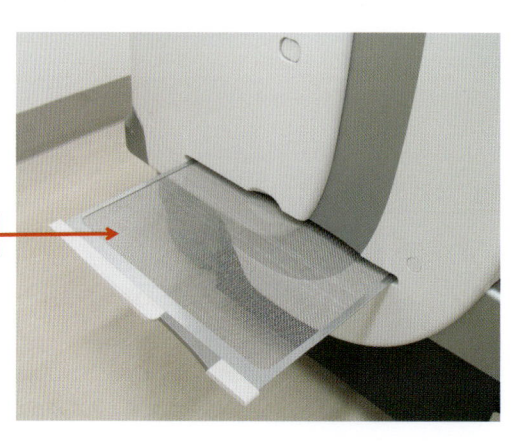

　エアフィルターは，月1回ほこりをとるのが望ましいです。ほこりによる目詰まりは，放熱効果の妨げになり，熱による装置の誤作動を引き起こす可能性があります（**図3**）。

図3　エアフィルター

月に1度はほこりを掃除しましょう

電源コンセント

電源壁面のコンセントから直接とり，必ずアース線を接続します。トラブルで装置に電気が流れ出しても，一番流れやすいアース線を通って電気が流れるため，安全性が高くなります（図4）。

図4 電源コンセント

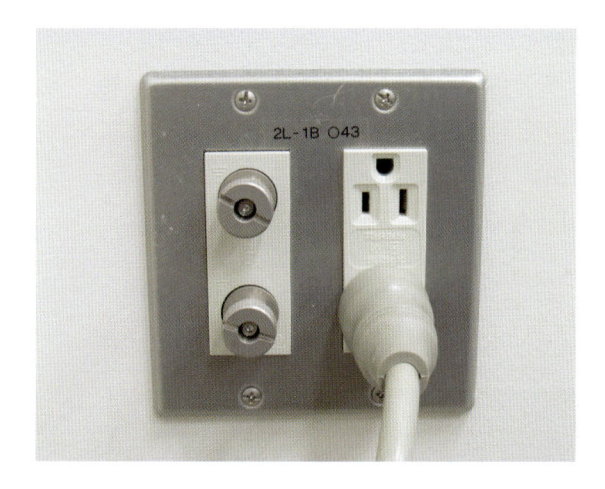

プローブの扱い

プローブを落とさないように，人から人へ渡すときは一度，装置に戻してから行うのが望ましいです。

One Point Advice

プローブから超音波が発射されたまま放置すると，プローブの劣化が早まります。装置によっては熱くなるので，画像を記録していないときは，フリーズボタンを押し，装置をフリーズ状態にしておくように心がけましょう。

プローブは，被検者ごとにアルコール綿で消毒することを忘れないようにします。

プローブの周波数

通常は3.5～3.75Hzのセクタ型を用います。3D兼用や3D用のプローブもあります（図5）。

図5 プローブの種類

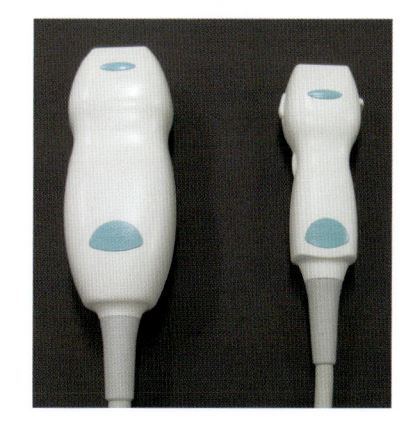

操作パネルでよく使うツマミやボタン（TOSHIBA Aplio300 メインパネルで示す）（図6,7,9）

●Preset選択
検者にとって見やすく調節し設定しておくことにより，常に同じ条件での検査が可能になります（図6）。

●ゲイン
画面全体の明るさを調節します（信号のレベルを変える）。高すぎるとノイズの多い白く不鮮明な画像になり，低すぎると重要な情報が欠落する可能性があります。これは，描出する断面によって調節し，左室内腔など構造物のないところは黒く，心筋や弁などは十分描出できるようにするとよいです。

図6　Preset選択の設定

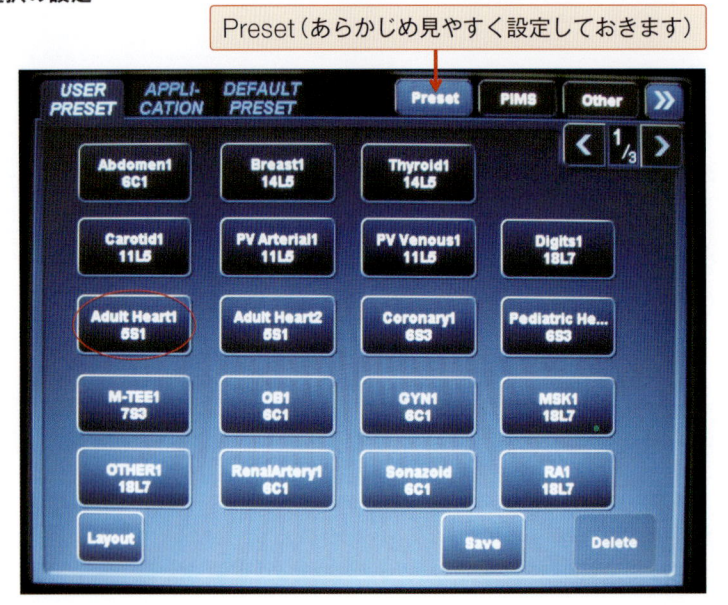

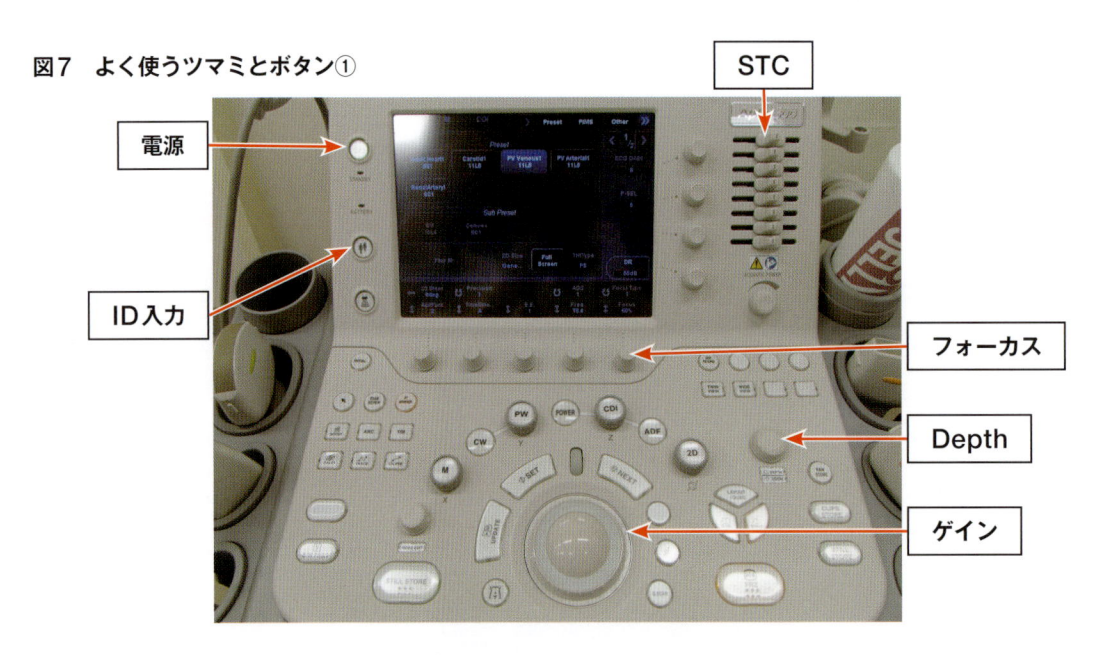

図7　よく使うツマミとボタン①

●STC（感光度時間補正）

超音波は生体組織で減衰するため，各深さでゲインの調整ができます。体表から近距離の強い信号を抑え，遠距離からの弱い信号を明るくして，全体が一様な強さになる画像を得られるようにします。

terminology
STC：sensitivity time control

●フォーカス

ビーム幅を絞ることにより，観察したい部位の分解能を向上させることができます。描出断面ごとに，観察したい位置に移動させます。左室後壁，僧帽弁に設定されることが多いです。

●Depth（視野深度）

深度を調節します。

心尖部などの体表に近いところを拡大するときは小さくし，下行大動脈や心嚢水，胸水の有無など体表から遠い部位を観察するときは大きくします（図8）。

図8　Depthの調節

a：Depthを大きく調節した画面

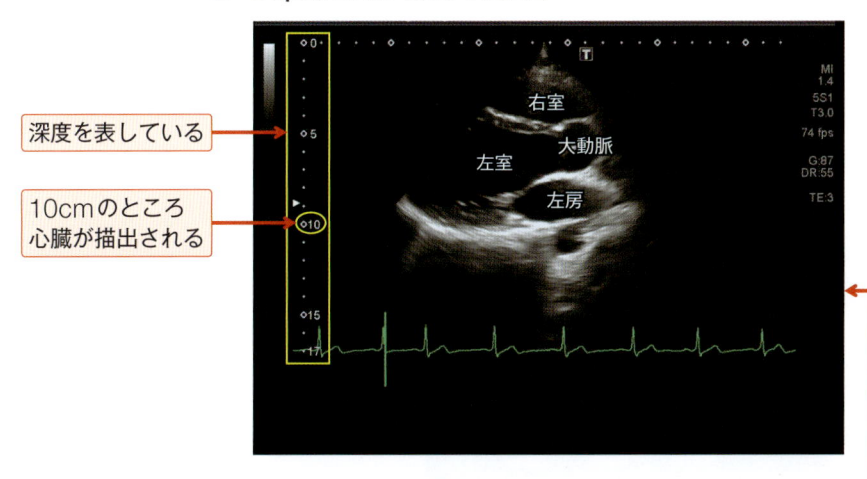

- 深度を表している
- 10cmのところ心臓が描出される

b：Depthを小さく調節した画面

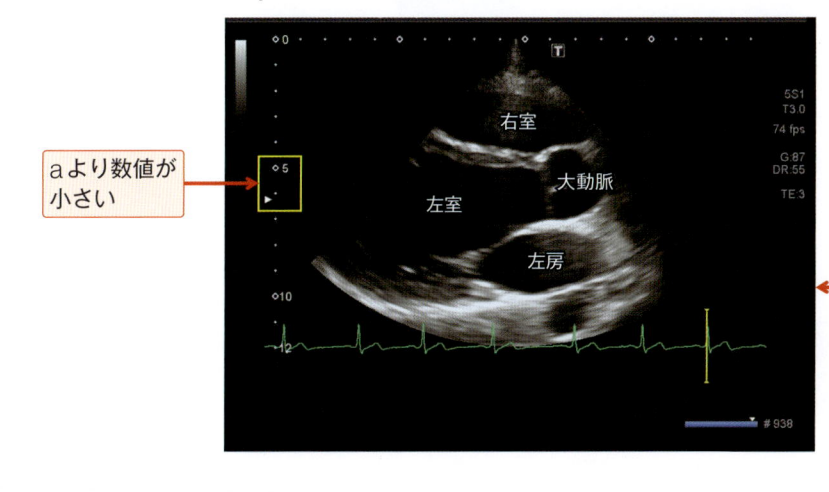

- aより数値が小さい

> **ここがポイント**
>
> 画面左のスケールが深度を示しています。通常10cm程度の深度で心臓全体が描出されることが多いです。**右心系を中心に心臓全体を大きく観察したいときには小さくし（b），心臓よりも背部の構造物を観察する場合や心臓周囲の全貌を確認する場合は大きく（a）します。**

図9　よく使うツマミとボタン②

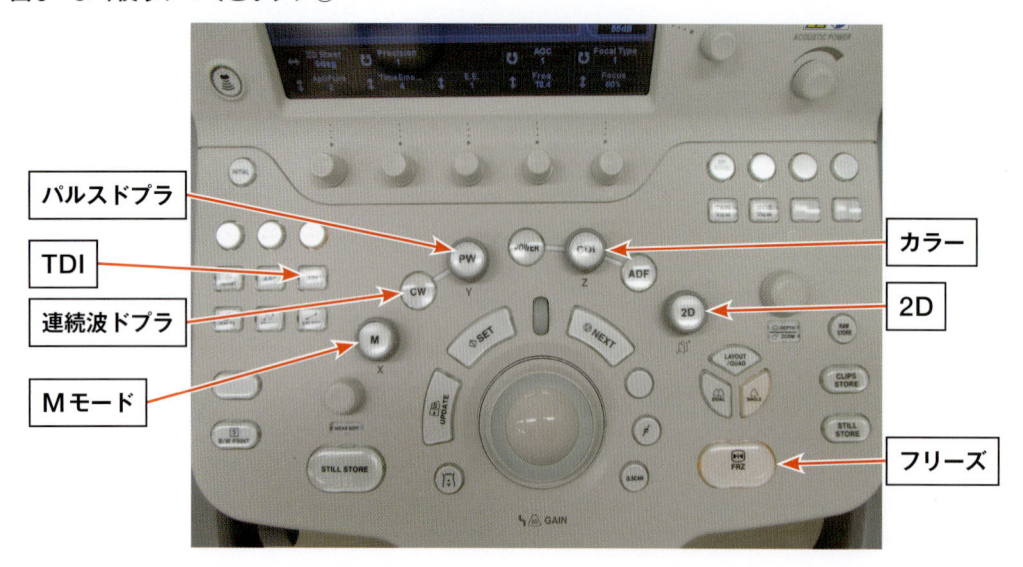

- パルスドプラ
- TDI
- 連続波ドプラ
- Mモード
- カラー
- 2D
- フリーズ

表示画面（図10，11）

●フィルタ

　フィルタには，低域フィルタ（カットオフ：50〜100Hz），中域フィルタ（カットオフ：200〜300Hz），高域フィルタ（カットオフ：4,000Hz以上）があり，それぞれで得られる血流シグナルの明るさと表示される範囲が変わってきます。カラードプラ法，連続ドプラ法では，加速血流の検出や最大血流を記録するため，高く設定します。パルスドプラ法において，血流波形のベースライン付近の開始・終了点が明瞭に記録されない場合は，低く設定する必要があります。

図10　2D表示画面

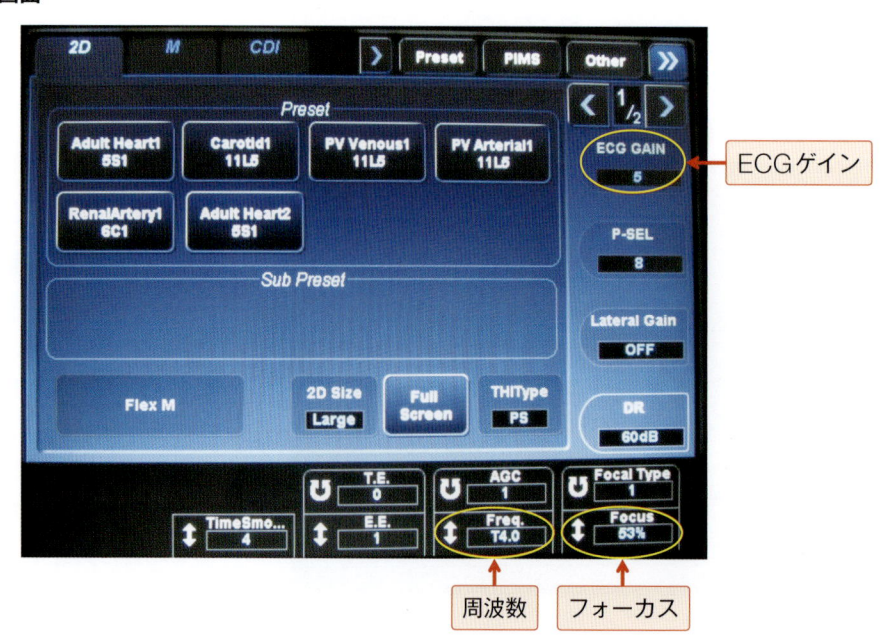

- ECGゲイン
- 周波数
- フォーカス

図11 カラー表示画面

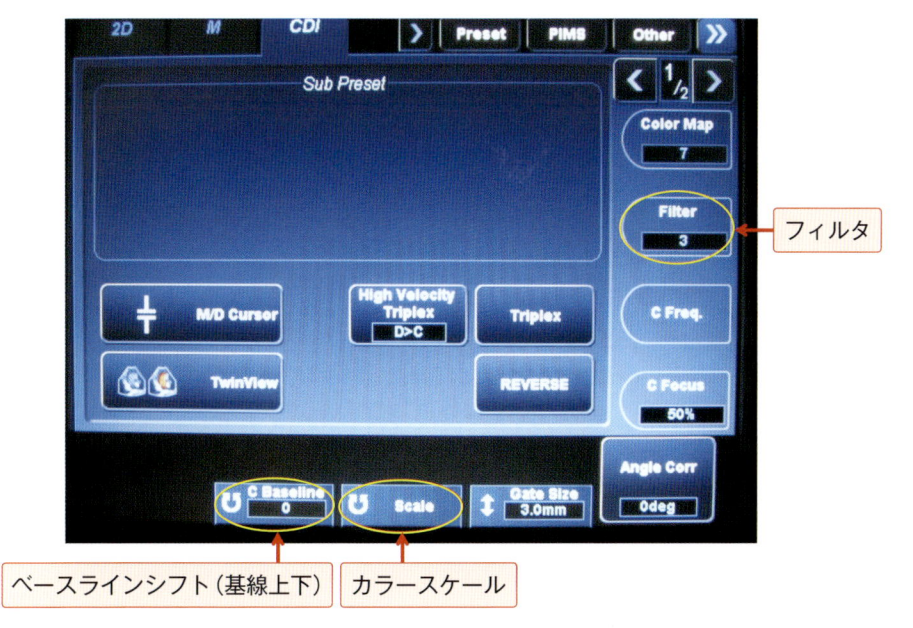

[フィルタ]
[ベースラインシフト（基線上下）] [カラースケール]

● 流速レンジ

　流速レンジは繰り返し周波数（PRF）によって規定されるので，検出最高速度を超えると，見かけ上，反対方向の流速表示が起こります［折り返し現象（エイリアシング）］。通常は，速い血流を表示できる設定にしておきます。信号の低い血流を観察するときは低く設定するなど，適切に調節する必要があります（図12）。

terminology
PRF：pulse repetition frequency

図12 ドプラ表示画面

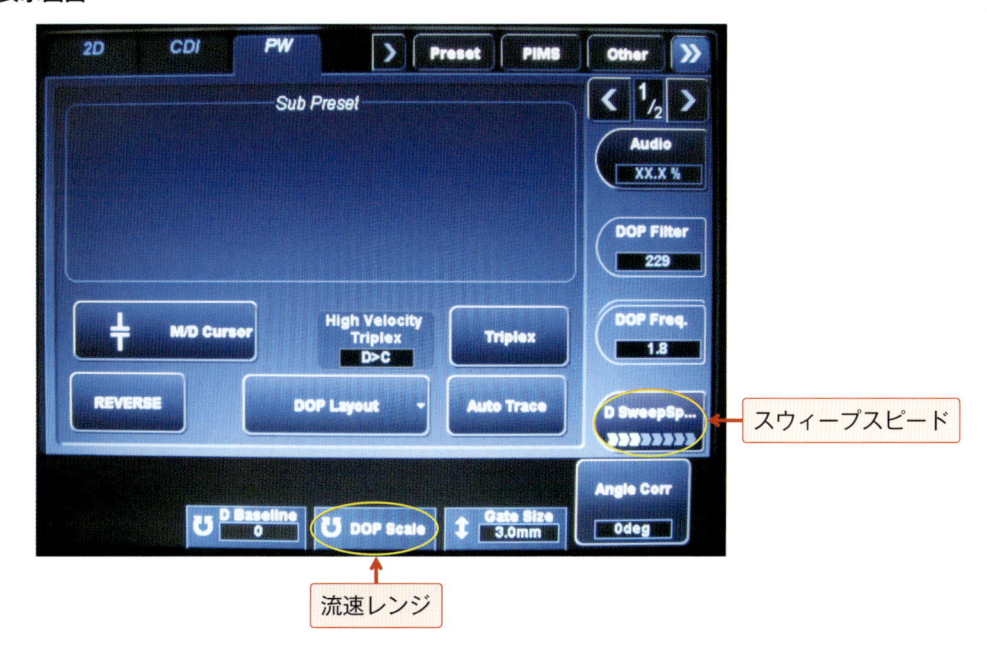

[スウィープスピード]
[流速レンジ]

● ティッシュ・ハーモニック

　超音波が生体内部に伝わるときに発生する音の歪（二次高調波）を用いる技術で，ノイズ軽減や組織境界の明瞭化に効果があります。

●ダイナミックレンジ（dinamic range）

　コントラスト（画像の白黒の差）を変える機能です。大きく設定した場合，体内から戻ってくるエコー信号を幅広く表示することができます。コントラストを下げると，グレイ調の柔らかい画像になります。その結果，左房内のもやもやエコーや心筋性状などは，観察しやすくなります。

　一方，小さく設定した場合，コントラストが高くなり，心内膜面が見えやすくなるため，左室径の計測などがしやすくなります。

③ きれいな断層図を描出しよう

千明真弓（東京大学医学部附属病院検査部）

プローブの走査

プローブには，製造メーカにより異なりますが，側面にインデックスマークがついています（図1）。検査中はこのインデックスマークがどこを向いているか常に注意して検査を行うことが大切です。

心臓の長軸断面では心基部がモニターの右側に，短軸断面では被検者の頭側（左上方）がモニターの右側になるように表示するのが一般的です（図2）。

important
インデックスマークの位置を確認しながら検査を行う

One Point Advice
インデックスマークがどこを向いているのかを常に考え，検査を進めましょう。

図1　インデックスマーク（→部分）

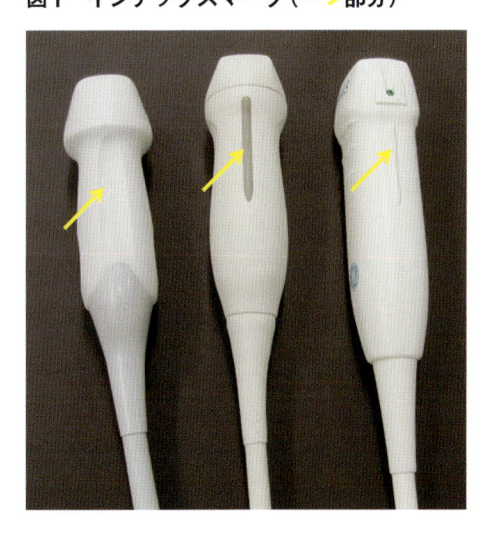

図2　モニター表示画面
a：長軸断面（心尖部／心基部）
b：短軸断面（足側（右下）／頭側（左上）／肝臓／横隔膜のライン）

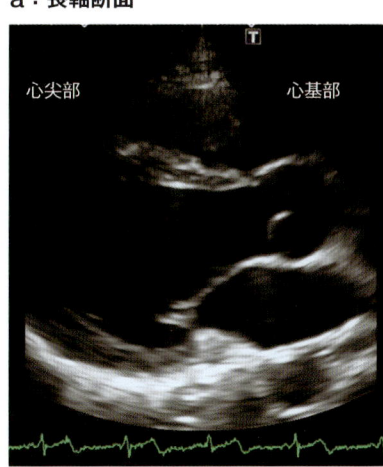

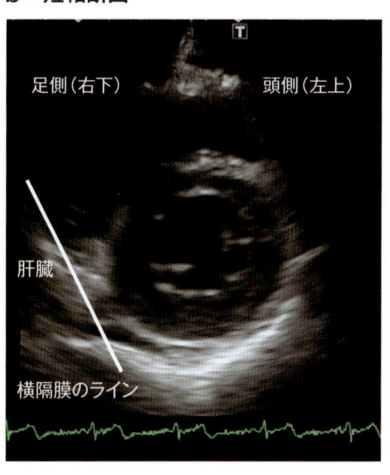

●プローブの持ち方（傍胸骨アプローチ）

傍胸骨アプローチの場合，プローブは鉛筆を持つときのように親指，人差し指，中指で持ち小指側の側面を被検者の胸壁につけて固定します（図3）。プローブのインデックスマークは人差し指に向けます。

図3　プローブの持ち方

a：インデックスマーク／薬指と小指を固定するとさらによい／鉛筆と同じように持ち，被検者の胸壁に手のひらの小指部分を固定

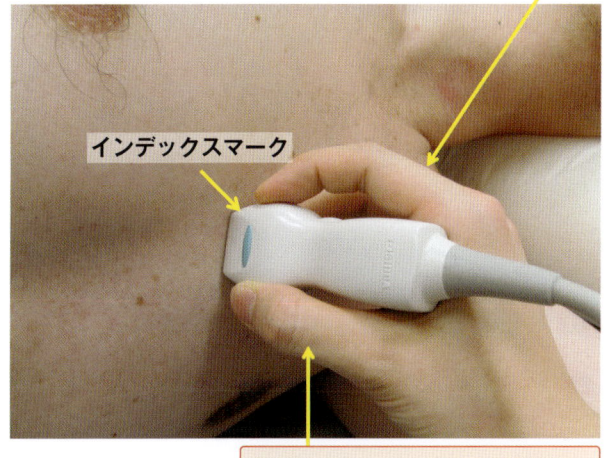

b：指を胸壁につけて固定

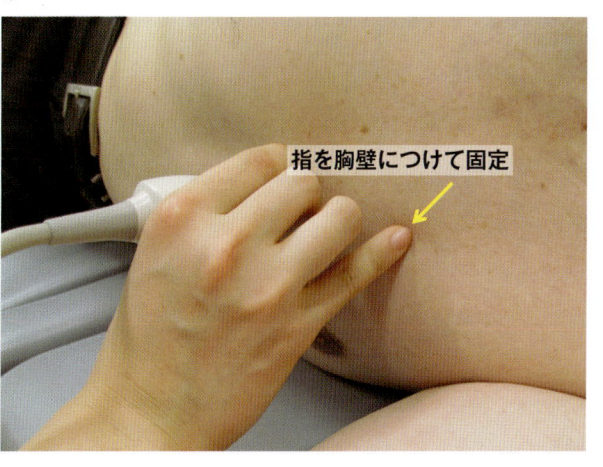

> **One Point Advice**
>
> プローブを持つときは，薬指と小指を被検者の胸壁につけるとよりしっかりと固定できます。

●プローブの固定（傍胸骨アプローチ）

安定した画像を長く描出するには，検査中にプローブがずれていかないようしっかり固定することが重要です（**図4**）。ベッドを高く上げ，手首や腕をベッドにのせても固定することができます。

図4　プローブの固定（傍胸骨アプローチ）

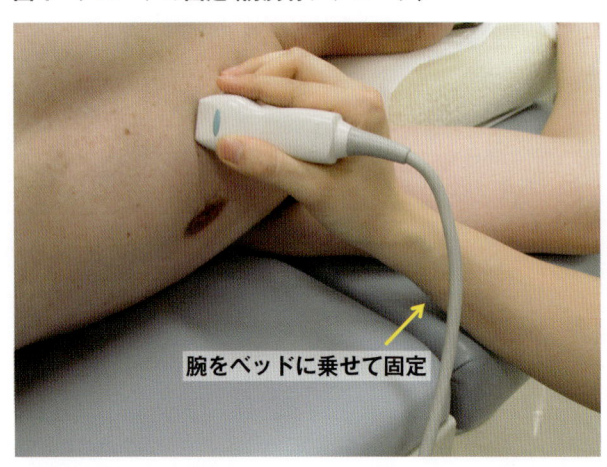

腕をベッドに乗せて固定

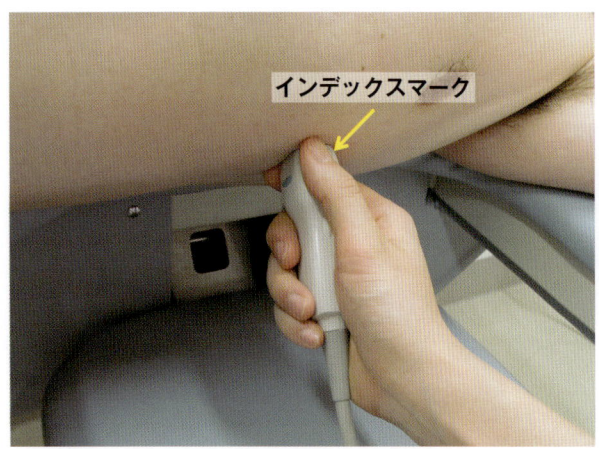

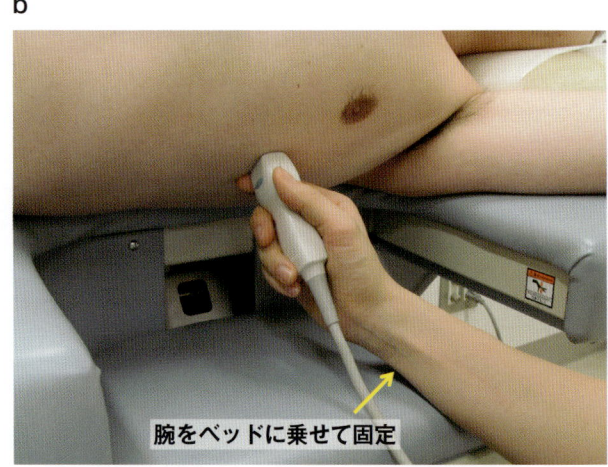

●プローブの持ち方（心尖部）

親指と人差し指でプローブを上から押さえるように持ち，人差し指を被検者の胸壁につけて固定します（**図5**）。プローブのインデックスマークは親指側に向け，頭側に傾けます。そのときは，手のひらや腕をベッドに置いて固定します。

図5　プローブの持ち方（心尖部）

a

インデックスマーク

b

腕をベッドに乗せて固定

● プローブの持ち方（心窩部四腔断面）
　親指と人差し指で上から押さえるように持ち，プローブを被検者の右肩方向に向け頭側に傾けます（図6）。プローブのインデックスマークは被検者の右側に向けます。

● プローブの持ち方（胸骨上窩）
　親指と人差し指で上から押さえるように持ち，プローブは頭側に傾けます（図7）。プローブのインデックスマークは親指側に向けるようにします。

図6　プローブの持ち方（心窩部四腔断面）

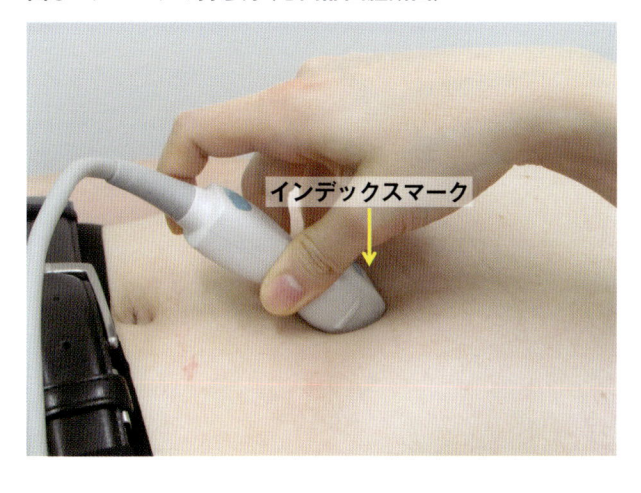

図7　プローブの持ち方（胸骨上窩）

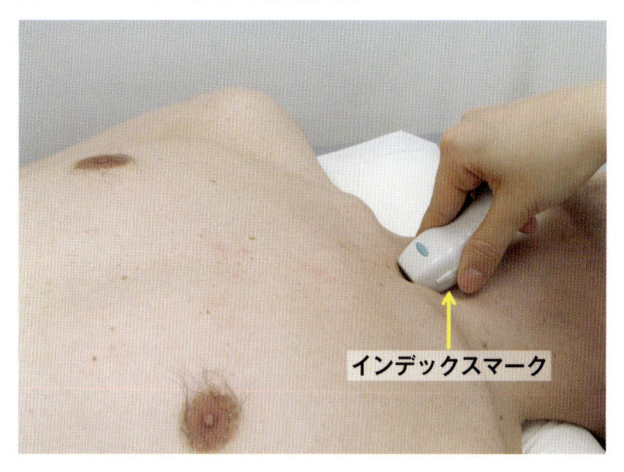

● プローブの操作法①
　プローブを回転させるときには軸がずれないように回すように心がけます（長軸断面の軸に直交するように回します）（図8）。うまく回転させられなかったときは，一度長軸断面に戻りもう一度回転させたほうがよいでしょう。最初のうちは軸がぶれないよう，両手でプローブを回転させてもかまいません。

図8　プローブの操作法①
a　　　　　　　　　　　　　　　　　　　　b

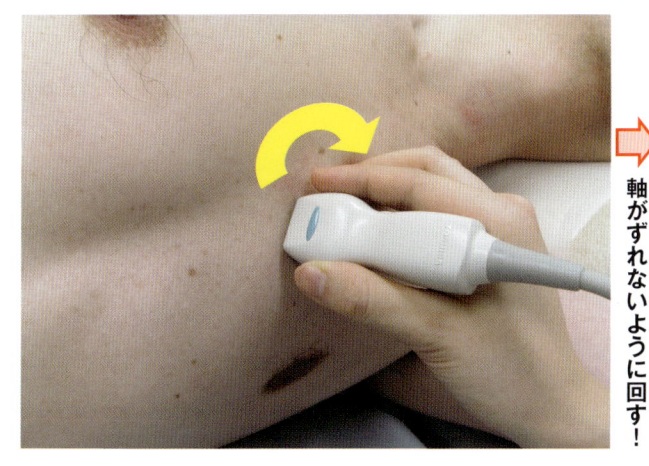

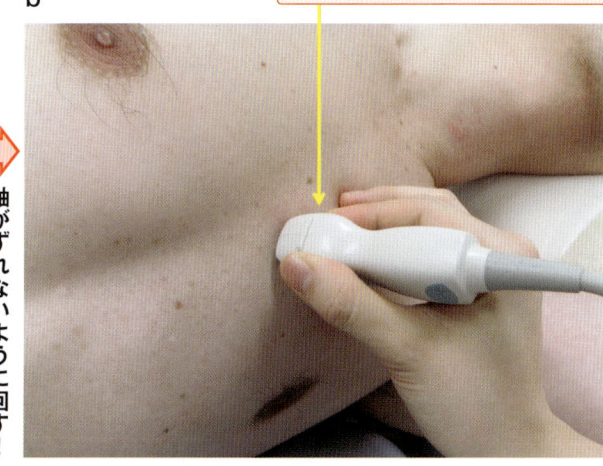

うまくいかないときはもう1度aの状態へ戻してやり直す

軸がずれないように回す！

●プローブの操作法②

　プローブは全体を被検者の胸壁に"べったり"とつけているわけではありません（図9）。特に心尖部では，プローブの一部をやや浮かせているようなイメージで操作します。画像を調節する際には，プローブの位置，回転だけでなく，密着のさせ具合も調節する必要があります。

図9　プローブの操作法②

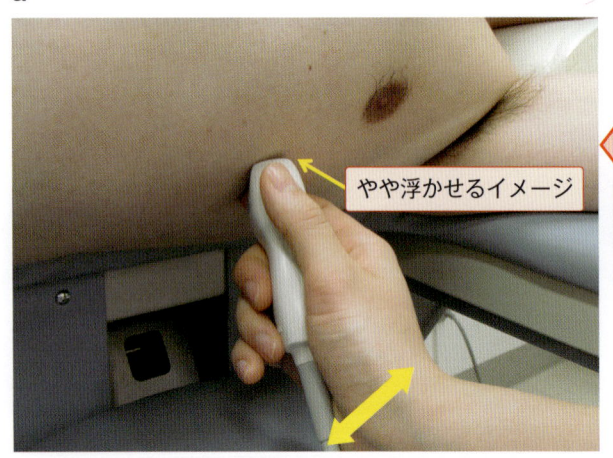

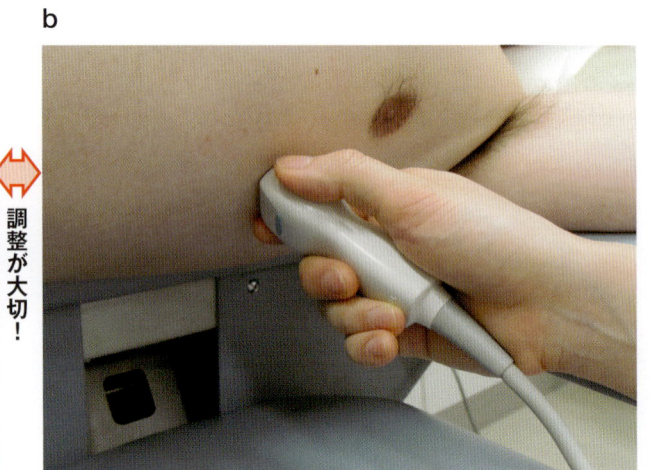

a　やや浮かせるイメージ
b
調整が大切！

プローブをあてる場所（アプローチ法）

●胸骨左縁アプローチ（図10）

　被検者を強く左側臥位にしたほうが良好に描出されます。まず，第3第4肋間にプローブをあてます。左腕を挙上してもらい，肋間が広がるようにします。なるべく高位肋間からの描出が望ましいですが，高齢者や肺気腫の被検者では第5肋間になることもあります。

　左側臥位が保持困難な被検者には，背中に枕を入れて，もたれかかるようにしてもらうと姿勢を保つことができます。

図10　胸骨左縁アプローチ

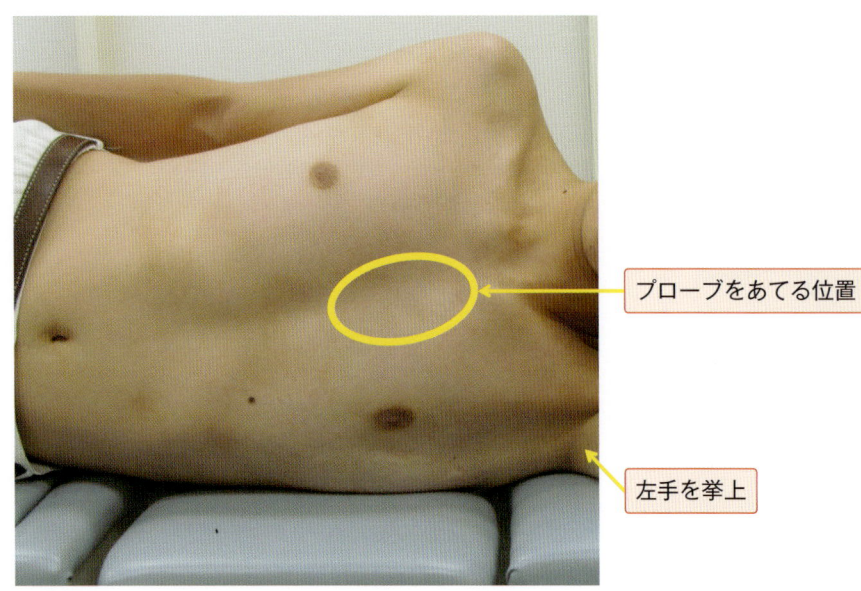

プローブをあてる位置
左手を挙上

●心尖部アプローチ（図11）

心尖部が抜ける専用のベッドを用いると良好に描出されます。左下の心尖部付近にプローブをあてて走査します（心尖部の拍動しているところを参考にしてもよいです）。

図11　心尖部アプローチ

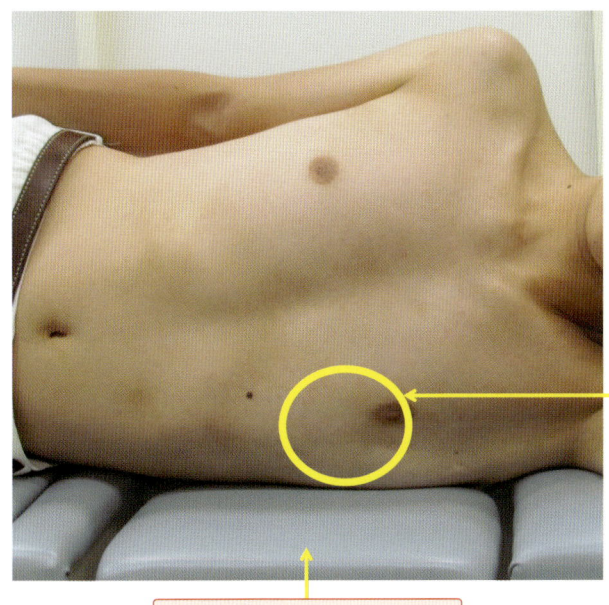

- プローブをあてる位置
- 心尖部が抜けるベッドを使用

One Point Advice

心尖部の位置は被検者によりさまざまです。体の倒し方や呼吸の状態を変えて，最も良好に描出される場所を探してください。

●心窩部アプローチ四腔断面（図12）

膝を曲げ，腹部の力が抜けるようにします。剣状突起下にプローブをあてると吸気位に良好な画像が描出できます。

●胸骨上窩アプローチ（図13）

背中に枕をいれて首を後方に屈曲させると描出しやすいです。被検者にとってはやや苦しい姿勢となるため，高齢者などでこの姿勢が難しい場合は枕を外し，顎を軽く上に向けるだけでもかまいません。胸骨上窩にプローブをあてて描出します。

図12　心窩部アプローチ四腔断面

- 膝を曲げる
- 腹部に力が入らないように
- プローブをあてる位置

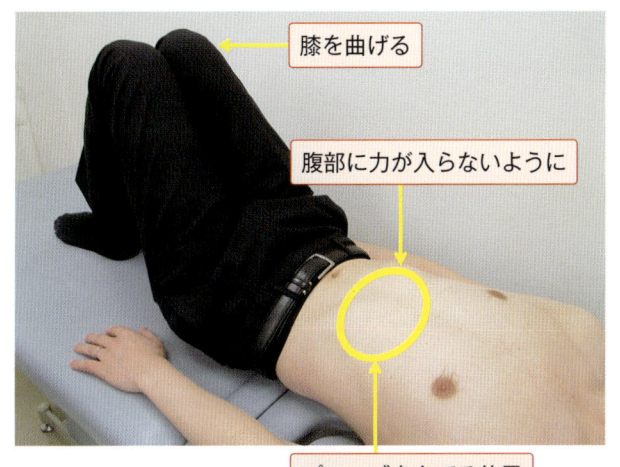

図13　胸骨上窩アプローチ

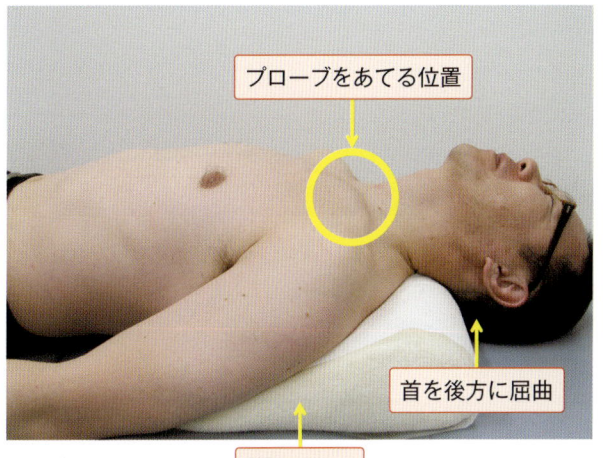

- プローブをあてる位置
- 首を後方に屈曲
- 枕を入れる

● **右胸壁アプローチ**

被検者を右側臥位にして，第3第4肋間にプローブをあてます。

断層部のゲイン調節

● **ゲインの適切な画像**（図14）

内腔は黒く，構造物がある場合は抜けがないようにゲインを調節します。必要な画像が写っていなければ評価ができないので，初心者はややオーバーゲイン気味のほうがよいでしょう。

● **ゲインの明るすぎる画像**（図15）

ゲインを上げすぎるとノイズが出現し，観察しづらくなります。

● **ゲインの暗すぎる画像**（図16）

ゲインを下げ過ぎると必要な画像が欠如し，見落としが生じます。

図14　ゲインの適切な画像　**よい例** ◎

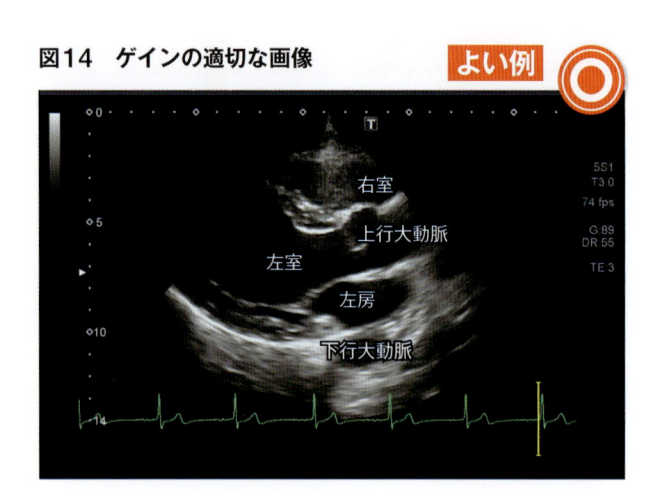

図15　ゲインの明るすぎる画像　**悪い例** ✗

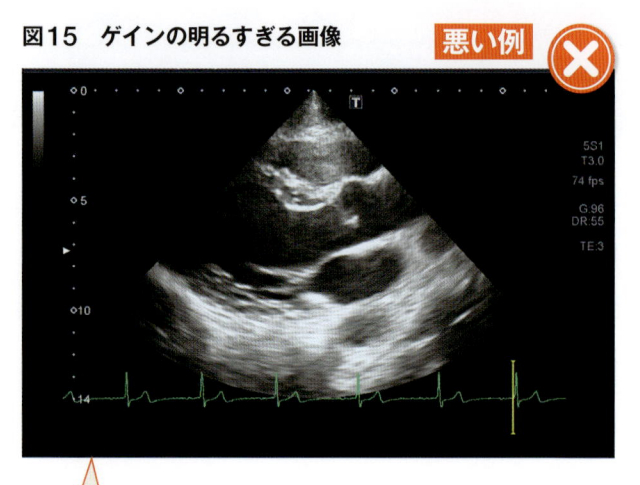

ここがダメ　ノイズが出現して観察に不適

図16　ゲインの暗すぎる画像　**悪い例** ✗

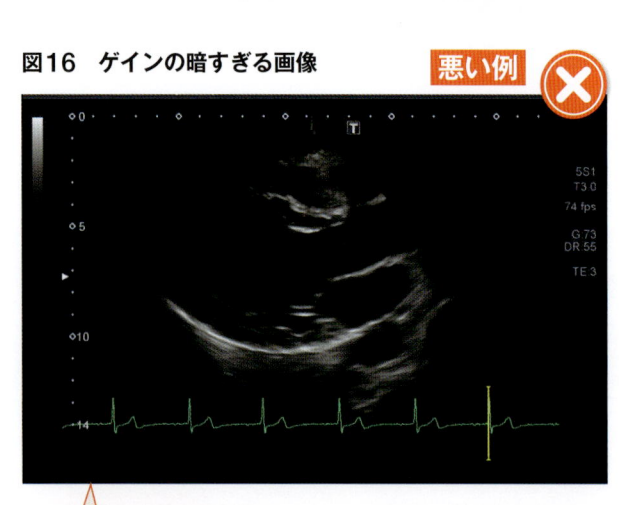

ここがダメ　よく見えず，見落としの可能性が高まる

III

いざ実践！　アプローチ法と記録評価

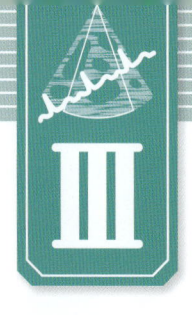

III いざ実践！アプローチ法と記録評価

① 検査の進め方

千明真弓（東京大学医学部附属病院検査部）

検査を始める前に

検査の目的や被検者の状態を把握してから検査を始めることが重要です。検査を始める前に，被検者から直接自覚症状や生活習慣を聞いてもよいでしょう（**表1**）。

表1　検査前に確認すること

1) 検査の目的
2) カルテを参照し，被検者の病歴を調べる
3) 主訴，症状はなにか（被検者に直接聞いてもよい）
4) 心電図，胸部X線の所見

入室から検査までの流れ

①検査室の準備

被検者に不快な思いをさせずに検査を行うため，前もって検査室の準備をしておきます（**表2**）。

表2　検査室の準備

1) 部屋の温度を適切にする
2) エコーゼリー，おしぼりを温めておく
3) 備品の確認（詳しくはp26参照）
4) 装置の電源を入れる
5) 装置の設定，動作状況の確認

②被検者の氏名，身長体重を確認

装置に被検者名を入力し，被検者自身にもフルネームで名乗ってもらい，被検者の取り違えを防ぐようにします。正常値は体格により異なるため，検査時に身長体重を聞いておきます（**図1**）。

図1　氏名，身長体重を入力

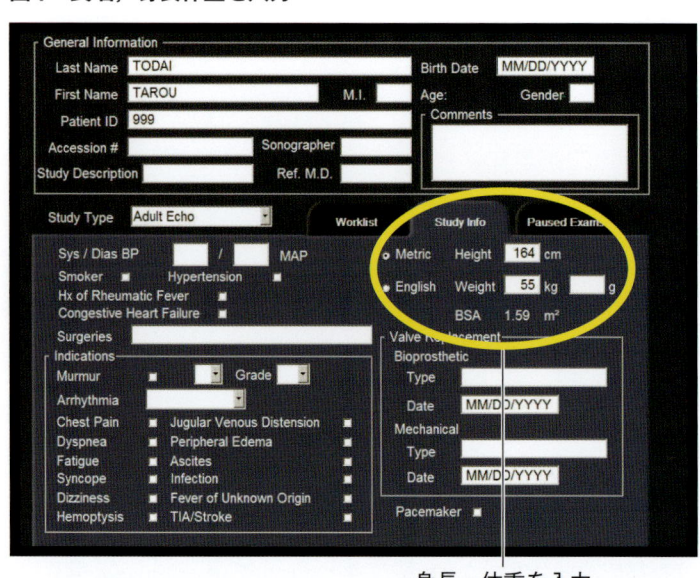

身長，体重を入力

③検査内容の説明

被検者に**表3**に示した内容を説明し，被検者が"どのような検査なのか"を理解したうえで検査を開始すると検査がスムーズに進み，被検者からも協力を得られやすくなります．

表3　検査について説明すべきこと

1) 超音波を用いて心臓の大きさ，ポンプの機能，弁の状態を調べる検査であること
2) 検査の時間は20分～30分かかるのが目安であり，所見や見え方によりもっと時間がかかることもあること
3) 被曝や痛みのない安全な検査であること
4) 検査途中に呼吸の調節を行うこと
5) 胸にゼリーをつけて検査を行うこと
6) 途中，なにかあれば検者に声をかけてよいこと

④着替え

エコーゼリーがつかないよう基本的に上半身は脱いでもらい，心電図モニターを装着するために足首を出してもらいます．被検者が女性の場合や寒さを訴える際には，前開きの使い捨てガウンを着用していただきます（**図2**）．

被検者から寒いと訴えがある場合などはタオルケットをかけるなど，配慮が必要です．

図2　検査着の使用例
a：被検者が女性の場合や寒い場合　　b：被検者が男性の場合

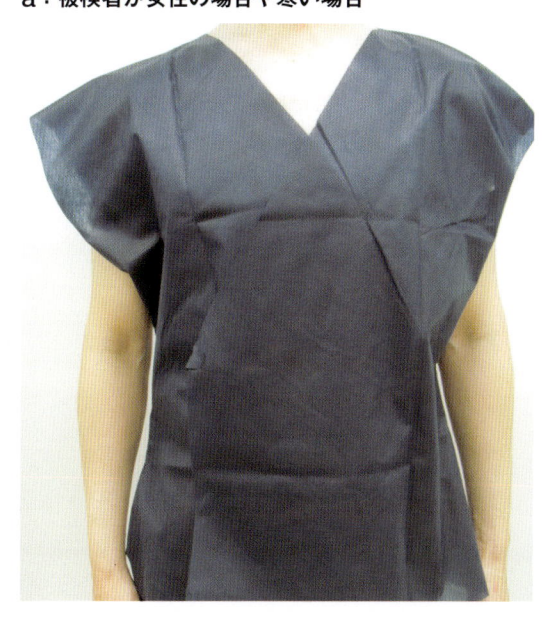

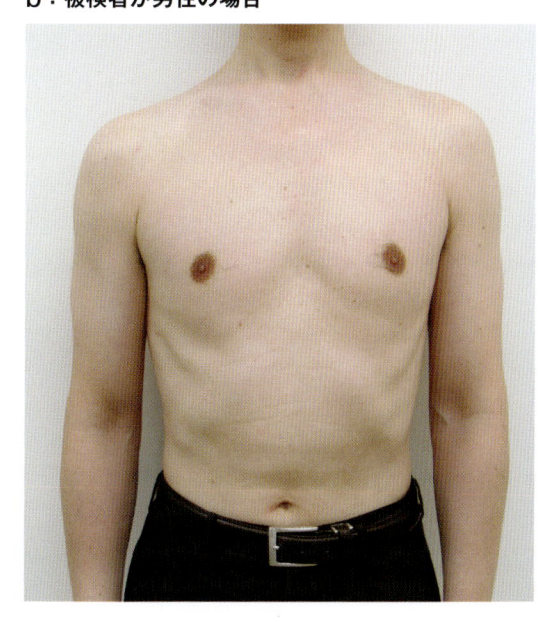

⑤聴診

検査前には必ず聴診をする習慣をつけます（表4）。心雑音があるかないか，心雑音が収縮期か拡張期連続性か，心雑音の聞こえる部位がどこなのかを把握しておくと効率的に検査を行うことができます。

聴診器の膜型は高音性の音，ベル型は低音性の音の聴診に適しています（図3）。膜型は体にぴったり押しつけて聴診し，ベル型は軽くあてて聴診します。

表4　弁疾患における主な聴診部位

1) 大動脈弁領域→第2肋間胸骨右縁
2) 僧帽弁領域→心尖部
3) 肺動脈弁領域→第2肋間胸骨左縁
4) 三尖弁領域→第4肋間胸骨左縁

主要な聴診部位は上記の4箇所である。

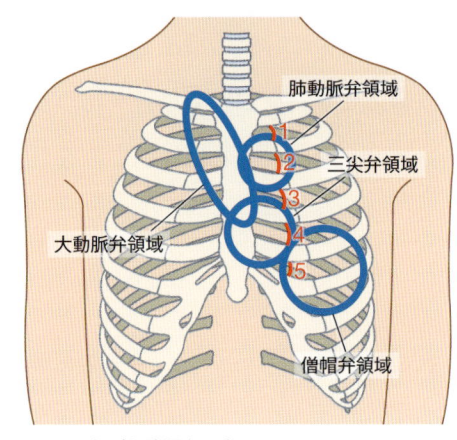

図3　聴診器の種類
a：膜型　　b：ベル型

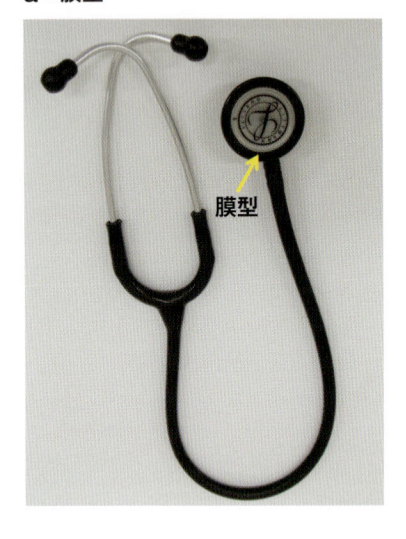

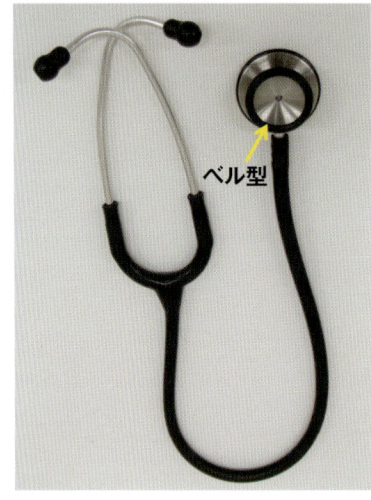

1〜5はそれぞれ肋間を示す。

⑥心電図モニターを装着

心電図モニターを装着します（図4）。筆者の施設では簡便に装着できるクリップ状の電極を用いています。接触抵抗を下げるため，心電図用クリーム，またはエコーゼリーを少量つけて装着します。

検査中手足が動いて筋電図の入ってしまう被検者，感染症のある被検者などはシールタイプのディスポーザブルの電極を用いると検査がスムーズに進みます。

図4　心電図モニター
a：手首，足首を挟むタイプ（クリップタイプ）　　b：シールタイプ

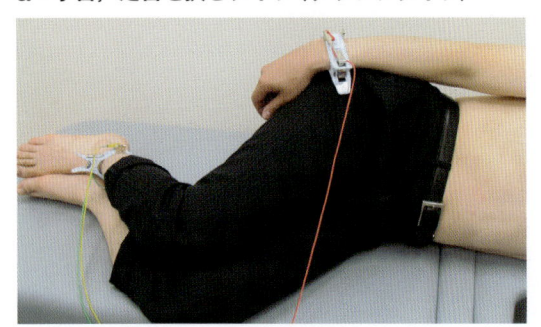

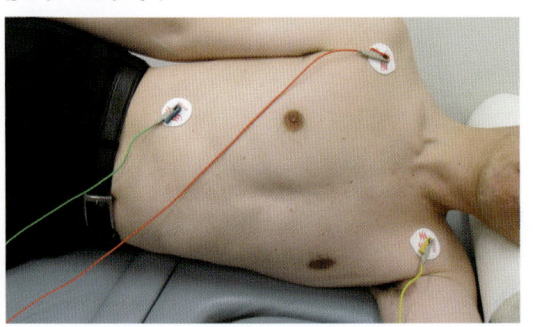

⑦心電図モニターの確認

通常はP波とST変化の確認しやすいⅡ誘導を用いますがこだわる必要はなく，P波やST－T波を確認しやすく，安定して波形が確認できる誘導を用いれば問題ありません（図5）。事前に12誘導心電図を確認し，Ⅱ誘導が適しているか調べておくとよいです。筆者の施設では，通常，検査の邪魔にならない右手首，右足首に電極をつけています。

図5 適切な心電図ゲイン

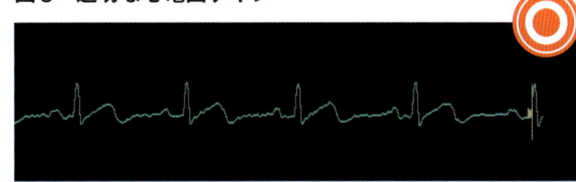

One Point Advice 呼吸

心電図を装着してフリーズボタンを解除すると，図5のような画面が現れます。心電図は通常画面下に出てきますが，モニターの中で表示する部位を変えられるものもありますので画像の邪魔にならない高さで，かつ心電図波形が明瞭に見える電位（波形の高さ）に調節します。

⑧心電図の記録

きれいな心電図を記録することは収縮期，拡張期の時相の確認に重要です。

心電図は波形が明瞭に確認できるゲインに調整します（図5）。アンダーゲイン，オーバーゲインのどちらも時相の確認が困難です。また，筋電図が混入しないよう力を抜くように指示することも忘れないようにします（図6）。

心電図に同期して動画を保存する場合には，心拍数を正確に計測できているか確認することも必要です。

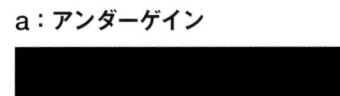

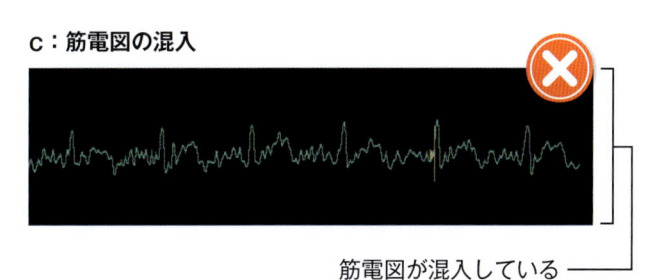

図6 心電図の記録
a：アンダーゲイン — 小さすぎる
b：オーバーゲイン — 大きすぎる
c：筋電図の混入 — 筋電図が混入している

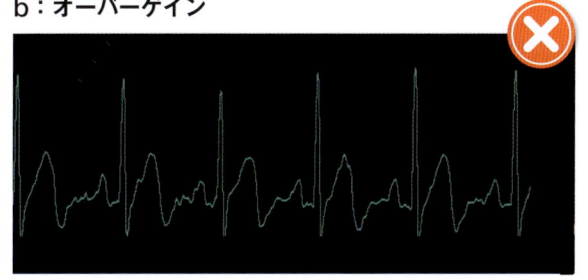

望ましくない記録の例を示す。aは心電図の電位（波形の高さ）が低すぎてP波，QRS，T波が識別しにくく，逆にbは電位が高すぎ，画像と干渉しやすく検査の邪魔になる。cは筋電図の混入のため全体にギザギザしたノイズが記録され，特にP波の確認が困難。

② 断層法—絶対に絵が出る方法，教えます

芦原京美（東京女子医科大学循環器内科）

心エコー検査のための準備

　エコー装置は被検者の左に設置し，検者は右手でプローブを持ち左手で装置を操作する施設が多くを占めますが，被検者に体を接し上から覆いかぶさるようにプローブをあてることになります。被検者の右頭側に装置を置きプローブは左手で行う方法や，被検者の右足側に装置を置き右手でプローブを持つ方法など，さまざまな方法があります（**図1**）。どの方法を選ぶのかは，検査しやすい方法でかまわないと思います。

　心電図はⅡ誘導が基本ですが，調律と心拍の確認が主な目的です。そのため，電極の位置を変えてもかまいません。

　心音図はつけてあると心周期の評価に便利なこともあります。

図1　エコー装置と検者の位置

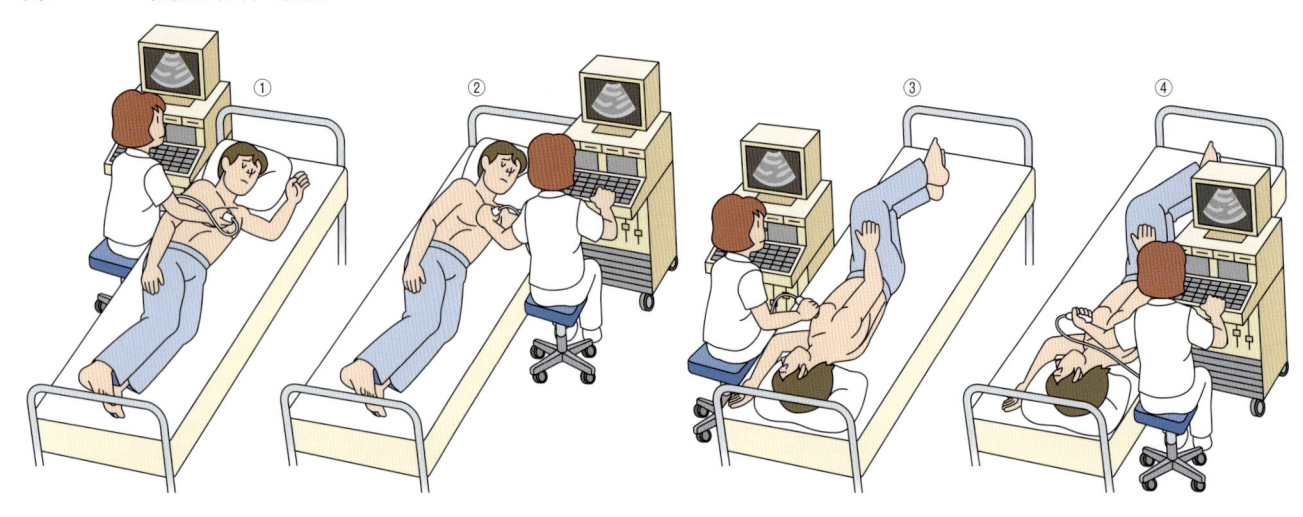

被検者の基本体位

　左側臥位が基本体位です（**図2**）。

　被検者の氏名をよく確認し，上半身の脱衣を指示します。このとき，女性などの場合には胸を覆うためのタオルなどを渡すとよいでしょう。ただし，風呂上がりのバスタオルのように巻かれてしまうと困るので，あくまで前を隠す程度にしてもらいます。

●前準備

①ベットに横たわってもらい心電図電極などを装着します。このときも冷たい手や器具でいきなり触らず，声をかけて行います。

②被検者を左側臥位にし，背中に枕などをあて，もたれかかるようにして約45°程度の斜め側臥位にします（図2）。

③左手を軽く頭のほうに挙げてもらいます。これにより肋間が開いて観察しやすくなる場合もあります。

④プローブは軽く回転しやすいように持ち，被検者にあまり強く押しあてないようにします。初心者は画像が見えにくいと強く押しあてがちですが，画像の解像度は上がらずむしろ被検者に苦痛を与えることになるのがオチです。

⑤適量のエコーゼリーをプローブの発振子面に塗布して胸壁にあてます。超音波ゼリーの目的はプローブと胸壁表面との間に空気の層が入るのを防ぐのが目的なので，量を多くしても画質はよくなりません。

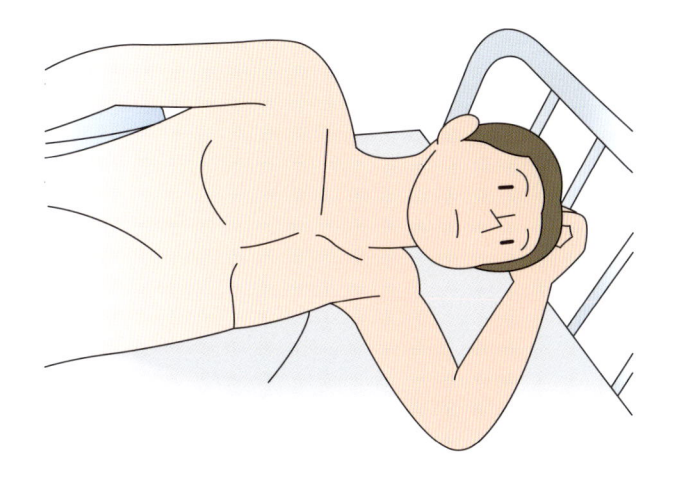

図2　左側臥位
被検者を左側臥位にする。左手を拳上させ肋間を拡げる。
見えにくい場合は，うつ伏せになるまで左に傾けると描出しやすくなることもある。

アプローチ方法（図3）

図3を参考にし，エコーの描出部位をしっかりと押さえておきましょう。

図3　エコー画像収集部位

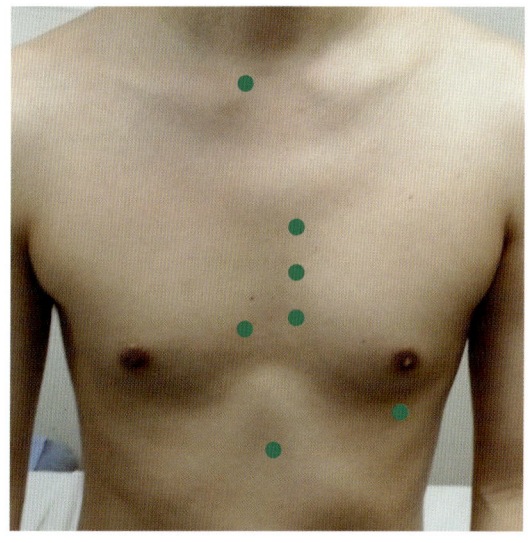

●＝エコー画像収集部位

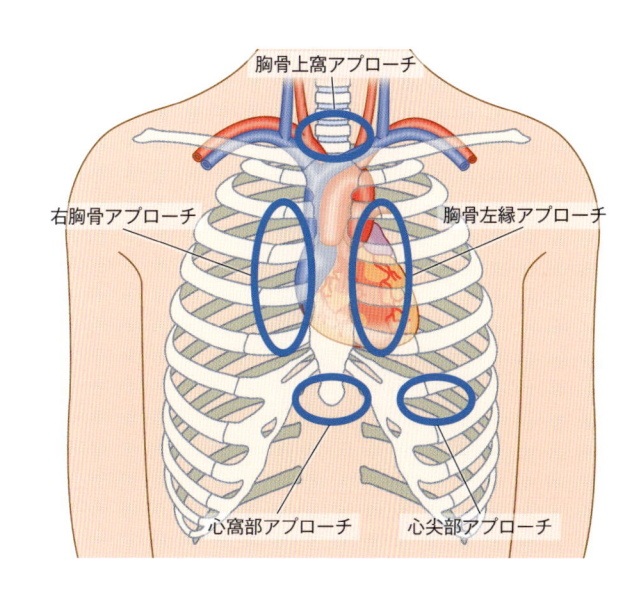

胸骨上窩アプローチ
右胸骨アプローチ
胸骨左縁アプローチ
心窩部アプローチ
心尖部アプローチ

プローブの持ち方（図4）

　プローブの持ち方は筆を持つようにして，体表面にあてるときには手が固定できることが重要です。手のひらの小指面や指を体表面につけ，プローブを持つ手を固定します。

　プローブは大きく動かさず少しずつずらし，回転，傾きを変える（扇状）操作を組み合わせて行います。

図4　プローブの持ち方

よい例　⦿　　　⦿　　　悪い例　✕　　　✕

筆を持つような感じで持つ

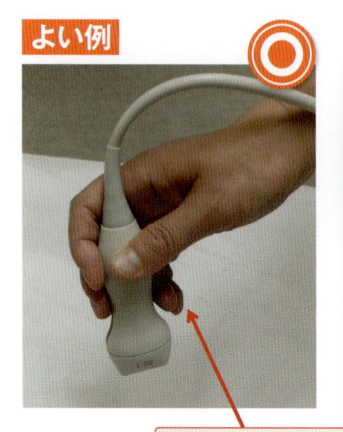

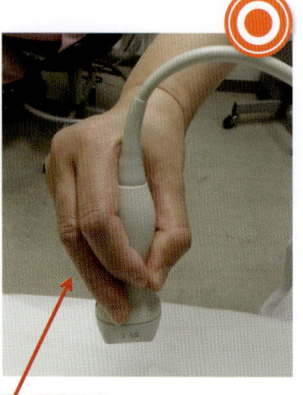

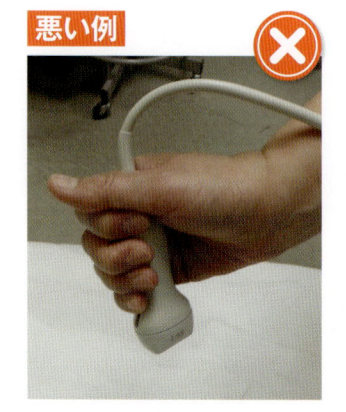

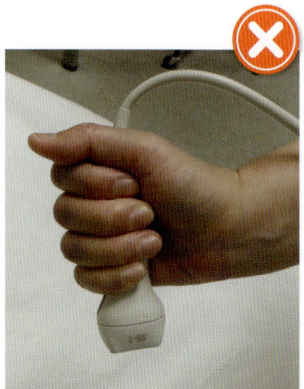

各アプローチ別—絶対に絵が出る方法

1）胸骨左縁アプローチ

●被検者の体位

　心エコーでは肺の影響をとり明瞭な画像を得るために，アプローチする部位により被検者の体位を変える必要があります。

　胸骨左縁アプローチでは，被検者の左肘を挙上し胸を張りできるだけ肋間を拡げるようにします。

●胸骨左縁長軸断面（図5）

■ 描出断面

　画面中央に僧帽弁，左側に左室，右側に左房大動脈が見える断面を描出します。

■ 描出方法

①プローブを胸骨左縁第3肋間または第4肋間におき，手首から肘の小指面を被検者の胸壁に固定します。
②心臓を見つけたら，プローブをややスライドしたり回転したり傾けたり少しずつ円を描くように動かし，明瞭に描出できる部位を探します。
③インデックスマークは被検者の右肩方向に向け，左室長軸断面を描出します。

図5　プローブの動かし方
a：ポイント①

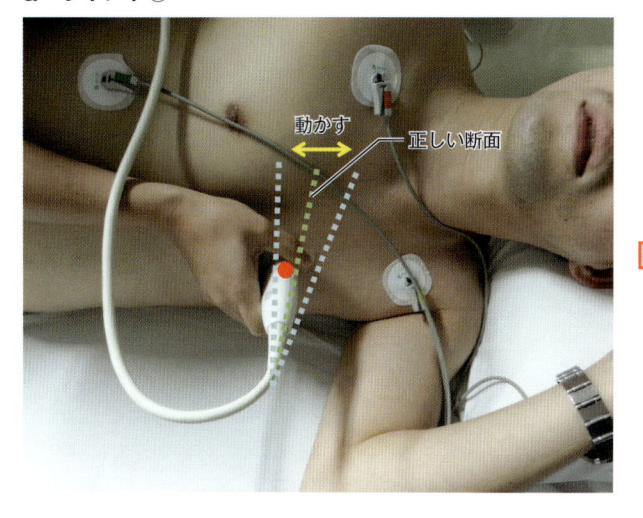

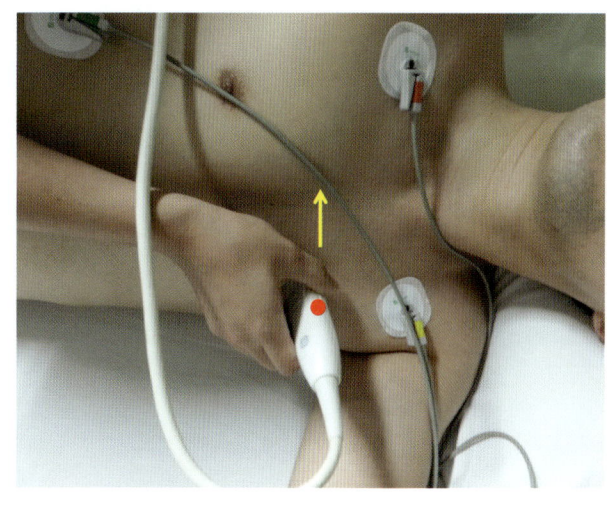

b：ポイント②

ここがポイント
プローブを胸骨左縁第3肋間または第4肋間におき，手首から肘の小指面を被検者の胸壁に固定します。
正しい断面が……とするとややプローブを回転したり傾けたりして，よい断面を探すことが重要です。

ここがポイント
大動脈が上がっている（下がっている）画像が得られた場合には，肋間を下げたり（上げたり）やや尾側（頭側）に傾けたりして断面を探します。胸骨に少し寄せるとよい場合もあります。左室の長軸に併せて胸骨に寄せたり離したりして画像を調節してみましょう。

●＝インデックスマーク

c：正中部胸骨左縁左室長軸断面

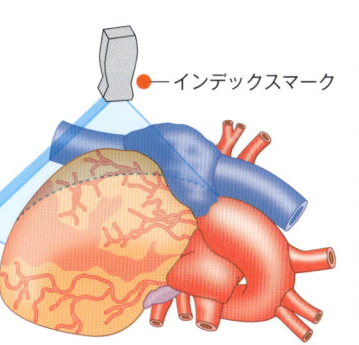

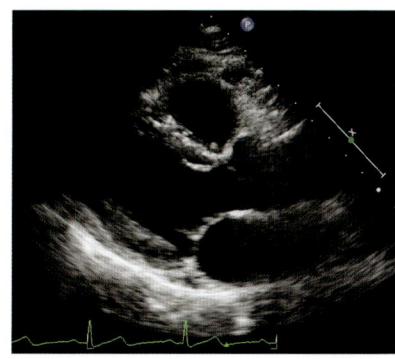

解剖と超音波ビーム　　エコー画像　　エコー画像のシェーマ

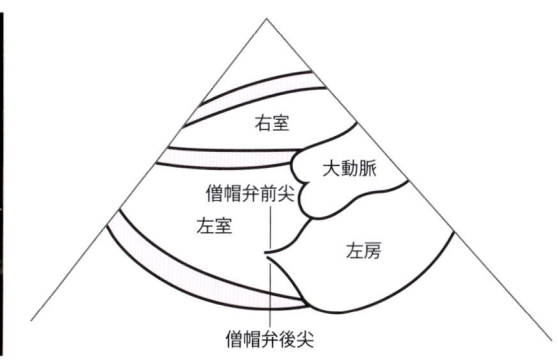

インデックスマーク

右室
大動脈
僧帽弁前尖
左室
左房
僧帽弁後尖

d：描出断面のよい例・悪い例

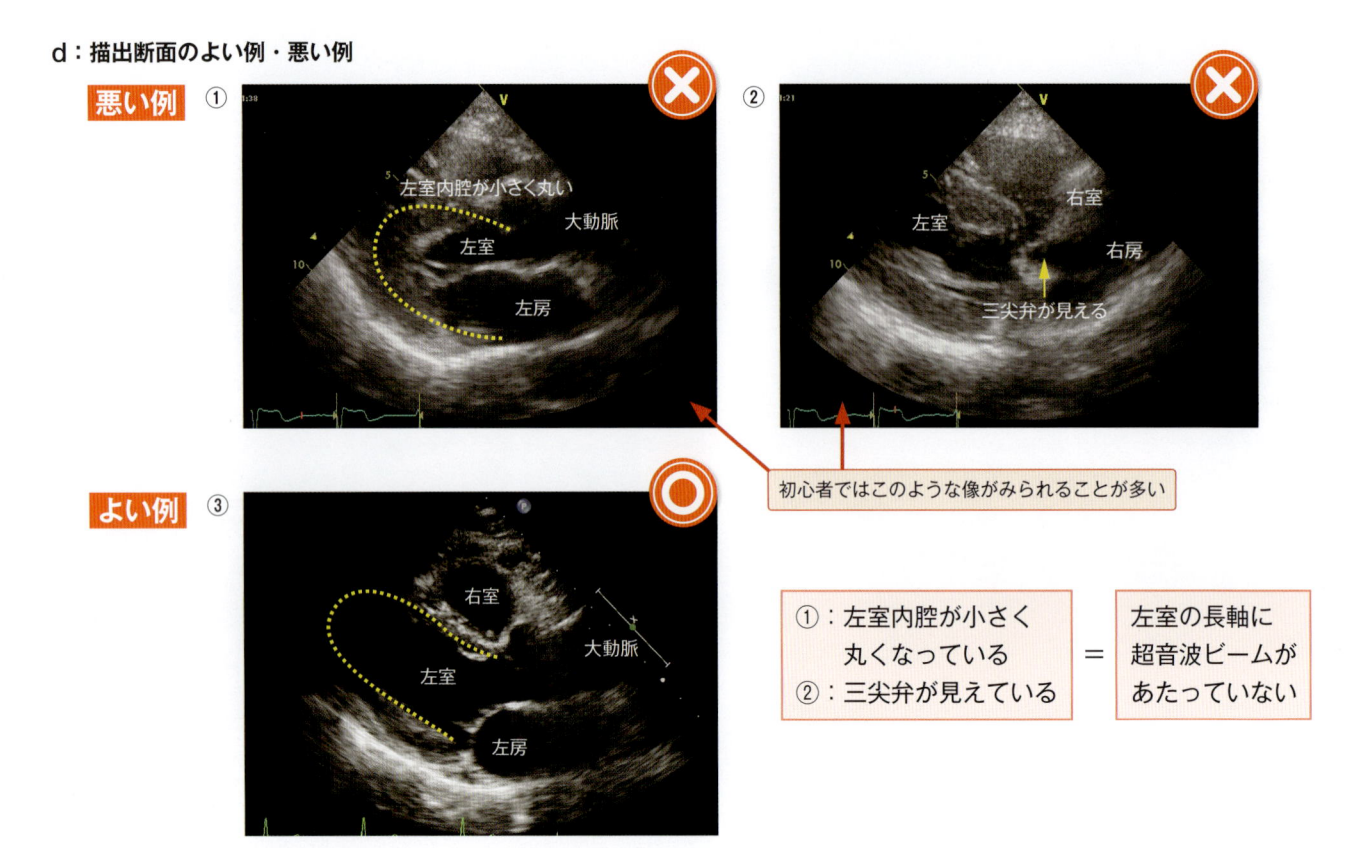

悪い例 ①　左室内腔が小さく丸い／左室／大動脈／左房

悪い例 ②　左室／右室／右房／三尖弁が見える

初心者ではこのような像がみられることが多い

よい例 ③　右室／左室／大動脈／左房

①：左室内腔が小さく丸くなっている
②：三尖弁が見えている
＝ 左室の長軸に超音波ビームがあたっていない

適正画像が撮れているか

check — ここで判断

1) 大動脈前壁と心室中隔右室がプローブから等距離になっていますか？
2) 僧帽弁が面中央に位置していますか？
3) 左室内腔，大動脈内腔が最大に描出されていますか？

　僧帽弁前尖がもっとも大きく開放し，左室内腔が大きく描出され大動脈前壁と心室中隔の高さが同じか大動脈前壁のほうがやや高くなる断面を選択します（これはプローブを尾側頭側にやや傾けることで得られる断面）。左室内ではできるだけ腱索が描出されないように心がけましょう（腱索が出るということは交連側にプローブが回転していることを意味しています）。

　左室心尖部が丸く描出されず，大動脈が長く描出されるように注意して走査します。

●胸骨左縁短軸断面（図6a）
■描出断面
足側から見上げた像で画面左に右室が描出されるように行います。
■描出方法
①正中部長軸断面を描出します。
②プローブの位置がずれないように注意して，ゆっくりプローブを時計軸方向に90°回転させます。

> **One Point トリビア**
>
> 回転するときにプローブの位置がずれないように，胸壁に固定している小指面の手のひらと人差し指は動かさず，そのほかの指（親指と中指，または薬指）で回転させます。または回転のときのみ両手を使用して回転させてもよいでしょう。

●大動脈弁口レベル左室短軸断面（図6b～d）
■描出断面
画面中央に大動脈弁が描出され左側に三尖弁，右側に肺動脈が描出される断面を描出します。
■描出方法
①僧帽弁レベルから頭側に見上げるようにプローブを傾けます。
②大動脈弁三枚が，均等に画面中央に描出されるよう傾斜角度，回転角度を調整します。やや外側下方に移動させると描出しやすいです。

> **適正画像が撮れているか**
> **check－ここで判断**
> 1）大動脈を中心に描出できていますか？
> 2）肺動脈は分岐まで観察できていますか？
> 3）三尖弁，肺動脈弁も観察できていますか？

> **One Point トリビア**
>
> 大動脈弁口レベル左室短軸断面からやや足側を見下ろすようにプローブを傾け，やや外側に振ると左心耳を描出することができます。

> **観察のポイント**
> ①大動脈弁，肺動脈弁，三尖弁などの構造物を理解して行います。
> ②心室中隔の形態を観察します。
> ③先天性心疾患の有無（心室中隔欠損，心房中隔欠損症，動脈管開存など）を確認しましょう。
> ④冠動脈起始部，左房，左心耳の形態観察を行いましょう。

●僧帽弁口レベル左室短軸断面（図6b, c, e, f）

■描出断面
僧帽弁前尖と後尖が描出され僧帽弁交連部が左右均等になるような断面を描出します。

■描出方法
①大動脈弁口レベル左室短軸断面からプローブを胸骨左縁に寄せ，心尖部方向へ見下ろすように傾けます。
②僧帽弁が描出されたら，僧帽弁交連部が左右均等に開放するようにプローブを回転させ調整します。

●乳頭筋レベル左室短軸断面（図6a, b, c, g）

■描出断面
左室が正円に描出され，左室内に前乳頭筋と後乳頭筋が観察できる断面を描出します。

■描出方法
①僧帽弁口レベル左室短軸断面よりさらに心尖部を見下ろすようにプローブを傾けます。
②肋骨により画面がうまく描出できない場合には，左室の長軸に沿うように一肋間下げたやや外側から観察します。
③左室内に前乳頭筋と後乳頭筋が観察できたら，プローブの回転と傾斜で調節し，画面中央に左室が正円に描出されるようにします。

図6　胸骨左縁短軸断面

a：プローブの位置

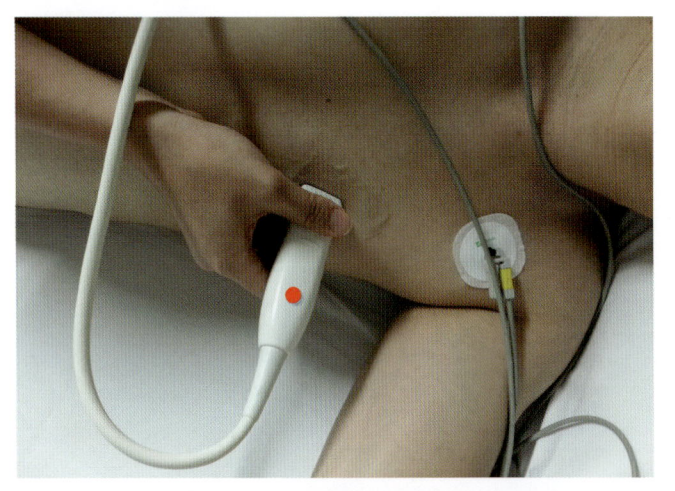

長軸断面のライン（緑）に対し90°時計回りに回転させた像である。やや頭側にプローブを傾けると大動脈弁が心尖部方向に傾き，左室が描出される。
●＝インデックスマーク

b：短軸断面の走査方法

①左室長軸断面

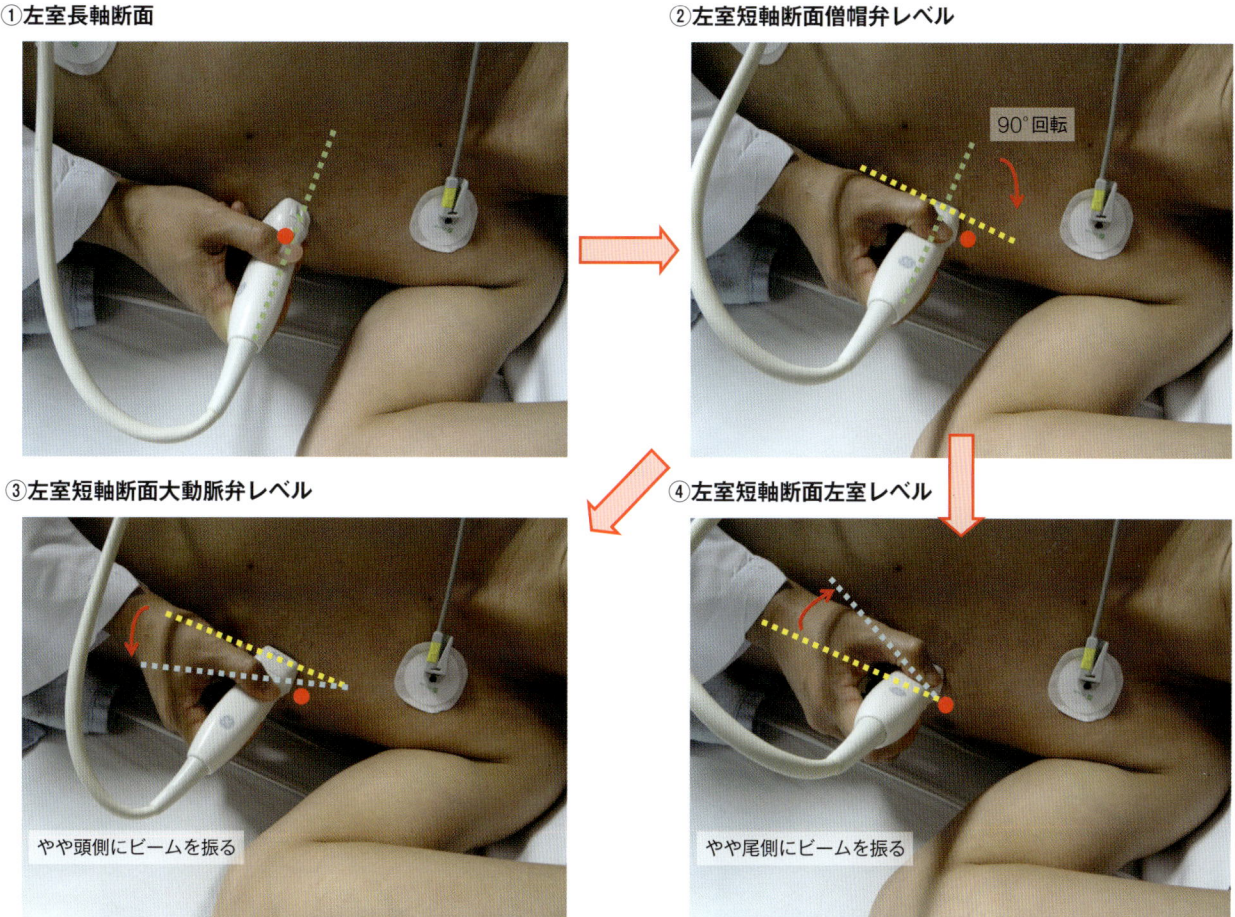

②左室短軸断面僧帽弁レベル

90°回転

③左室短軸断面大動脈弁レベル

やや頭側にビームを振る

④左室短軸断面左室レベル

やや尾側にビームを振る

胸骨左縁長軸断面（①）と同じ場所で長軸に対し90°時計回りに回転させると僧帽弁レベルの短軸断面（②）が描出される．やや頭側にビームを向けると大動脈弁レベル（③）が，心尖部方向尾側に向けると左室レベル（④）が描出される．　●＝インデックスマーク

c：bの走査を行ったときのエコー画像

①左室長軸断面

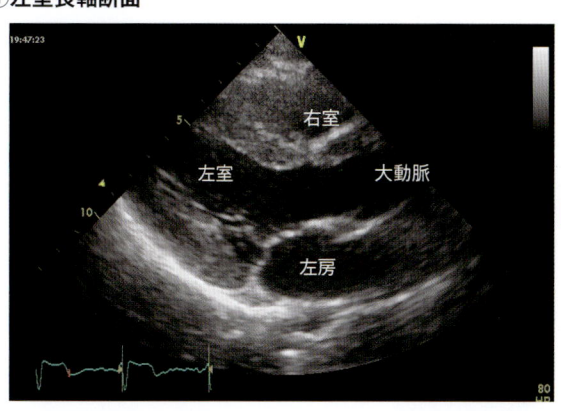

右室
左室　大動脈
左房

②左室短軸断面僧帽弁レベル

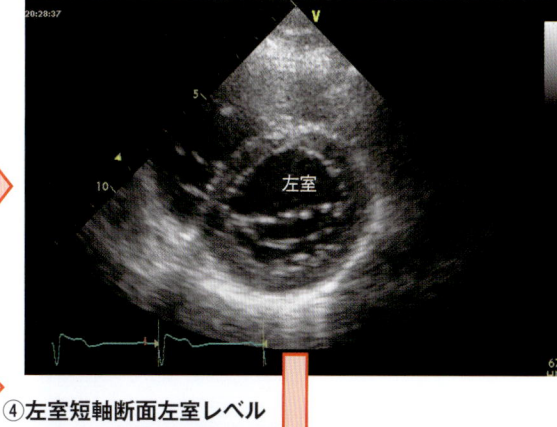

左室

③左室短軸断面大動脈弁レベル

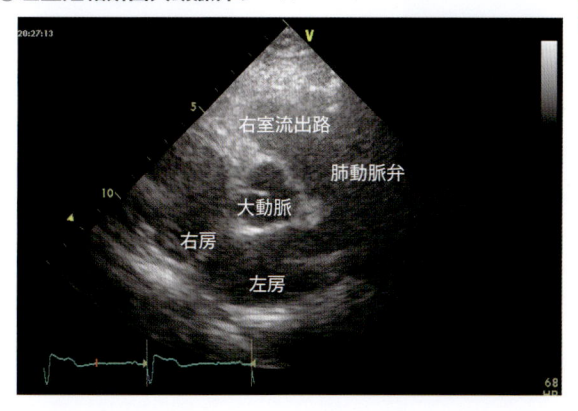

右室流出路
肺動脈弁
大動脈
右房
左房

④左室短軸断面左室レベル

左室

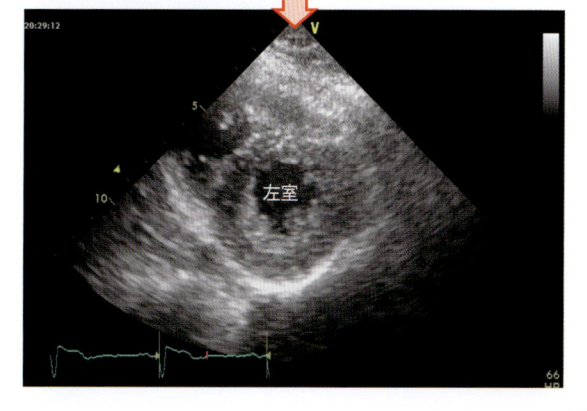

d：大動脈弁口レベル左室短軸断面

解剖と超音波ビーム　　　エコー画像 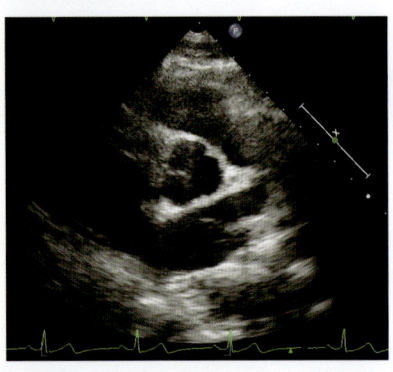　　　　　　エコー画像のシェーマ

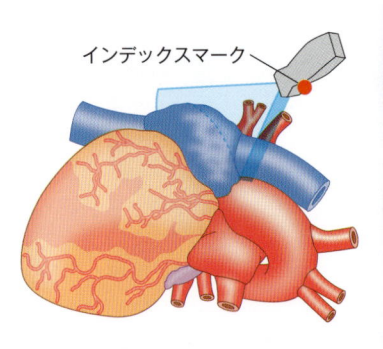

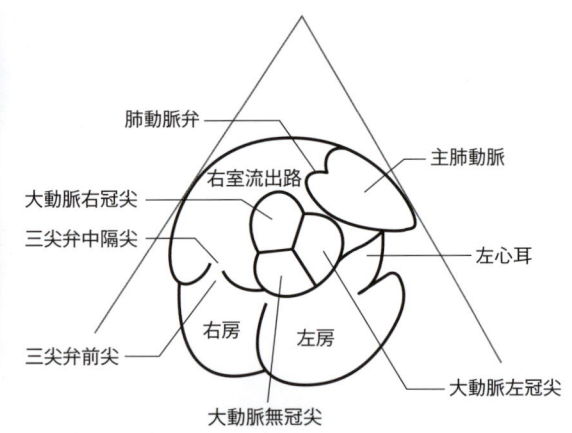

インデックスマーク

肺動脈弁／主肺動脈／大動脈右冠尖／右室流出路／三尖弁中隔尖／左心耳／三尖弁前尖／右房／左房／大動脈無冠尖／大動脈左冠尖

e：90°の回転が不適だとどうなる？

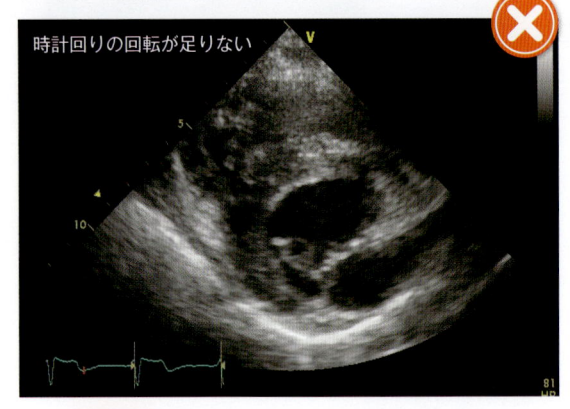

時計回りの回転が足りない　　　　　　　　時計回りに回転しすぎ

対処法　わずかに時計回りに回転を加える 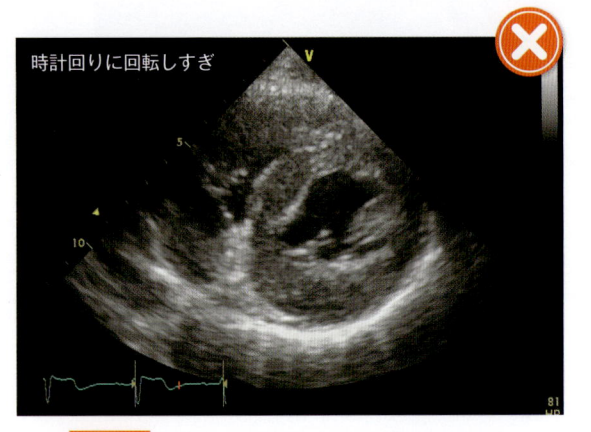　　　　対処法　わずかに反時計回りに回転を加える

左右均等に心筋が描出されている

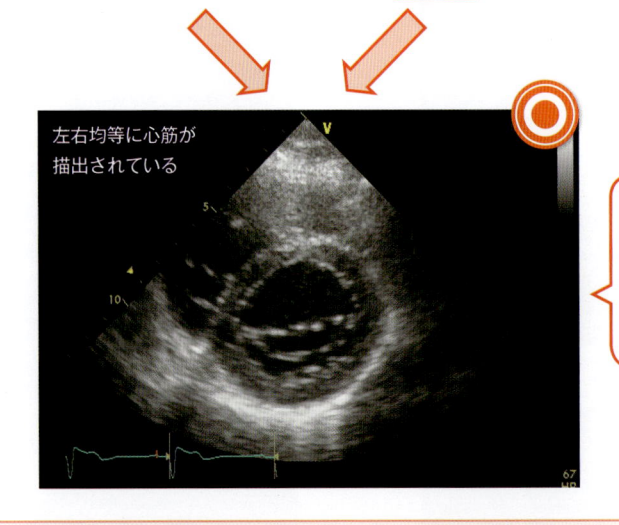

この画像に近づけるように，がんばってプローブを回転させてみましょう。

プローブを長軸断面に対し正確に90°回転していないと，上図（✗）のようなエコー画像が描出される。構造物が左右対称に出現しないので判断できる。このような画像では正確な壁運動の診断はできない。

f：僧帽弁口レベル左室短軸断面

解剖と超音波ビーム　　　エコー画像　　　エコー画像のシェーマ

インデックスマーク

右室
僧帽弁前尖
僧帽弁口
僧帽弁後尖

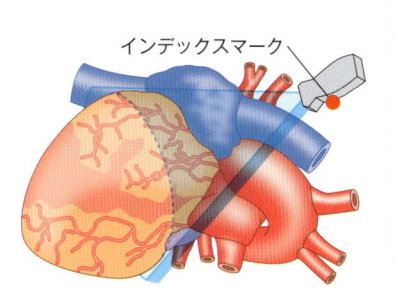

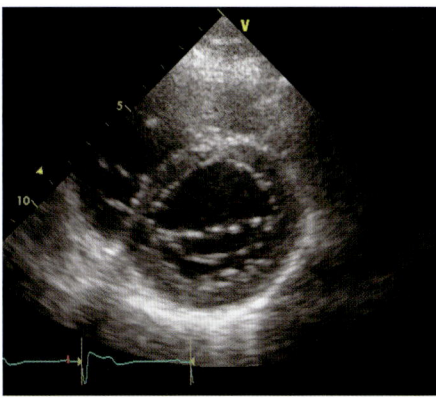

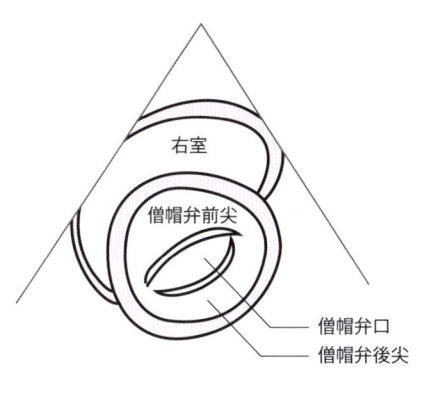

g：乳頭筋レベル左室短軸断面

解剖と超音波ビーム　　　エコー画像　　　エコー画像のシェーマ

インデックスマーク

右室
左室
後乳頭筋　　　前乳頭筋

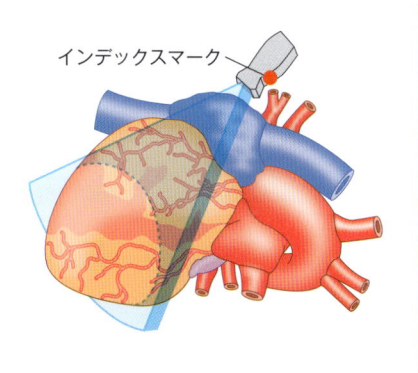

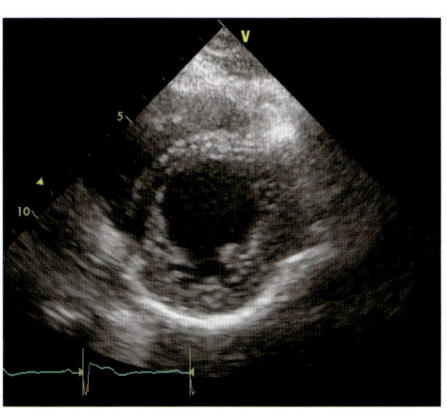

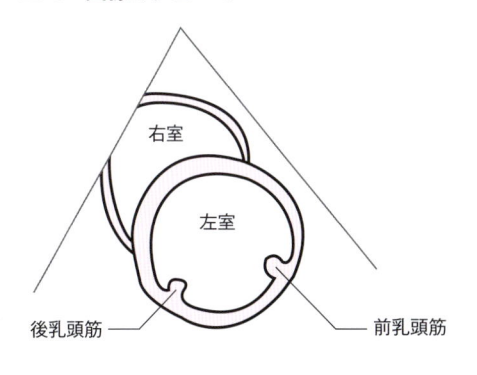

h：心尖レベル左室短軸断面

解剖と超音波ビーム　　　エコー画像　　　エコー画像のシェーマ

インデックスマーク

左室

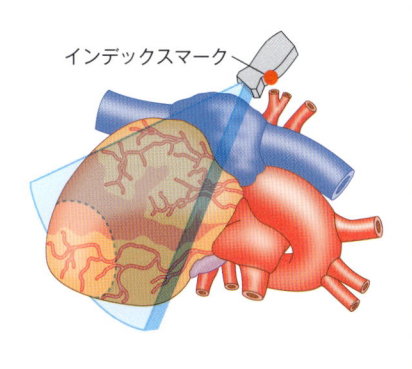

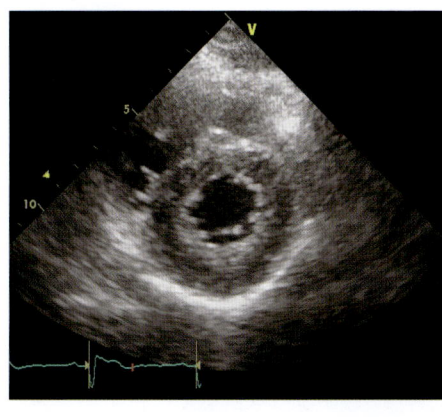

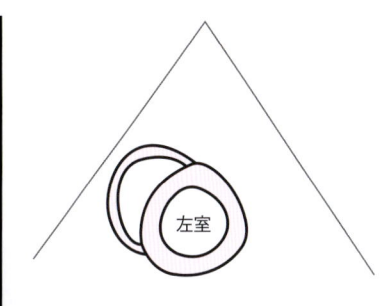

●心尖レベル左室短軸断面（図6a, b, c, h）
■描出断面
左室は正円に描出されますが，両乳頭筋は観察されない断面です。
■描出方法
①乳頭筋レベル左室短軸断面よりさらに心尖部を見下ろすようにプローブを傾けます。
②肋骨により画面がうまく描出できない場合には，左室の長軸に沿うように一肋間下げたやや外側から観察します。
③プローブの回転と傾斜を調節し，画面中央に左室が正円に描出されるようにします。
※プローブが下位肋間の場合には吸気で，上位肋間の場合は呼気で観察するとよいでしょう。難しく考えず"呼吸の調節を行い，よく見えるところで観察"すればよいのです。

●傍胸骨四腔断面（図7）
■描出断面
4つの心腔と僧帽弁，三尖弁が観察される断面です。
■描出方法
①僧帽弁口レベル左室短軸断面から，少し外側下方にプローブを移動させます。
②プローブを時計方向に回転させ，4つの心腔と両房室弁が良好に描出できるように調節します。
※心房中隔欠損症を疑う症例では，心房中隔が正面に観察できるため重要な断面といえます。僧帽弁下組織や右室側壁の観察にも有用です。

> **観察のポイント**
>
> 以下の①～③を確認しましょう。
> ①心房，心室中隔形態（心房中隔欠損症，心室中隔欠損症，心室中隔瘤，心房中隔瘤など）
> ②僧帽弁下組織
> ③右室壁運動，壁厚

図7　傍胸骨四腔断面

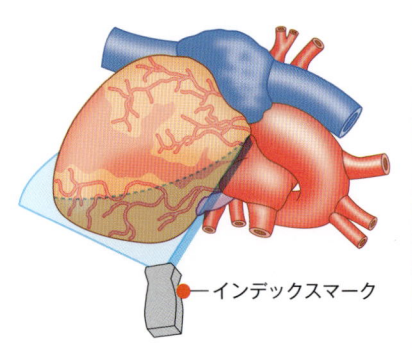

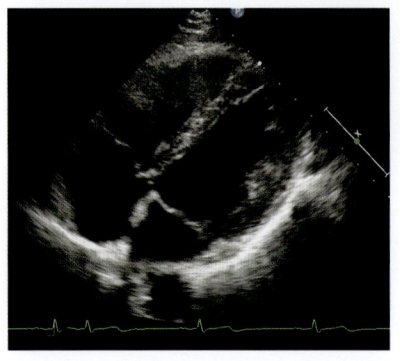

解剖と超音波ビーム　　エコー画像　　エコー画像のシェーマ

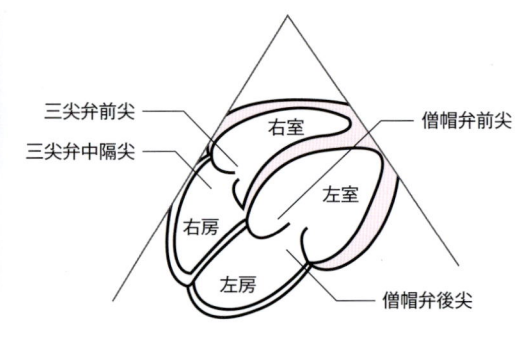

（インデックスマーク／三尖弁前尖／三尖弁中隔尖／右室／左室／右房／左房／僧帽弁前尖／僧帽弁後尖）

各アプローチ別—絶対に絵が出る方法

2) 右室流入路長軸断面（胸骨左縁アプローチ）

●右室流入路長軸断面（図8）

■描出断面
左室腔と心室中隔は描出されませんが、画面中央に三尖弁、左上に右室、右下に右房が一直線上に描出される断面です。

■描出方法
①胸骨左縁左室長軸断面から外方にプローブを移動させ外側上方に傾けます。プローブを少し反時計方向に回転させ左室腔と心室中隔が描出されず、画面中央に三尖弁、左上に右室、右下に右房が一直線上に描出されるように調節します。

> **観察のポイント**
>
> 以下の①〜④を観察しましょう。
> ①右房右室形態　　　　　　　　②三尖弁の形態
> ③三尖弁閉鎖不全の有無、流速計測　④右室流入血流速計測

図8　右室流入路長軸断面

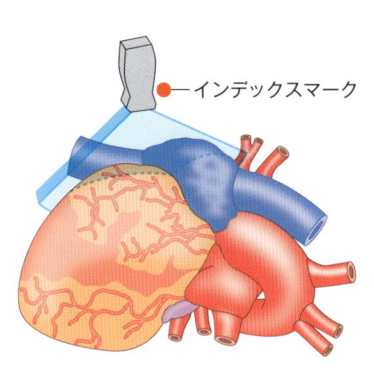

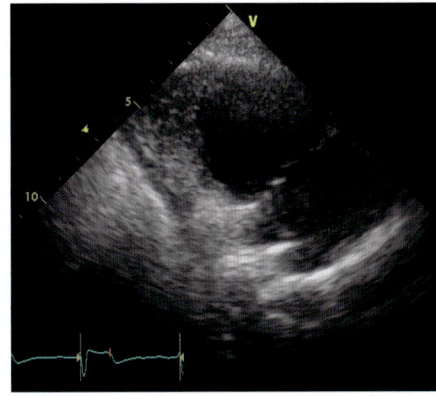

解剖と超音波ビーム　　　エコー画像　　　エコー画像のシェーマ

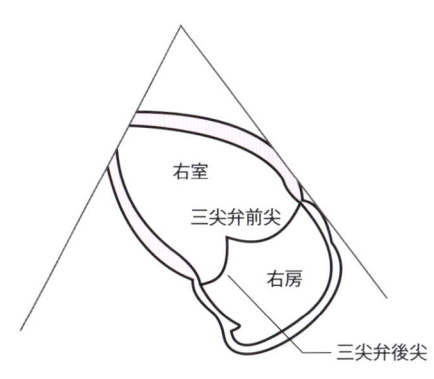

（インデックスマーク／右室／三尖弁前尖／右房／三尖弁後尖）

各アプローチ別—絶対に絵が出る方法

3) 心尖部アプローチ

■被検者体位
左側臥位が基本ですが、プローブ操作が困難な場合には仰臥位に近づけてもかまいません。

●心尖部四腔断面（図9）

■描出断面
プローブの直下に左室心尖部が位置し4つの心腔と僧帽弁、三尖弁が観察される断面です。

図9 心尖部四腔断面
a：被検者体位

左側臥位

左側臥位からやや上向き

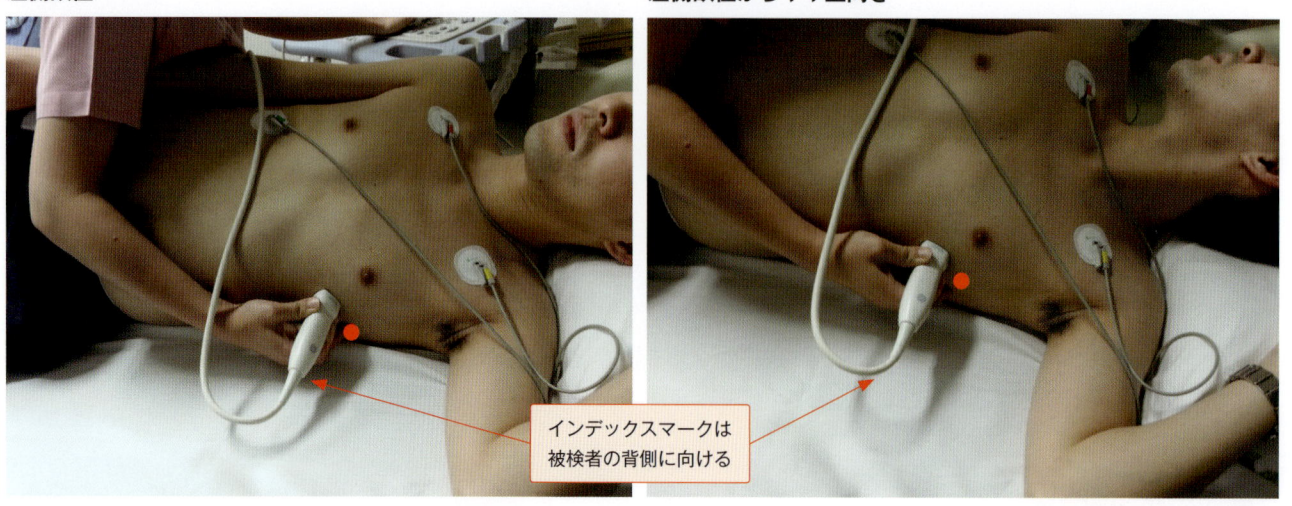

インデックスマークは被検者の背側に向ける

心尖拍動に触れ，心尖拍動部のやや下方からプローブをあてる。
深呼吸のなかで心臓が見えるところがあれば呼吸を調節してもらい，画像を描出する。
側臥位よりも仰臥位のほうが画像が見えやすいこともある。

b

解剖と超音波ビーム

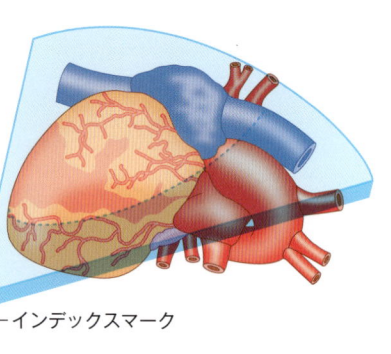

インデックスマーク

エコー画像

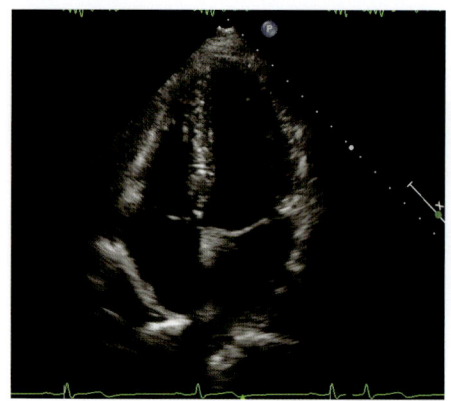

エコー画像のシェーマ

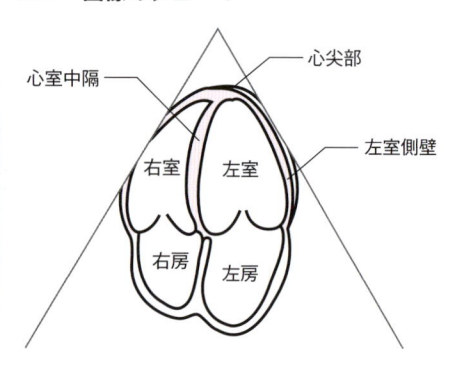

心室中隔 ― 心尖部
右室 ― 左室 ― 左室側壁
右房 ― 左房

c：心尖部アプローチのシェーマ

① 悪い例 ✗ 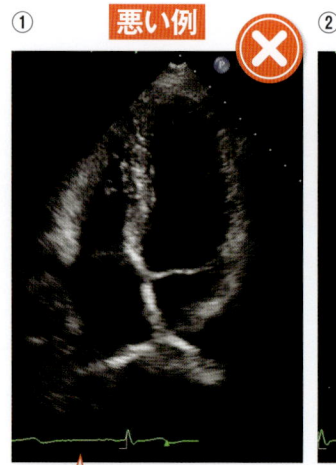
② よい例 ◎ 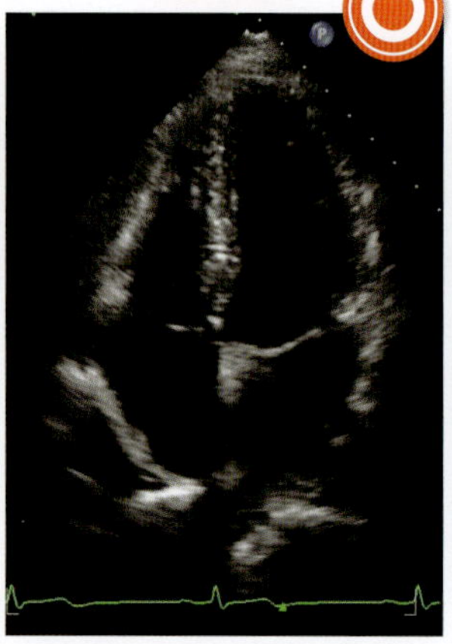
③ 悪い例 ✗ 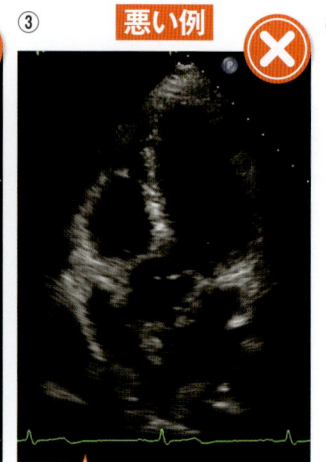
③のシェーマ

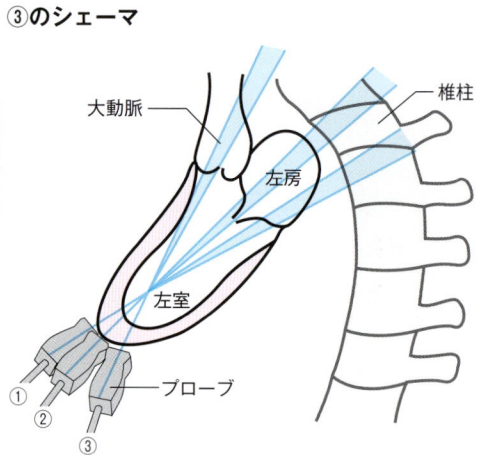

大動脈 ― 椎柱
左房
左室
① ② ③ ― プローブ

ここがダメ：超音波ビームが背側に向かい過ぎていて心房が十分に描出できていない

ここがダメ：胸壁に向かって急すぎて大動脈まで描出されてしまっている

■ 描出方法
①プローブを心尖拍動部において被検者の右肩方向に傾けます。
②プローブを回転させて4つの心腔と両房室弁を描出します。
③各心腔が最大に描出されるようプローブを回転，傾斜して調節します。

> **適正画像が撮れているか**
>
> **check** ― **ここで判断**
> 1) 左室の心尖部が画面の頂点になっていますか？
> 2) 左室左房の長径が最大になっていますか？
> 3) 僧帽弁，三尖弁がきれいに開閉し弁輪径が最大になっていますか？
> 4) 右室の心尖部が左室より下に描出されていますか？

> **One Point トリビア**
>
> 　超音波ビームの角度で心房が小さくなってしまったり，大動脈が描出されることがあります。
> 　心房が小さい場合は角度が背側に向きすぎているので胸壁側に向けるようにし，逆に傾斜角度が胸壁側に強い場合には大動脈も描出されるので注意して走査しましょう（**図8**）。
> 　左室心尖部が描出できない場合には，一肋間下げて吸気時で観察するとよい場合があります。
> 　左室心尖部の位置が画面の右側に描出されるときは，真の心尖部よりもプローブが胸壁側にあるので背側にプローブを移動させ，逆に左室心尖部の位置が画面の左側に描出されるときには，プローブを胸壁側に移動させるとよいでしょう。

> **観察のポイント**
>
> 以下の①〜⑤を観察しましょう。
> ①左室壁運動　　　　　　　②左室壁厚
> ③各心腔の大きさとバランス　④僧帽弁閉鎖不全の観察
> ⑤三尖弁閉鎖不全の観察

● **心尖部二腔断面**（図10）

■ 描出断面
　プローブ直下に左室心尖部が描出されるため，左室，左房，僧帽弁のみが観察でき，右房，大動脈弁が観察されない断面です。

■ 描出方法
①心尖部四腔断面からプローブの位置を動かさないようにゆっくりと反時計方向に回転させます。

②左室，左房が最大に描出され，かつ右室，右房，大動脈が描出されないようにプローブの回転，傾斜を調節します。

※左房が小さくなってしまい十分観察できない場合には，プローブを背側に傾け超音波が胸壁側に向かうように調節します。

画面左前壁側の描出が不良なときには，吸気時に観察すると適正画像が描出できます。

> 適正画像が撮れているか
>
> **check — ここで判断**
> 1) 右室，大動脈を描出してはいませんか？（描出しないように注意）
> 2) 左室左房の長径が四腔断面とほとんど変わらない状態となっていますか？

図10　心尖部二腔断面

a：被検者体位

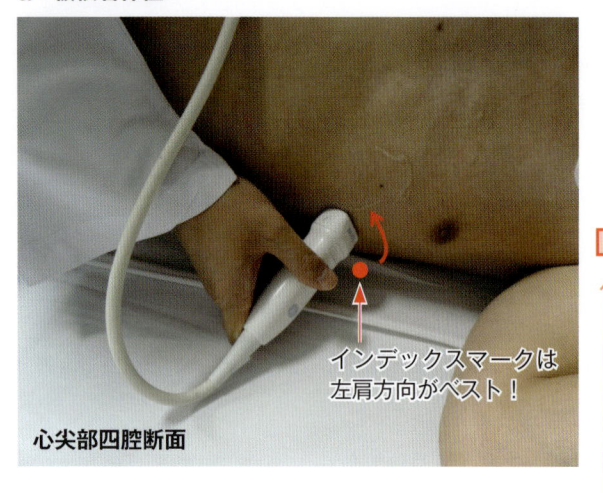

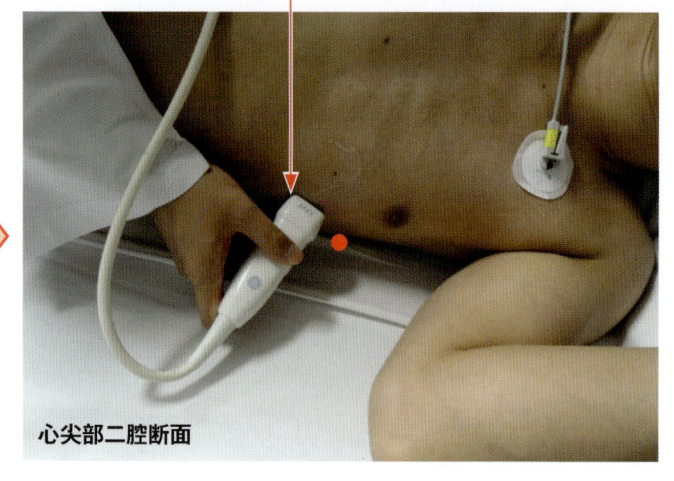

心尖部四腔断面

インデックスマークは左肩方向がベスト！

心尖部四腔断面から90°反時計回りに回転する

心尖部二腔断面

> 四腔断面から右房右室が見えなくなるまで反時計回りにプローブを回転させます。
> インデックスマーク（●）は被検者の左肩を向くようにしましょう。
> プローブと体表面のなす角度は四腔断面と変わりません。
> 左室左房の長径も四腔断面とほとんど変わりません。

b

解剖と超音波ビーム

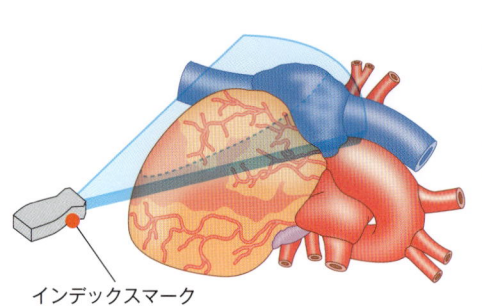

インデックスマーク

エコー画像

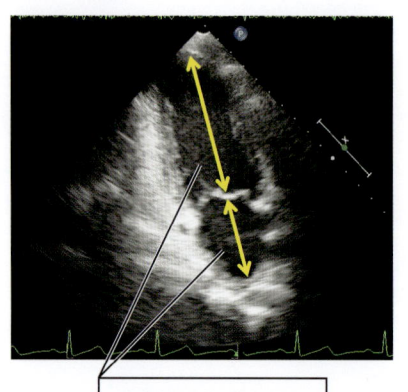

最大径になるように描出

エコー画像のシェーマ

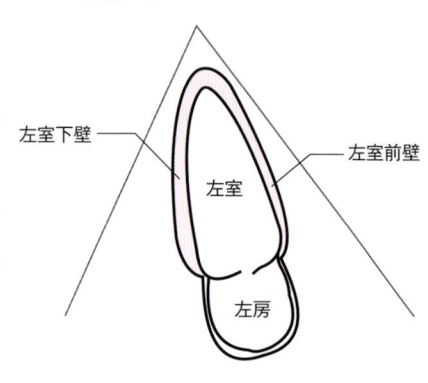

左房

左室下壁　左室前壁

左室

> **観察のポイント**
>
> 以下の①，②を観察しましょう。
> ①左室壁運動　　②左室壁厚

●心尖部長軸断面（三腔断面）（図11）

■描出断面
プローブ直下に左室心尖部が描出され，左室，左房，大動脈弁が観察される断面です。

■描出方法
①心尖部二腔断面からプローブの位置を動かさないようにゆっくりと反時計方向に回転させます。
②左室，左房が最大に描出され，左室内に乳頭筋や腱索が描出されないようプローブの回転，傾斜を調節します。

図11　心尖部三腔断面

a：被検者体位

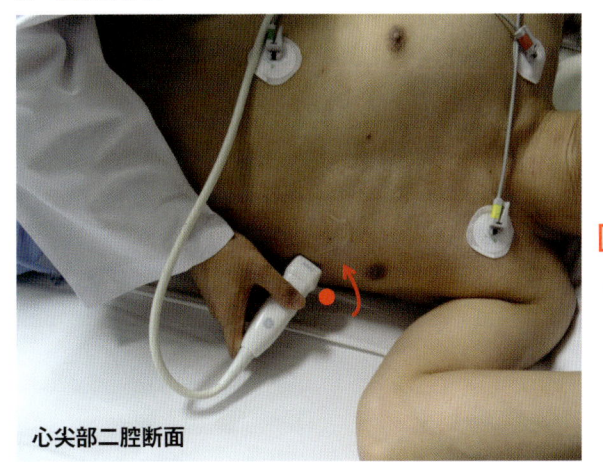

心尖部二腔断面

心尖部二腔断面から90°反時計回りに回転する

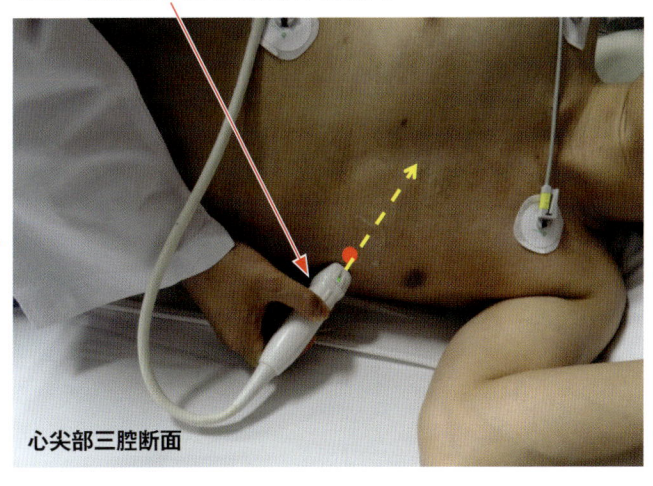

心尖部三腔断面

心尖部二腔断面からプローブを90°反時計回りに回転させます。
インデックスマーク（●）は被検者の右肩を向くようにしましょう。
プローブを黄色矢印方向にスライドさせると傍胸骨長軸断面になります。

b

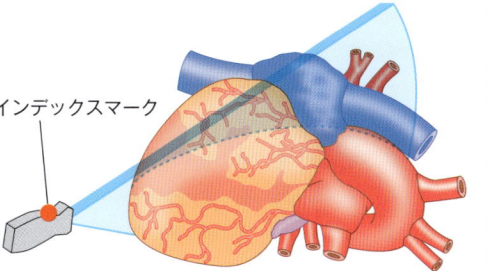

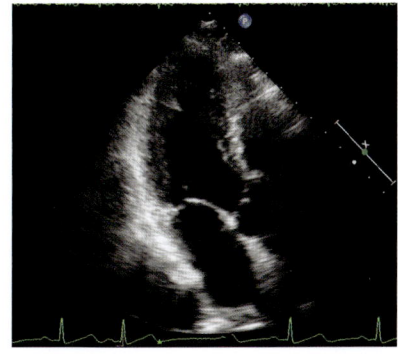

解剖と超音波ビーム　　エコー画像　　エコー画像のシェーマ

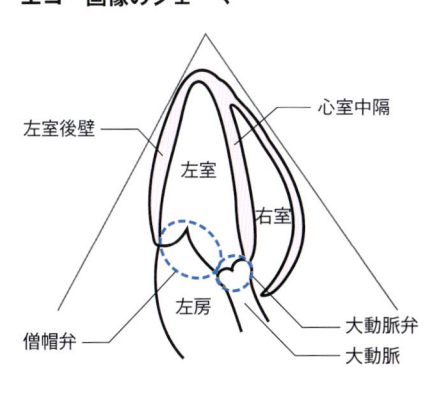

インデックスマーク

左室後壁／心室中隔／左室／右室／僧帽弁／左房／大動脈弁／大動脈

> **適正画像が撮れているか**
> **check**─ ここで判断
> 1) 左室内腔，大動脈内腔が最大に描出されていますか？
> 2) 僧帽弁と大動脈弁の正中を描出していますか？

> **観察のポイント**
> 以下の①～④を観察しましょう。
> ①左室壁運動
> ②左室壁厚
> ③僧帽弁閉鎖不全症
> ④大動脈弁狭窄，閉鎖不全症

各アプローチ別─絶対に絵が出る方法

4) 心窩部アプローチ

■ **被検者体位**

被検者を仰臥位にします。腹壁の緊張が強い場合には，両膝を立て緊張を緩めるよう声がけします。

● **心窩部下大静脈，腹部大動脈長軸断面**（図12）

■ **描出断面**

肝臓を介して下大静脈，腹部大動脈を描出する断面です。

■ **描出方法**

①心窩部にプローブをおきます。
②超音波ビームが正中よりやや右側に向かうようにプローブを左側に傾けると，下大静脈が描出されます。
③正中より右側にプローブを傾けると腹部大動脈が描出されます。
④それぞれの血管腔を画面中央に描出しながらプローブを時計方向に90°回転すると短軸断面が描出されます。

> **One Point トリビア**
> 下大静脈の評価は，右房合流部の約1cm足側での血管径と呼吸性変動の有無で右房圧の推定に用いられます。
> 大動脈解離では長軸断面だけでなく，短軸断面，カラードプラ法を組み合わせることでflapの同定に役立つことがあります。

図12 心窩部下大静脈断面
a：被検者体位とプローブの位置　　　まず正中において

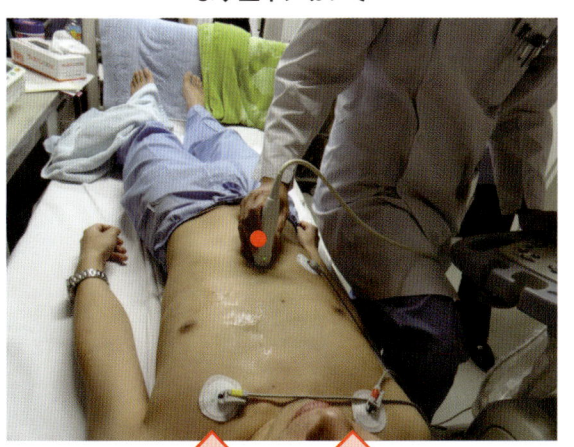

被検者の右に傾ける（c） 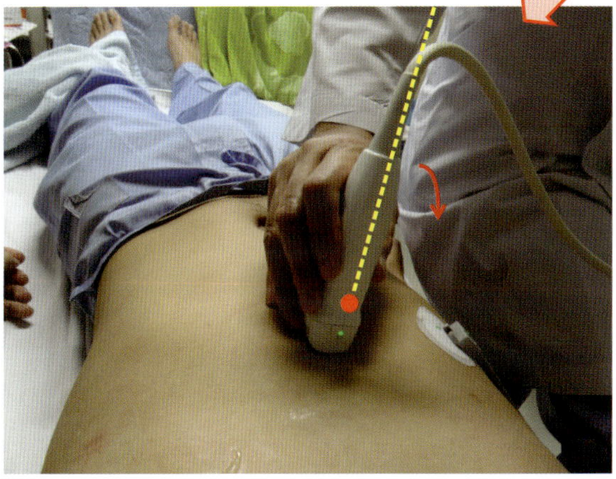　　　　　　被検者の左に傾ける（b）

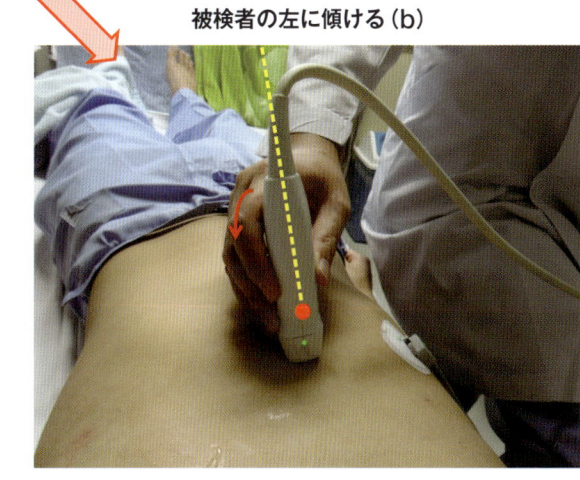

プローブのインデックスマーク（●）を頭側になるように剣状突起下におき，プローブをやや足側に傾けた後，被検者の左側に傾けると下大静脈が描出される

b：プローブを左に傾ける　エコー画像　　　　エコー画像のシェーマ

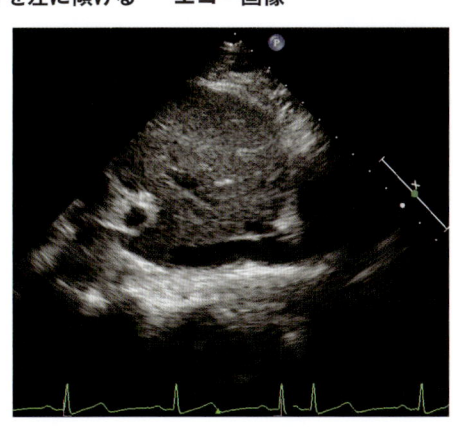

門脈／肝臓／肝静脈／右房／下大静脈

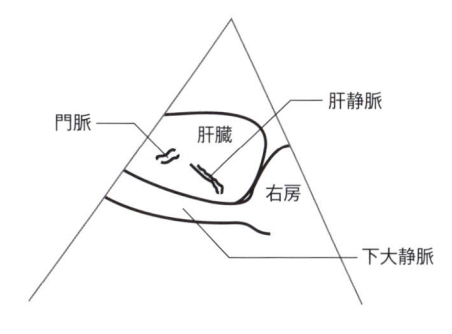

c：プローブを右に傾ける　エコー画像 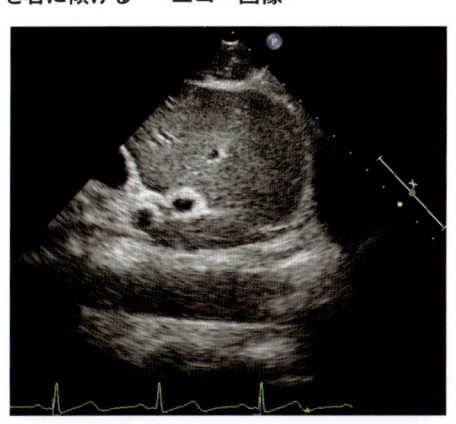　　　　エコー画像のシェーマ

胆嚢／肝臓／腹部大動脈

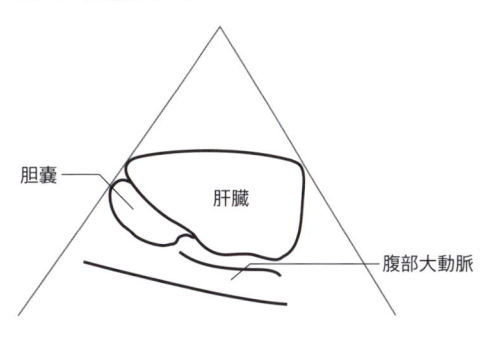

適正画像が撮れているか

check― ここで判断

1) 下大静脈には拍動がなく呼吸性変動があります。下大静脈は右房と連続していますので，しっかりとチェックします。
2) 大動脈の拍動は描出されていますか？

観察のポイント

以下の①〜③を観察しましょう。
①下大静脈と右房の連続性
②短絡疾患の有無
③下大静脈，大動脈の位置

各アプローチ別―絶対に絵が出る方法

5) 胸骨上窩アプローチ（図13）

■ 描出断面
大動脈弓周辺の上行大動脈遠位部，弓部，下行大動脈が連続して観察される断面です。

■ 描出方法
①プローブをインデックスマークが左肩方向に向くようにおきます。
②超音波ビームが足側に向くようにプローブを頭側に傾けます。
③大動脈弓が観察されたら，上行大動脈遠位部，弓部，下行大動脈が連続して観察されるようにプローブの回転，傾斜を調節します。
※大動脈弓部はこの断面でのみ観察が可能です。動脈管開存が弓部下方に描出できることもあります。

観察のポイント

以下の①〜③を観察しましょう。
①上行大動脈，大動脈弓，下降大動脈の観察（径，解離，動脈瘤，血栓など）
②分岐枝（腕頭，総頚，鎖骨下動脈など）
③先天性心疾患の有無（大動脈縮窄症，動脈管開存など）

心エコーでは，肋骨の間から心臓をのぞき見してもっとも大きくオリエンテーションがつくように画像を取得することが肝心です。ちょっとした角度や位置のずれが，明瞭な画像取得の可否の分かれ目になります。各画像描出のポイントを押さえて良好な画像取得を目指しましょう。

図13 胸骨上窩大動脈弓断面
a：被検者体位とプローブの位置

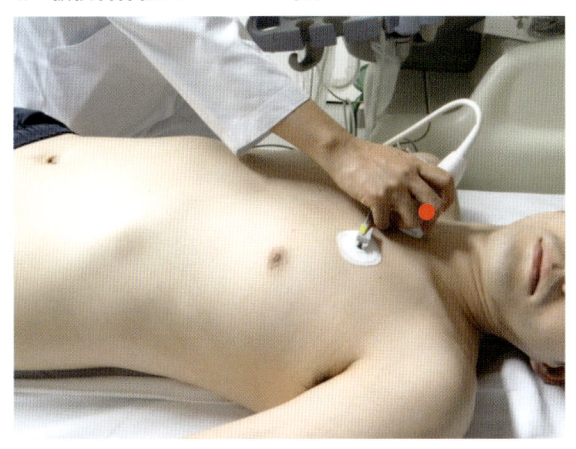

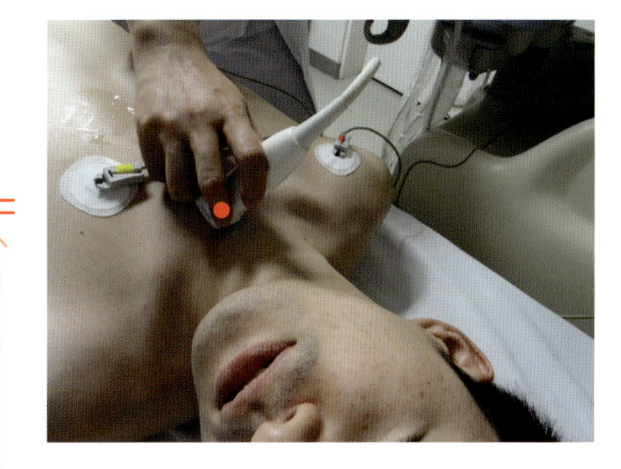

胸骨上窩にインデックスマーク（●）を左肩に向けてプローブをおきます。
プローブを頭側に傾け超音波ビームが足側の胸骨裏面を覗き込むようにします。
大動脈弓が観察されたら上行大動脈，弓部，下行大動脈が連続して描出されるように調節しましょう。

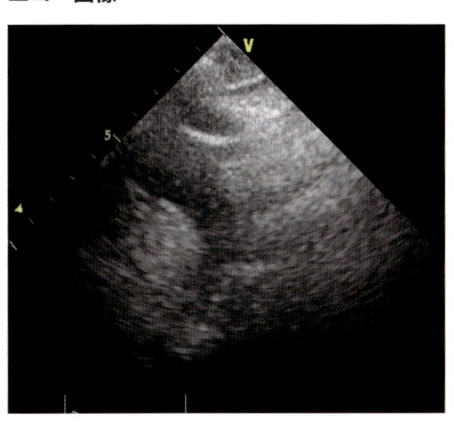

b　エコー画像　　　　　　　　　エコー画像のシェーマ

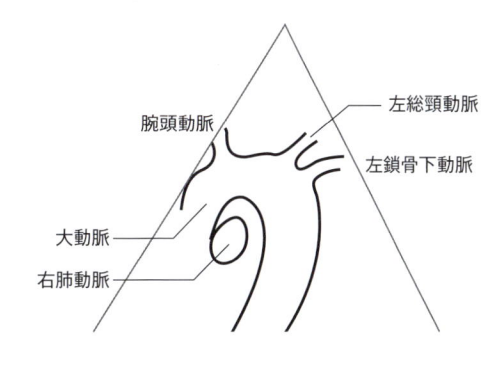

腕頭動脈　　　左総頸動脈
　　　　　　　　左鎖骨下動脈
大動脈
右肺動脈

③ Mモードエコー図の記録

佐々木賀津乃（東京大学医学部附属病院検査部）

Mモード法とはなに？

Mモード法とは縦軸が距離，横軸が時間を表し，直線上の動きの変化を示したものです。大動脈弁レベル（大動脈径と左房径を計測），僧帽弁レベル（心室中隔厚と後壁厚を計測），左室レベル（左室拡張末期径，収縮末期径を計測）の3方向があります。

記録方法

●大動脈弁レベルMモード心エコー図

大動脈壁および大動脈弁に対しMモードカーソルが垂直にあたるような断層像を描出します（図1a）。弁の動きが十分観察可能な部位で記録します。

Mモードカーソルが直角にあたらない場合，正しい計測値は得られません（図1b）。

One Point Advice

カーソル（白点線）は扇形の画面の頂点からしか表示できません。したがって正しいMモード画像を得るためには，図上部の断層像の大動脈に対してカーソルが垂直にあたるように，断層像の描出に注意が必要です。

図1　大動脈弁レベルMモード心エコー図

a よい例：大動脈とカーソルが垂直 → 正しく測定できる

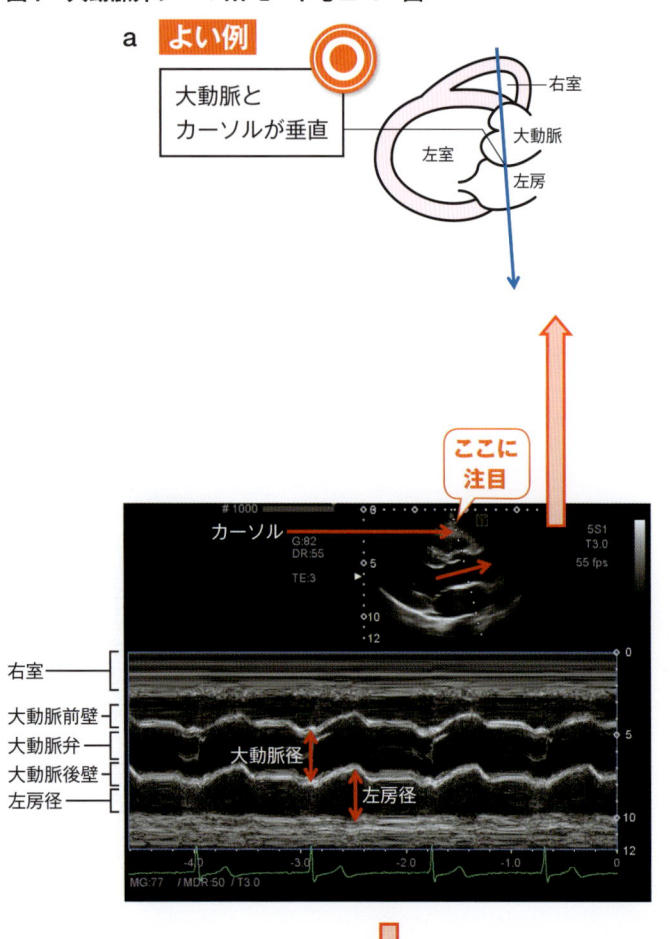

b 悪い例：大動脈とカーソルが垂直でない

ここがダメ：カーソルのラインに対し，大動脈の軸が斜めになっています。このため角度によっては，実際より大きく計測されやすくなります。

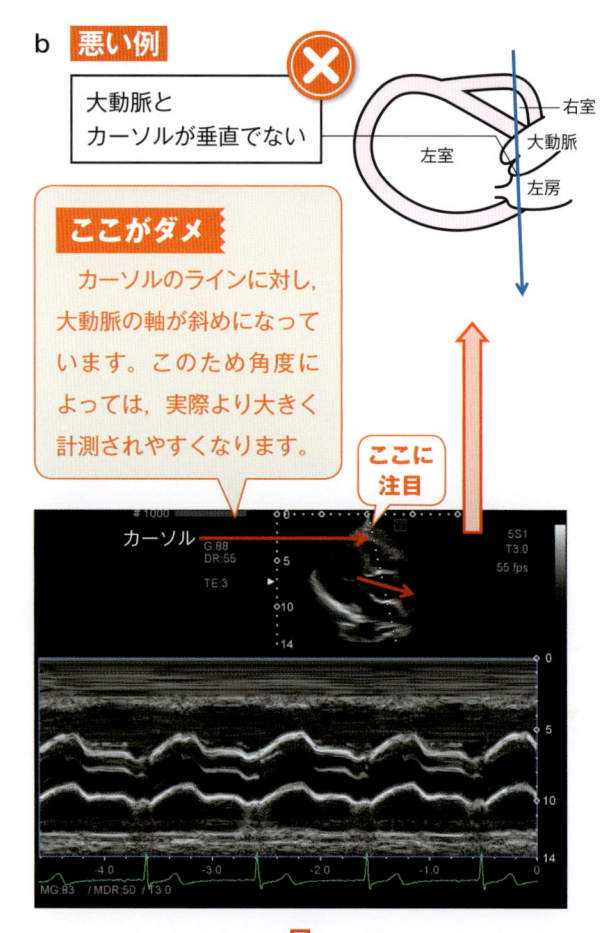

→ 正しく測定できない

●僧帽弁レベルMモード心エコー図

僧帽弁の動きを観察し，前尖・後尖の動きが大きい弁尖に対しMモードカーソルをあて記録します（**図2**）。後尖は小さいため，記録ができない場合もあります。

弁の動きが小さい弁基部にMモードカーソルをあて記録した場合，僧帽弁の動きを記録することはできません。

図2　僧帽弁レベルMモード心エコー図

ここに注目

僧帽弁前尖・後尖のところにカーソルを合わせる

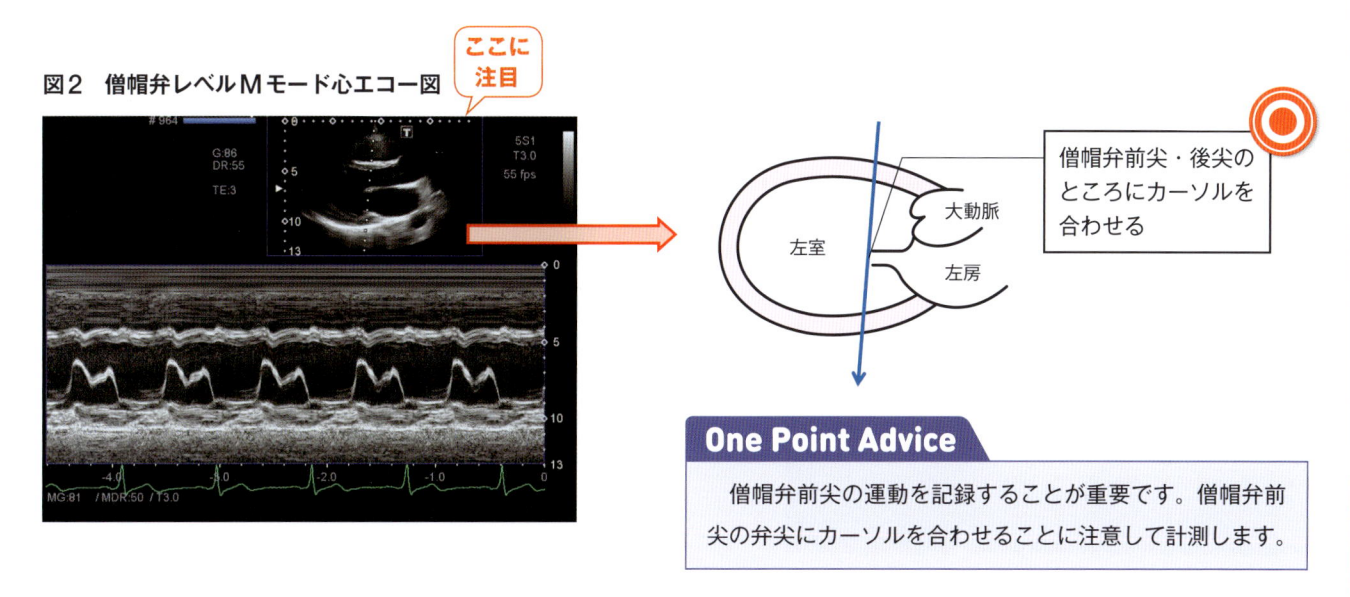

One Point Advice

僧帽弁前尖の運動を記録することが重要です。僧帽弁前尖の弁尖にカーソルを合わせることに注意して計測します。

●左室レベルMモード心エコー図

左室腱索レベルの左室壁に対しMモードカーソルが垂直にあたるような断層像を描出します（**図3**）。

図3　左室レベルMモード心エコー図

ここに注目

左室壁または内腔に対してカーソルが垂直

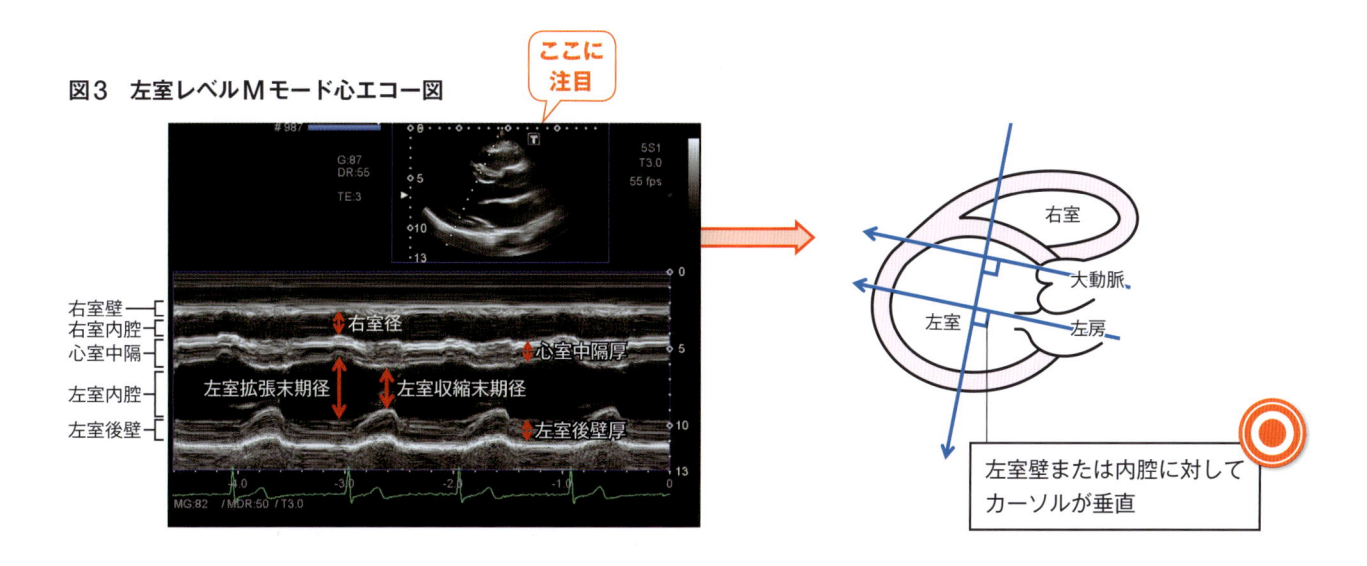

ここに注意　計測時の留意点

①拡張期径はECGのQ波の時相，収縮期径は左室後壁最頂点で計測
②Mモード図は紛らわしい線がいくつもあるため，中隔を計測するときには右室の解剖学的構造物に注意が必要
③左室後壁を計測する場合は腱索を計測しないように注意が必要

これはご法度‼ Mモード心エコー図で注意すること

　左室壁に対しMモードカーソルが垂直にあたらないで記録した場合，正しい左室壁厚や左室径は記録することができません（図4）。

　左室長軸断面で描出されている中隔・左室後壁に壁運動異常がある場合は，本来の心機能が正しく評価されないため，modified Simpson法など異なる断層像を用いて評価する必要があります（図5，6）。

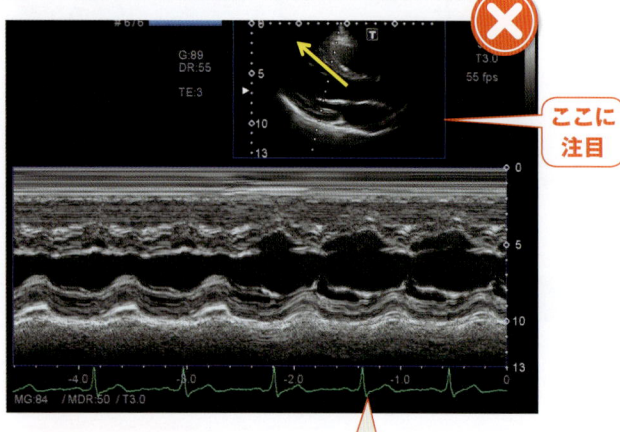

図4　左室壁または内腔に対し斜めに記録した例

ここに注目

ここがダメ
矢印の左室壁ないし内腔の軸に対して斜めにカーソルをあてて記録すると，左室壁や内腔の大きさ，容積を過大評価することにつながり不適切です。

図5　心室中隔の壁運動異常例

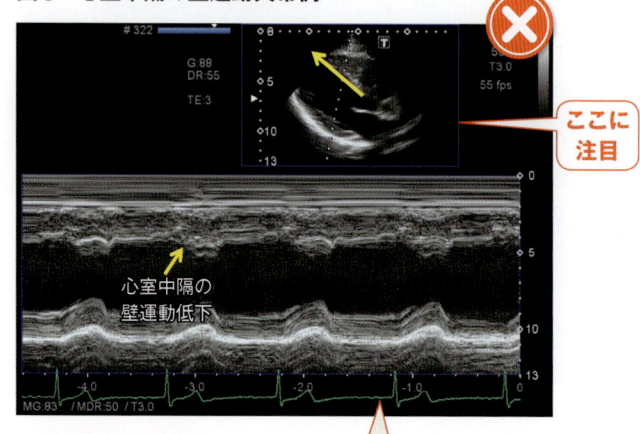

ここに注目

心室中隔の壁運動低下

ここがダメ
図4と同様に斜めにカーソルがあたっているため不適切です。さらに図5は心室中隔（→）の壁運動低下がある症例のため，この断面で計測を行うと実際より心機能を悪く評価してしまう可能性があります。

図6　腱索

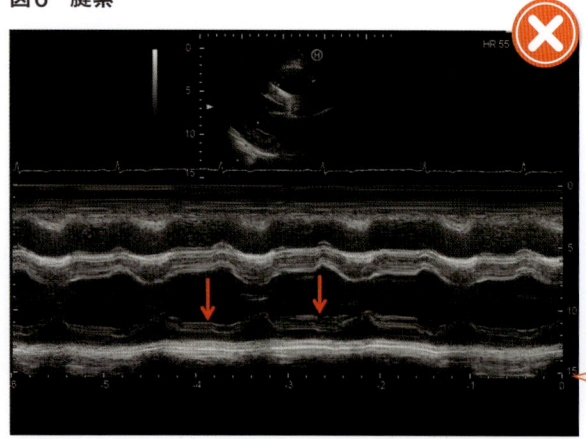

ここがダメ
左室後壁前面に幾筋もの線状のエコーが記録されています（→）。これを腱索といいます。腱索がまったく描出されないように記録するのは難しいですが，計測のときに腱索の線を後壁と見誤らないよう注意しましょう。内腔が過小評価され，後壁が過大評価されることにつながります。

④ カラードプラ法の血流評価

佐々木賀津乃（東京大学医学部附属病院検査部）

カラードプラ法とはなに？

　カラードプラ法とは，超音波のドプラ効果を利用して血液（正しくは赤血球）の流れる速さを計測し，どこにどのような流速で，かつどのような方向の血流分布があるかをカラー表示する方法です。血流情報を可視化しているため，大まかな血流情報を捉えるのに向いています。

カラードプラ法を行う前に

　カラードプラ法を行う前に，最適なBモード断層像で各弁の観察を十分行います。

断層法の設定

　断層法の設定は，カラードプラを用いて血流を観察する場合に重要です。断層像が明瞭に描出されていないと，逆流カラーシグナルの部位特定の判断ができません。

　また，カラードプラゲインや速度レンジの調整も重要で，部位特定の判断をはじめ重症度の評価にも影響をきたす場合があります。

　Bモードゲインが低すぎると逆流などの吹き出し口の確認が難しく，ゲインが高すぎるとノイズがのってしまうため確認しづらくなり注意が必要です（図1）。

図1　Bモードゲインの調整

a：低Bモード　　b：適Bモード　　c：高Bモード

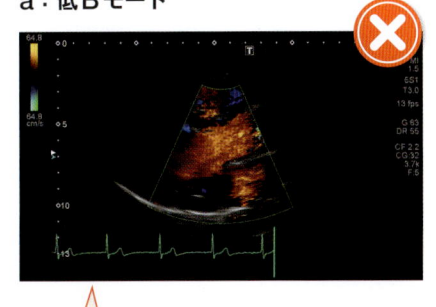

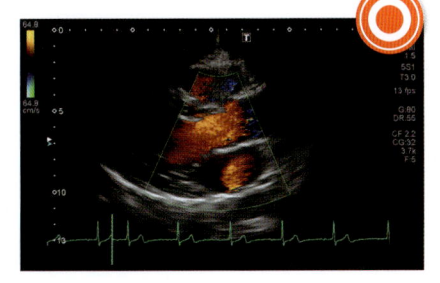

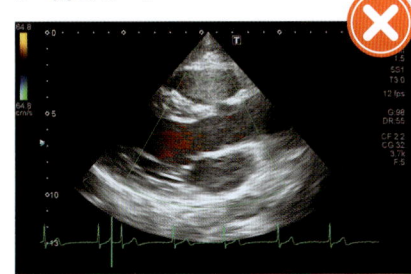

これはダメ　断層像が見えません

これはダメ　断層像のゲインが高すぎます

> **One Point Advice**
> 　図1は同じ断面のBモードゲインを適宜変化させたものです。aのようにBモードゲインが低すぎると解剖がわからず，カラードプラ表示された血流がどの部分に見られるかが判別できません。cのようにゲインが高すぎると，ノイズの影響でカラードプラ情報がうまく表示されなくなります。bの画像のようにゲインが適切になるよう調整します。

図2 大動脈弁逆流に対するBモードの調整

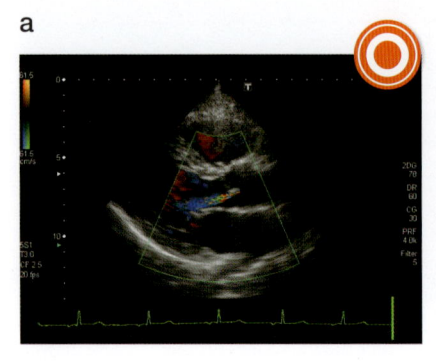

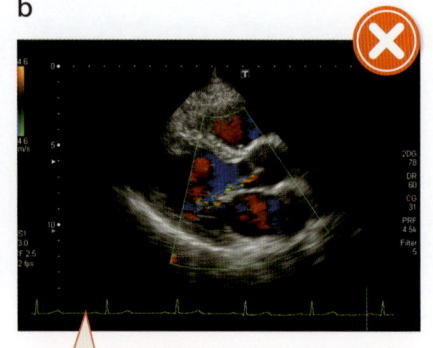

a

b

ここがダメ：逆流が多く過大評価の可能性が高い。カラーゲインが高すぎる。

One Point Advice

a, bは同じ大動脈弁逆流をとらえたものです。bはカラーゲインを高くして記録していますが，逆流も多くなり，それ以外にもカラー表示される血流が目立ちます。全体にカラーがのらない状態のa画像の程度までゲインを下げて記録してください。

カラーゲインはまずオーバーゲインにし，少しずつ下げていき全体にチラチラしたカラーがのらない状態が適正といわれています（図2）。

カラーゲインが高すぎると逆流の程度を過大評価する可能性が高く，逆にカラーゲインが低すぎると過小評価となるので注意が必要です。

速度レンジも同様に適正に設定しておかないと，逆流などの評価に影響が出ます。

カラーフローマッピングの設定

心エコーでは，通常，プローブに向かう血流を"赤"で示し，遠ざかる血流を"青"で示します。また，高流速でエイリアシング（折り返し現象）がある場合は，"黄"が混ざるなど明色彩で表示されます。

速度マッピングの設定は，最も血流方向や吸い込み血流・逆流の吹き出し口が観察しやすいものを選択します（図3）。

速度レンジの調節も重要で，カラーゲインと同様に適正に設定しておかないと，逆流などの評価に影響が生じます。速度レンジには通常，60cm/sec前後に設定します。

基本的に左室内血流を観察する場合は高速なため，レンジは高めに設定しておきます。

人工弁輪周囲逆流や心房中隔欠損など低速な血流を観察する場合は，レンジは低めに設定します（図4）。不適切なレンジ設定で観察すると，重症度評価に影響を及ぼす可能性があるので注意が必要です。

図3 大動脈弁逆流に対するカラーフローマッピング

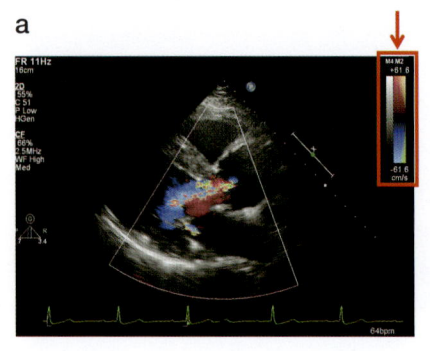

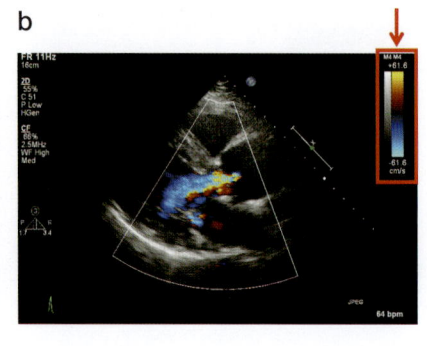

a

b

One Point Advice

a, bは同じ大動脈弁逆流で，画面右上のカラー表示設定（矢印）のカラーマッピング（どの流速でどのような色合いに表示するか）の設定を変えたものです。aは基本的には赤，青表示で流速が上がるほどに淡い色（黄，水色）の比重が多くなる表示で，bは低速ほど濃い赤，青で，流速が速くなるにつれて淡い色に表示されます。好みも多い部分ですが，この場合はbの表示が識別しやすいです。

図4 流速レンジの設定
a：よい例　　b：過小評価 悪い例　　c：過大評価 悪い例

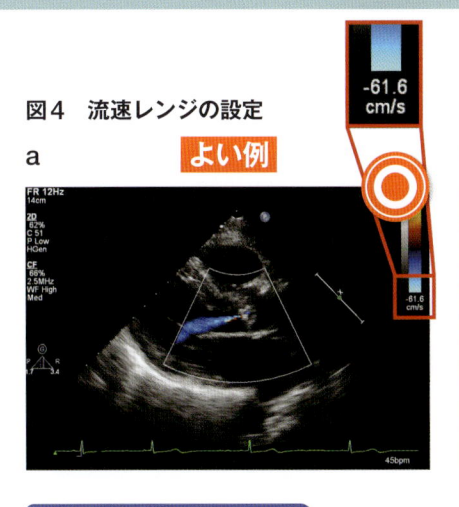

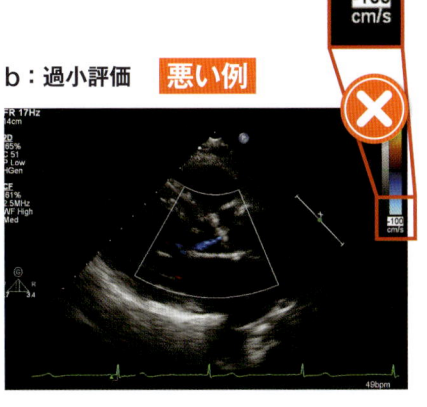

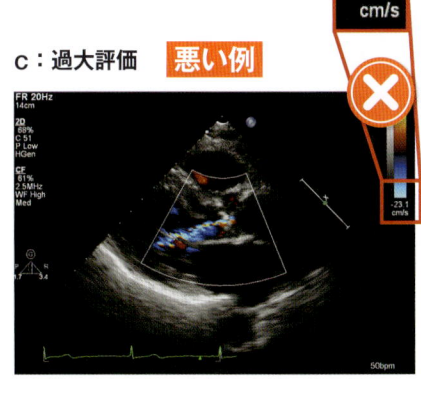

One Point Advice

図4は，すべて同じ大動脈弁逆流で，画面右上のカラー表示設定の表示可能な流速レンジを変化させたものです（拡大部分参照）。カラードプラボタンを押すとおおむね適切な数字に設定されますが（a），レンジを上げるとより高速域まで表示するようになるため過小評価に（b），下げるとより低速部分もカラーがのるため過大評価に（c）つながります。

カラードプラ法の実際

適切なBモード画像を描出後，カラードプラモードを追加しカラーエリアを調整します。高いフレームレートで観察することが望ましいため，血流シグナルが欠けない範囲でカラーエリアは狭めに設定します。

●カラードプラ法の手順
①血流方向を確認する（図5a，僧帽弁流入血流の様子）
②長軸断面で逆流の有無を確認する（図5b，僧帽弁逆流）
③短軸断面で逆流吹き出し部位を特定する（図5c，僧帽弁逆流）
④短絡血流を観察する（図5d，心房中隔欠損）

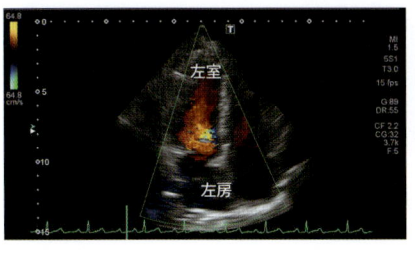

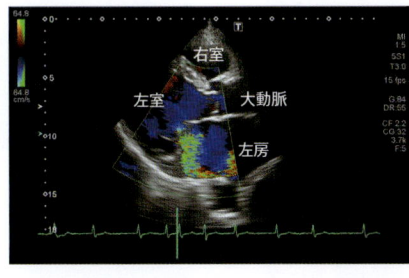

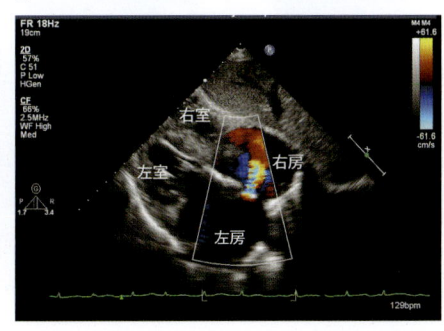

図5 カラードプラ法の手順
a：心尖部四腔断面の拡張期（心房収縮期）。左房から左室へ流入する血流が赤い色で表示されているのがわかる。各時相での血流方向が確認できる。
b：傍胸骨長軸断面の収縮期。僧帽弁接合部から左房の後壁側に向かうさまざまな色合いのモザイクジェット（高速血流ではこのような表示となります）が描出され，僧帽弁逆流を示している。逆流の存在診断に有用な断面であるが，僧帽弁のどこから逆流があるかを評価するのはこの断面だけでは困難である。
c：bと同一症例の僧帽弁レベル短軸断面。僧帽弁の前交連側（矢印）から左房後壁側に向かう逆流ジェットが左房内を旋回し，前方へ向かう様子が赤色のジェットで捉えられている（矢頭）。逆流の部位診断に有用な断面である。
d：心窩部から肝臓越しにみた四腔断面。画面上方向へ向かう，左房から右房への短絡血流が示されている。カラードプラ法は超音波ビームと同じ方向（画面の上下方向）に流れる血流を可視化することに優れているので，このように血流方向を考慮した断層像を工夫することも大切である。

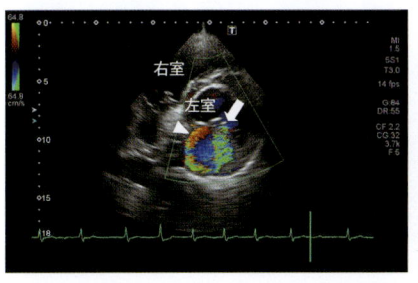

71

⑤ パルスドプラ法の血流評価

岡野智子（東京大学医学部附属病院検査部）

パルスドプラ法とはなに？

　パルスドプラ法は，任意の部位を通過する血流速度情報を波形として表示する方法です。これを用いることにより血流測度および時相の評価が可能となります。パルスドプラ法の特徴として，速い血流測度の計測はエイリアシング（折り返し現象）を起こすため測定することができないため，注意が必要です（**図1**）。

　図1はエイリアシングの実例です。**図1a**では，収縮期に下向きの血流が捉えられています。ただし，表示スケールが上下方向とも60cm/secを少し超える程度となっているため（□印），それを超えている血流速度の場合，表示しきれない部分が反転して画面上部に示されています（□）。この場合，0cm/secのラインを画面上方向にずらしていくことで下向きに表示される血流速度が確保できるようになり（この場合120cm/sec□），折り返し現象を回避できます（**図1b**）。この場合の血流速度は100cm/sec程度です。

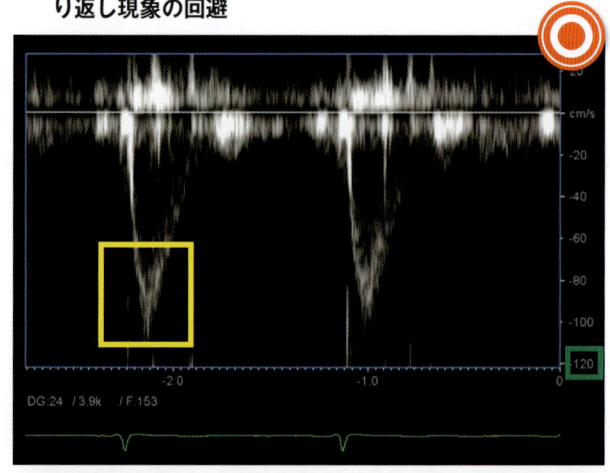

図1　パルスドプラ法の折り返し現象
a：折り返し現象
b：aの画像をベースラインシフトを調整することによる折り返し現象の回避 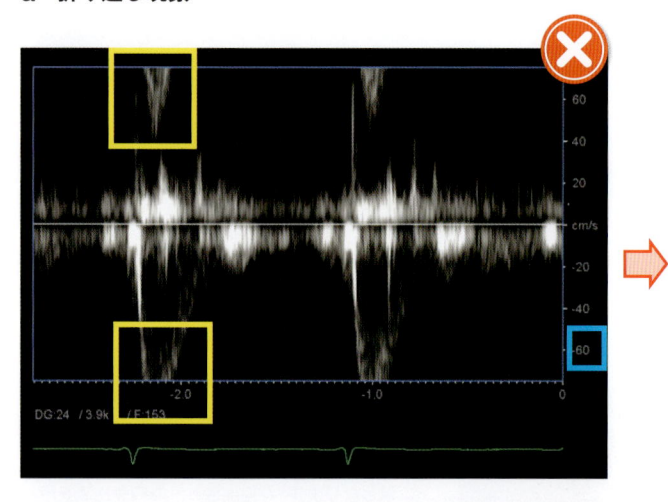
c：ドプラスケールが低いために起こる折り返し現象
d：cの画像のドプラスケールを調整すると折り返し現象は回避できる

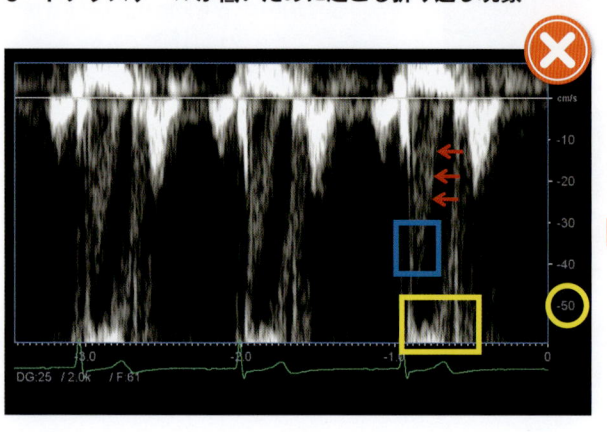

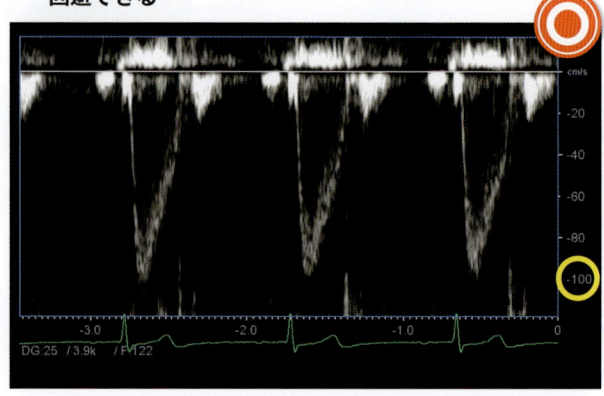

次に図1dを見てみましょう。速度が100cm/sec程度の収縮期の下向き血流が記録できています。同じ血流をスケールを変えて50cm/sec程度しか表示できない状態で記録すると，図1cのようになります。画面下の線の部分より速い表示しきれない血流情報は，ベースラインから折り返されて同じ血流情報の上に表示されています（□，矢印）。

また，ドプラ法は角度依存性を有するため，超音波ビームと目的とする血流方向との角度がほぼ0°となるように設定します。

心臓内腔の血流を記録する場合，パルスドプラのサンプルボリューム幅は2～3mmに設定しておきます。心拍動によりサンプルボリュームの位置が変わるため，目的とする血流の位置と時相を考慮してサンプルボリュームの位置を設定します。ドプラモードの掃引速度（スウィープスピード）は通常100mm/secに設定しておき，心拍数や目的の血流測度波形により適切な設定に変更します（図2）。

図2はパルスドプラ法の掃引速度による違いを示しています。a, b, cは，同じ波形に対して掃引速度を変化させて記録したものです。通常は100mm/secが数心拍を大きく記録でき，計測に便利です。図2では，aのように50mm/secにすると記録できる心拍が増えて幅の狭い詰まった波形として記録されるため，例えば速度の呼吸性変動の評価には有用ですが波形の1つを解析するには不向きです。cのように150cm/secとすると，画面に表示される心拍は減って波形が横長に拡大され，より計測しやすくなる例もある一方で心拍ごとの変動などは評価できなくなります。

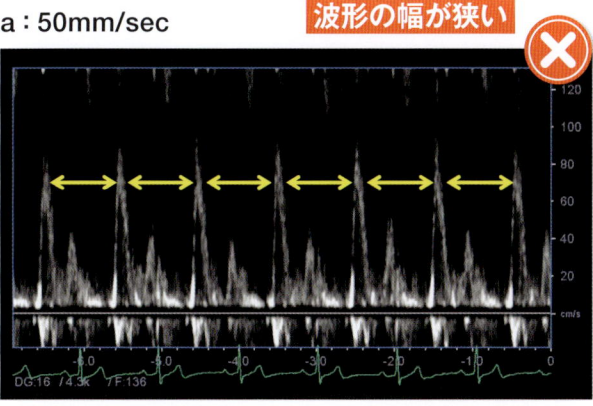

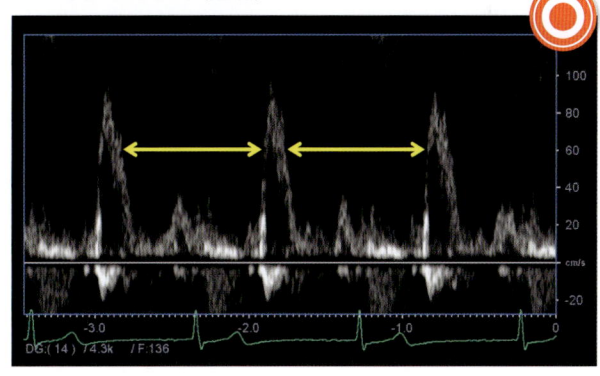

図2　パルスドプラ法の掃引速度による違い

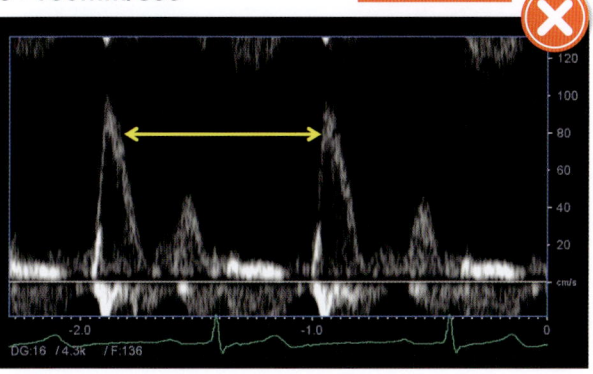

左室駆出血流の記録法

　記録には心尖部左室長軸断面を用います。カラードプラ法をガイドに左室駆出血流方向を確認し，血流方向と超音波ビームとの角度がほぼ0°となるように断面を設定します。通常この角度が20°以内であれば，角度補正を行わずに記録を開始します。サンプルボリュームは大動脈弁直下の左室流出路中央に設定し，呼吸を止めた状態で記録するとよいでしょう（**図3**）。

図3　左室駆出血流

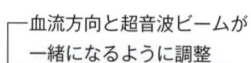

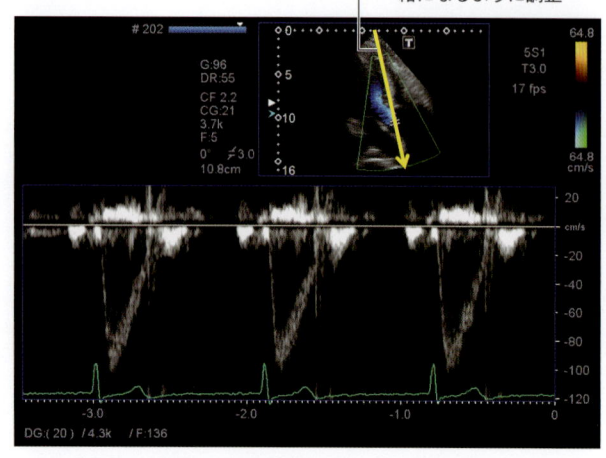

得られる血流速度波形は，通常収縮初期にピークを有する。

左室流入血流の記録法

　記録には心尖部四腔断面または心尖部左室長軸断面を用います。カラードプラ法をガイドに左室流入血流方向を確認し，血流方向と超音波ビームとの角度がほぼ0°となるように断面を設定します。サンプルボリュームは開放した僧帽弁の弁尖中央に設定し，呼吸を止めた状態で記録するとよいでしょう（**図4**）。

　サンプルボリュームの位置によって血流測度波形のパターンが変化するため，正しい位置に設定することが重要です（**図5**）。

　左室流入血流速度波形により，左室拡張能の評価が可能です（**図6**）。

図4　左室流入速度波形を記録する際の断面設定

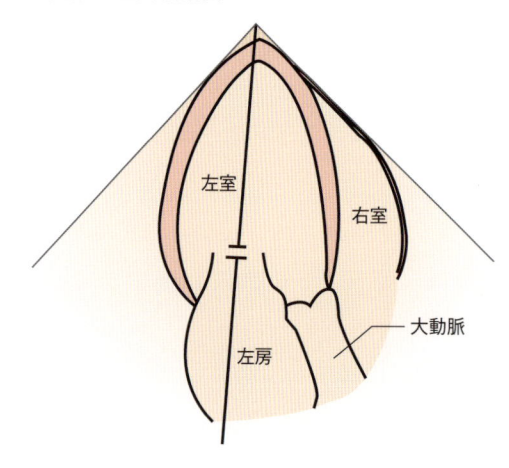

心尖部左室長軸断面

図5　サンプルボリュームの位置による左室流入血流速度波形の変化

a：心尖部四腔断面

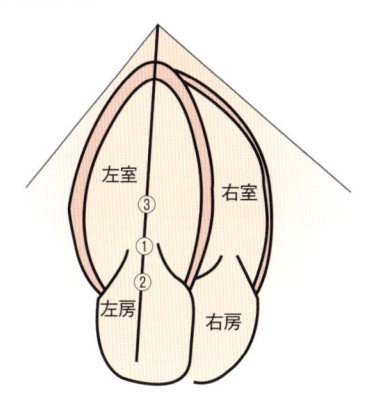

b：開放した僧帽弁の弁尖中央
（サンプルボリュームを①の位置に置いた場合）　**よい例** ◎

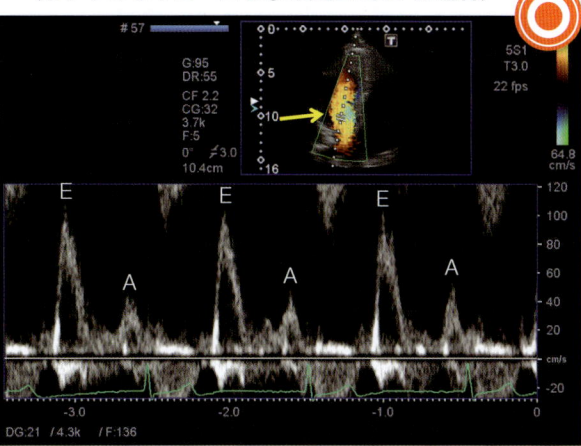

c：僧帽弁弁尖より左房側
（サンプルボリュームを②の位置に置いた場合）　**悪い例** ✕

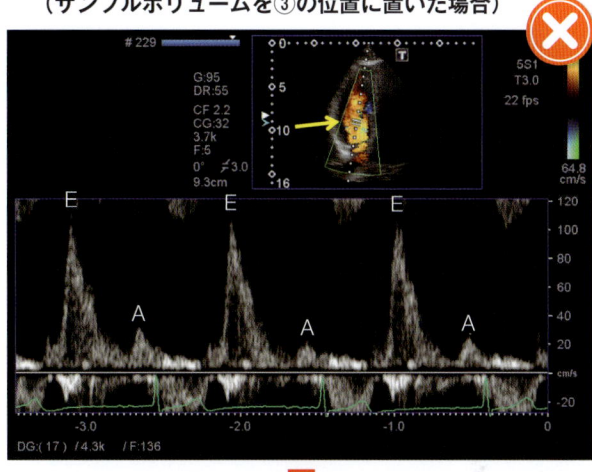

→ ✕ E波が低くA波が高い

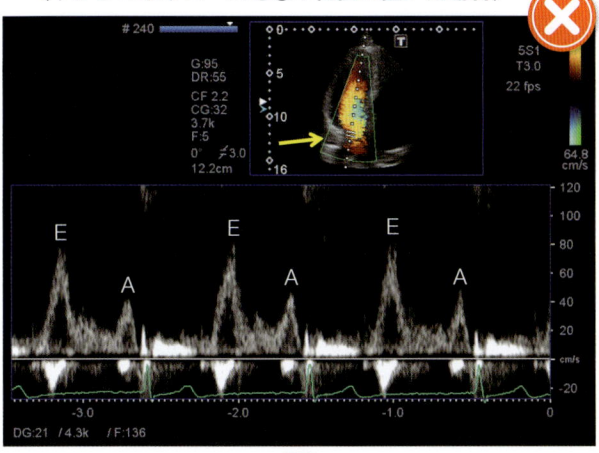

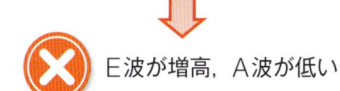

d：僧帽弁弁尖より心尖部側
（サンプルボリュームを③の位置に置いた場合）　**悪い例** ✕

→ ✕ E波が増高，A波が低い

サンプルボリュームは①の位置に設定する（a，b）。サンプルボリュームを正しい位置より左房側に設定するとE波は低く，A波は高くなる（c）。反対に，心尖部側にサンプルボリュームが位置する場合には，E波は増高し，A波は低くなる（d）。E/Aが変化すると正しい拡張能評価ができなくなるので注意を要する。

図6　左室流入血流速度波形

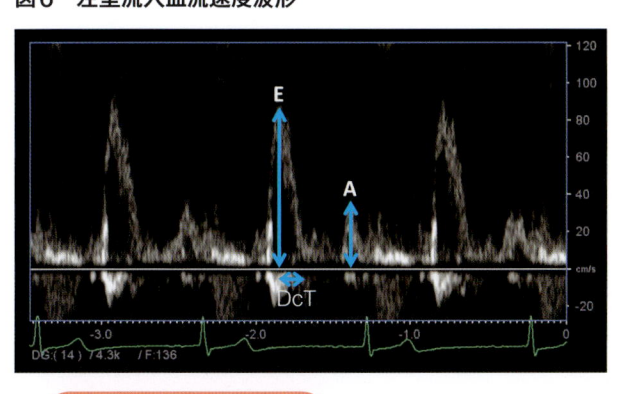

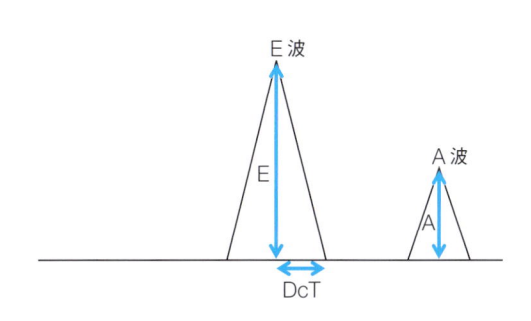

> **ここがポイント**
>
> 　左室流入血流速度波形は，E波（拡張早期波），A波（心房収縮期波）からなります。これらのピーク速度とDcT（E波の減速時間）を計測することにより，左室拡張能の評価が可能です。

右室駆出（肺動脈）血流の記録法

記録には右室流出路断面を用います。傍胸骨アプローチで良好な画像が描出できない場合には，心窩部アプローチでも同様の断面を描出することが可能です。サンプルボリュームは肺動脈弁輪部中央に設定し，呼吸を止めた状態で記録するとよいでしょう（**図7**）。血流速度波形は，収縮中期にピークを有する波形が描出されます（**図8**）。

図7　右室駆出血流
a：右室流出路断面

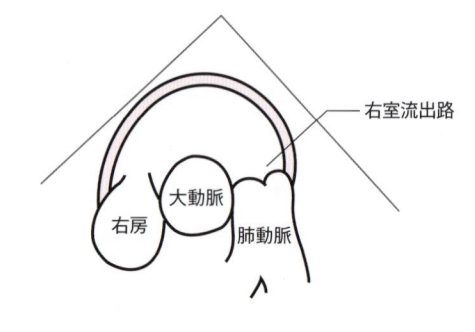

b：右室駆出血流の断面設定

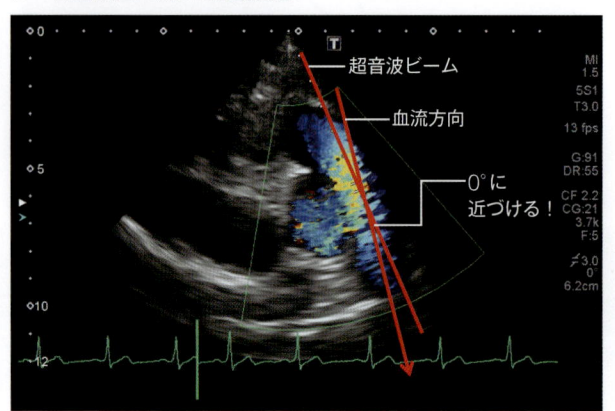

図8　右室駆出血流波形

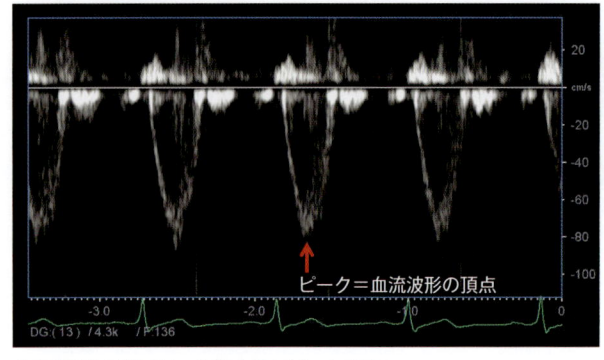

右室駆出血流波形は，収縮中期にピークを持つ。

ここがポイント

カラードプラ法をガイドに左室駆出血流方向を確認し，**血流方向と超音波ビームとの角度がほぼ0°となるように断面を設定**します。呼吸を止めた状態で記録するとよいです。

⑥ 連続波ドプラ法の血流評価

岡野智子（東京大学医学部附属病院検査部）

連続波ドプラ法とはなに？

　連続波ドプラ法は，超音波ビーム軸上のすべての血流速度を反映し，スペクトラムとして表示する方法です。パルスドプラ法では測定できない早い血流速度を計測することが可能な方法ですが，距離分解能がないため，血流の存在部位の深さを特定することができず注意が必要です。弁の狭窄や逆流，高速のシャント血流を捉えた場合に連続波ドプラ法を用います。エンベロープが途切れている場合には，正確な評価ができないので，きれいなエンベロープが描かれるように設定断面やサンプルボリュームを調整します。

三尖弁逆流血流値の記録法

　記録には心尖部四腔断面，または傍胸骨四腔断面を用います。三尖弁逆流の血流方向と超音波ビームとの角度がほぼ0°となるように断面を設定し，呼吸を止めた状態で記録するとよいでしょう。

　三尖弁逆流の最高血流速度を測定し，簡易Bernoulli式（ベルヌーイ）から収縮期の右室―右房圧較差を求め，その値に右房圧を加えることにより，右室収縮期圧（肺動脈収縮期圧）を求めることが可能です（**図1**）。

　右房圧は，下大静脈長軸断面を用いて，前後径の最大値と呼吸性変動から推定します（**表1**）。

> 簡易Bernoulli式
> $\Delta P\,(\mathrm{mmHg}) = 4 \times V^2\,(\mathrm{m/sec})$

図1　三尖弁逆流血流の記録

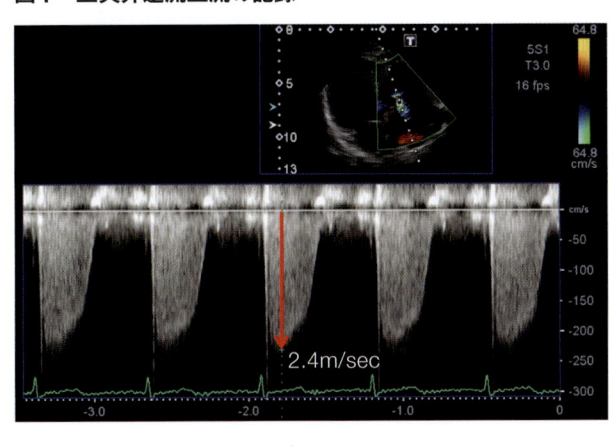

簡易Bernoulli式
$\Delta P\,(\mathrm{mmHg}) = 4 \times V^2\,(\mathrm{m/sec})$
TR peak　2.4m/sec
RV―RA $\Delta P = 4 \times 2.4 \times 2.4$
　　　　$= 23\,\mathrm{mmHg}$

簡易Bernoulli式を用いて三尖弁逆流の最高血流速度から右室―右房圧較差を求めることができる。

表1 右房圧の推定

下大静脈最大径	下大静脈呼吸性変動	推定右房圧
≧21mm	<50%	15mmHg
	≧50%	8mmHg
<21mm	<50%	
	≧50%	3mmHg

(Rudski LG, et al: J Am Soc Echocardiogr 23: 685; 2010より引用)

狭窄が疑われる部位の評価

　狭窄を疑う高速血流は，カラードプラ法でモザイクパターンを示します。このモザイクパターン血流を捉えたら，狭窄を疑い，連続波ドプラ法を用いて血流速度を評価します。ビーム軸上の血流を観察し，カラードプラ表示から目的とする狭窄部位の血流速度が，他と比較して明らかに速いと判断される場合には，ドプラ波形の辺縁の流速が目的とする狭窄部位の血流速度を表していると判断できます。

　しかし，同一の超音波ビーム上に別の高速血流が存在する場合には注意が必要です。図2は左室流出路（LVOT）に加速血流を認め，連続波ドプラ法で流速を評価しています。図2aのシェーマのように，目的とするLVOTの部分（○部分）を連続波ドプラ法のビーム軸が通るように設置しますが，このとき僧帽弁逆流（MR）のジェットもビーム軸上に重なってしまっていることに注目してください（→部分）。この場合，ビーム軸上の加速血流はLVOT部とMRジェットの2つになりますので，図2bのように2つの波形が重なって表示されます。この例のように，エンベローブの形からどの部位の血流か判断可能な場合もありますが，加速血流が複数ある場合は，解釈を誤らないよう，なるべく重ならないような画像を描出することが求められます。

terminology
LVOT : left ventricular outflow tract
MR : mitral regurgitation

図2 狭窄部位の血流速度評価

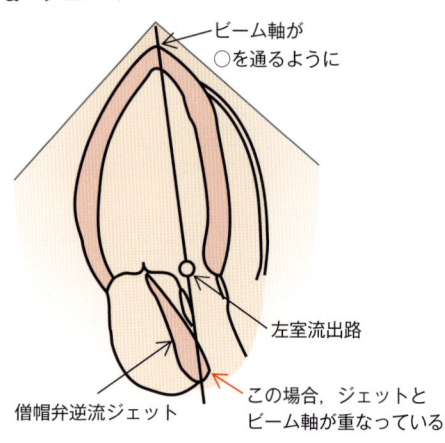

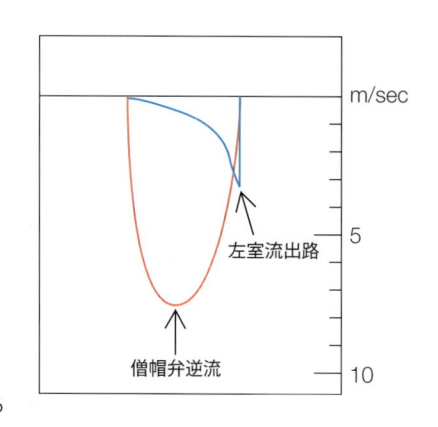

a：シェーマ　　　　　b：波形

⑦ 組織ドプラ法の記録

岡野智子（東京大学医学部附属病院検査部）

組織ドプラ法とはなに？

　組織ドプラ法とは，いままでみてきた血流ドプラ法と同様に超音波のドプラ効果を利用して，心筋や弁輪などの心臓の構成成分の移動速度情報を得るものです。心筋壁，弁輪などの心臓組織がどの方向にどのくらいの速さで移動しているのかが評価できます。臨床の場では，僧帽弁輪運動速度を記録して拡張能の評価に用いられます。

心室中隔側または左室側壁での僧帽弁輪運動速度記録

　組織ドプラ法には，心筋などの速度情報をカラー表示させる組織カラードプラ法と，運動速度のスペクトラムを表示する組織パルスドプラ法があります。僧帽弁輪運動速度は，組織パルスドプラ法を用いることで記録が可能です。

　最近では，ほとんどの超音波装置が組織ドプラのプリセット機能があります。記録を開始する前にプリセット条件を組織ドプラ用に変更しておくようにしてください。

●手順

　その後，はじめにBモードで心尖部四腔断面を描出し，カラードプラを表示させます。パルスドプラのサンプルボリュームを僧帽弁輪に合わせ，心筋の運動速度波形を記録します（図1, 2）。

　ドプラ法を用いるため，角度依存性を持つことを念頭におき，超音波ビームと僧帽弁輪の移動方向との角度がほぼ0°となるように設定します（図3, 4）。また，ドプラモードのゲインが不適切である場合には，同一症例であっても計測誤差を生じるため，通常のパルスドプラ法と同様に適正なゲインに設定しておきます（図5）。

図1　僧帽弁輪運動速度記録の断面設定

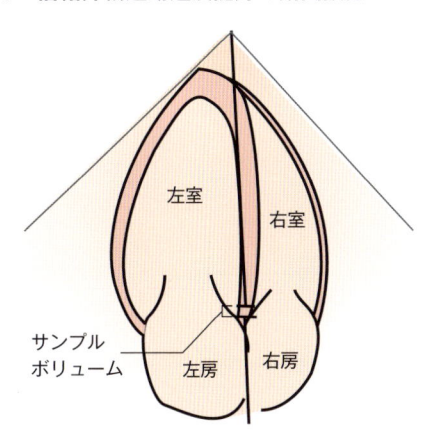

One Point Advice

僧帽弁輪は心周期により長軸方向に移動しています。サンプルボリュームの幅はやや大きめ（5～10mm）に調整し，位置は僧帽弁輪の移動距離の中央付近に設定します。

図2　僧帽弁輪運動速度波形

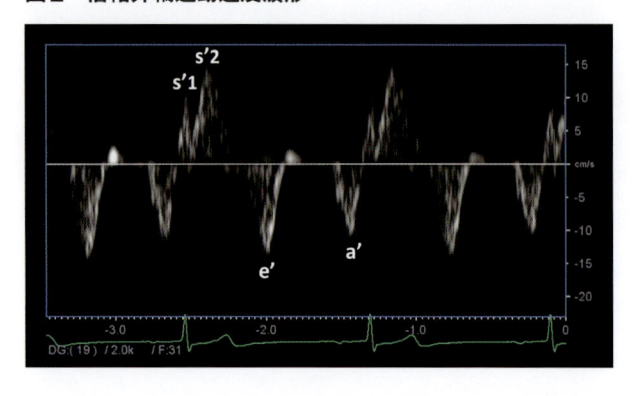

健常者の僧帽弁輪運動速度波形
s'1波　s'2波　e'波　a'波
左室心筋の収縮や拡張機能を反映

図3　僧帽弁輪運動速度の適切な断面設定とカーソルの位置
a：側壁での記録　よい例
b：心室中隔での記録　よい例

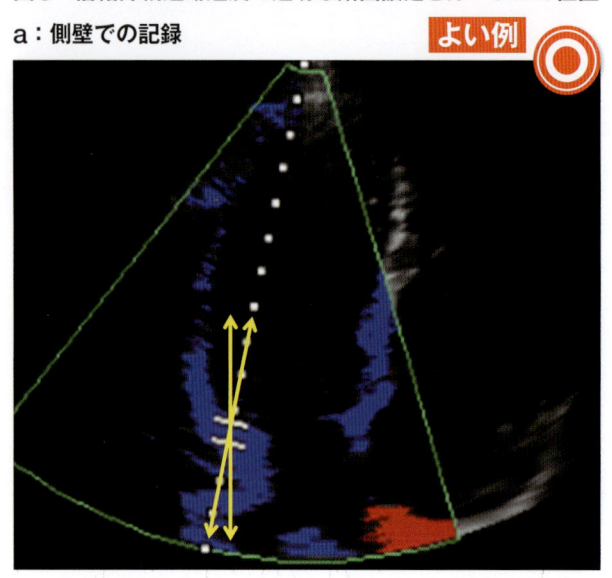

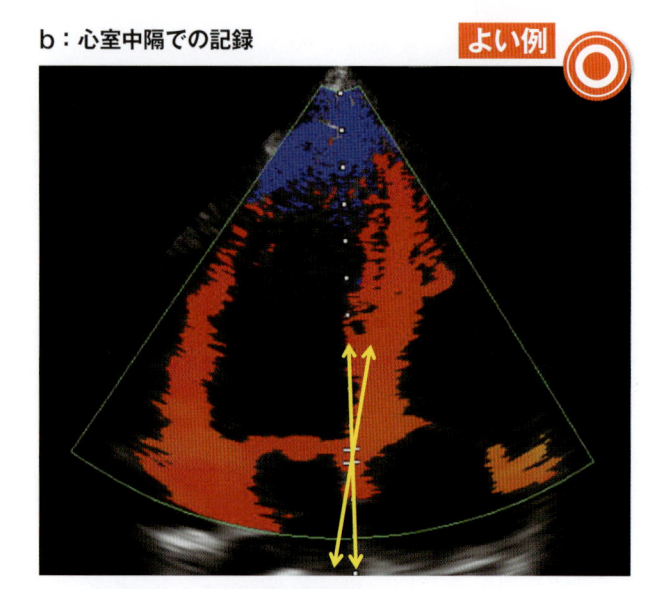

図4　僧帽弁輪運動速度の不適切な断面設定と
　　　カーソルの位置　悪い例

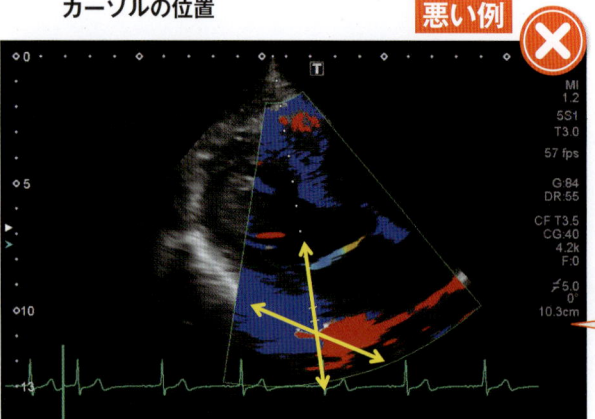

One Point Advice

ドプラ法を用いるため，角度依存性を考慮し，超音波ビームと僧帽弁輪の移動方向との角度が0°になるように注意します。a, bともに，目的とする弁輪の移動方向と超音波ビームとの角度がほぼ0°となっています。このような断面を設定するとよいでしょう。

これはダメ

超音波ビームの僧帽弁輪の移動方向との角度が合っていません。このような場合には正確な計測ができないため，適切な断面を設定することが重要です。

図5　ゲイン調整による僧帽弁輪運動記録波形の違い
a：アンダーゲイン　悪い例　❌　　b：適正　よい例　⭕　　c：オーバーゲイン　悪い例　❌

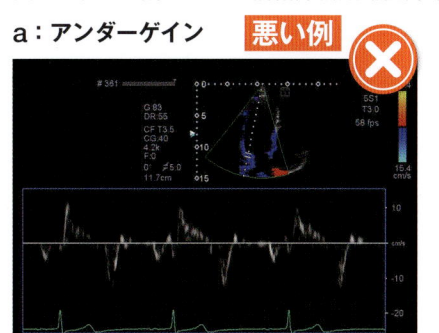

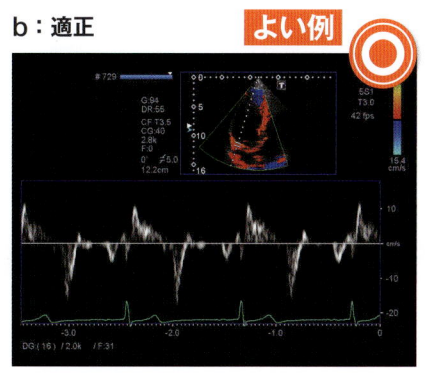

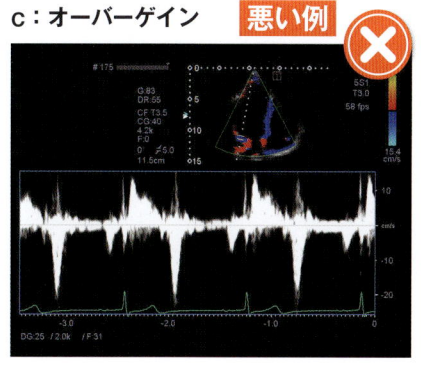

いずれも同一症例であるが，ドプラモードのゲイン調整により計測値に誤差を生じる。

●記録部位

僧帽弁輪運動速度の記録部位は，僧帽弁輪の心室中隔側と左室側壁側です。健常者ではほとんどの場合，e'波は心室中隔よりも左室側壁のほうが高値を示しています（図6）。いずれか一方での計測値，あるいは両者の平均値を用いるのが一般的ですが，測定部位によって得られる心筋運動速度が異なるため，測定部位は施設内で統一しておく必要があります。

図6　僧帽弁輪運動速度波形
a：側壁での記録　　b：心室中隔での記録

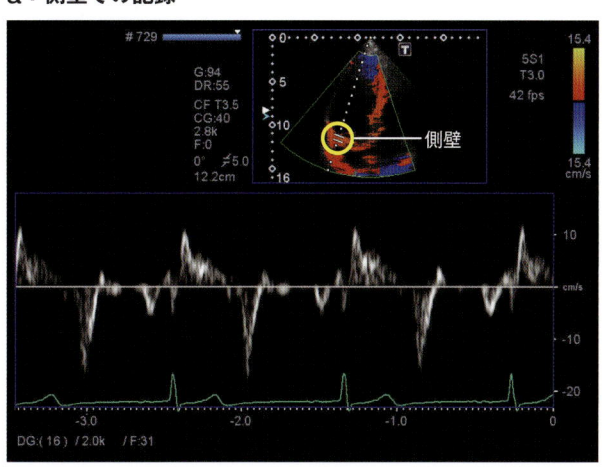

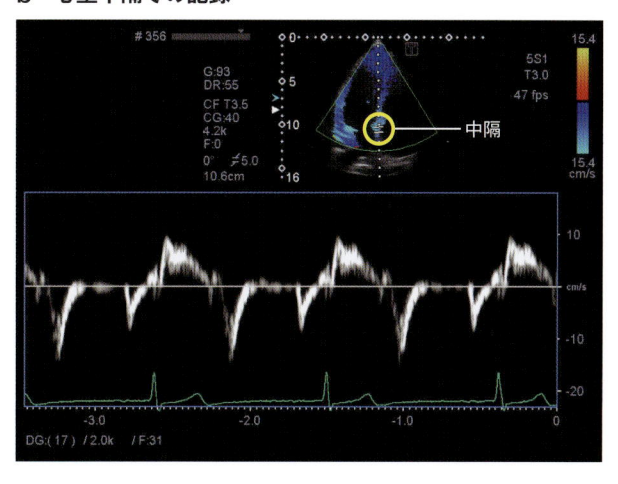

●組織ドプラの記録を行うために

組織ドプラのプリセットが存在しない超音波装置を使用する場合でも，設定を調整することで組織ドプラの記録が可能となります。具体的に必要となる主な調整は1）〜4）の4つです。

1) 流速レンジを低く設定（15cm/sec程度）
2) サンプルボリューム幅を大きめに設定（5〜10mm）
3) ローカットフィルターを下げる
4) カラードプラのゲインを下げる

僧帽弁輪運動速度は，左室心筋の動態が僧帽弁輪一点に集約されるという概念で臨床応用されています。そのため，僧帽弁輪に石灰化や僧帽弁置換術後，僧帽弁形成術後などで弁輪部の動きが左室心筋とは異なる要素により制限されているような症例では，その影響を受けて計測値が変化するため注意が必要です。

⑧ 評価の実際

仙波宏章（東京大学医学部附属病院循環器内科）
宇野漢成（東京大学医学部附属病院コンピュータ画像診断学／予防医学講座）

心機能の評価　1)％FSとEFについて

●％FSとはなに？

図1　％FSとは

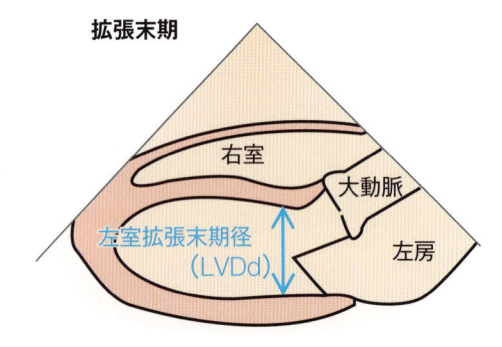

拡張末期

収縮末期

％FS（fractional shortening）は**左室内径短縮率**のことをいいます（**図1**）。

％FS＝[左室拡張末期径（LVDd）－左室収縮末期径（LVDs）]／
　　　左室拡張末期径（LVDd）×100

つまり，％FSは，左室が収縮することによる**心基部内径の変化率**といえます。

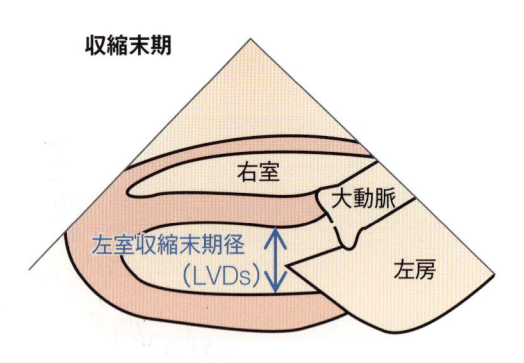

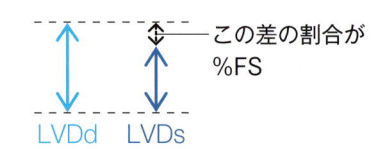

この差の割合が％FS

terminology
LVDd : left ventricular end - diastolic dimension
LVDs : left ventricular end - systolic dimension

●EFとはなに？

図2　EFとは

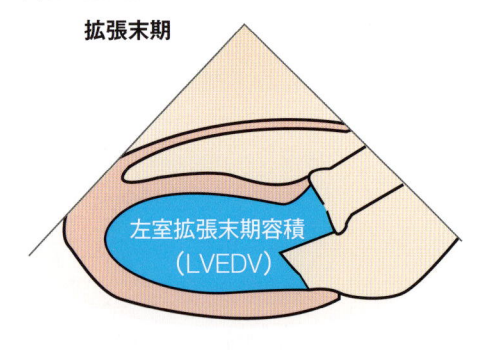

拡張末期

収縮末期

EF（ejection fraction）は**左室駆出率**のことをいいます（**図2**）。

1回拍出量（SV）＝左室拡張末期容積（LVEDV）－
　　　　　　　　左室収縮末期容積（LVESV）

EF＝SV／LVEDV×100

つまりEFは，左室が収縮することによる**容量の変化率**をみているのです。

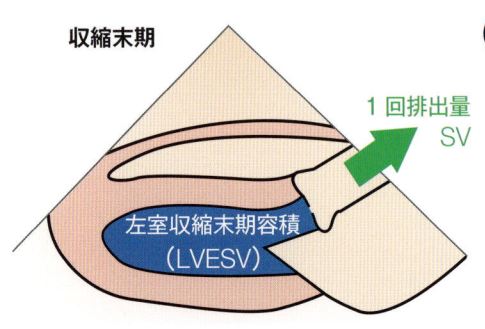

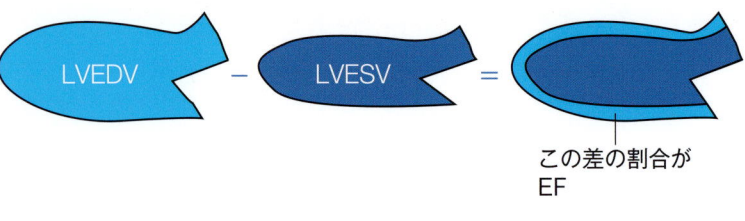

LVEDV － LVESV ＝

この差の割合がEF

terminology
SV : stroke volume
LVEDV : left ventricular end - diastolic volume
LVESV : left ventricular end - systolic volume

心機能の評価　2) 実際にEFを求める

●左室内径から算出されるEF

現在汎用されている機種では，左室内径（Dd, Ds）（短径）を求めることで，「左室は回転楕円体である」という仮定のもと，各長径（Ld, Ls）が算出され，左室拡張末期容積（LVEDV），左室収縮末期容積（LVESV），左室駆出率（EF）が表示されます（Teichholz法）（図3）。

図3　Teichholz法

拡張末期 — Ld が算出される → LVEDV が算出される
収縮末期 — Ls が算出される → LVESV が算出される

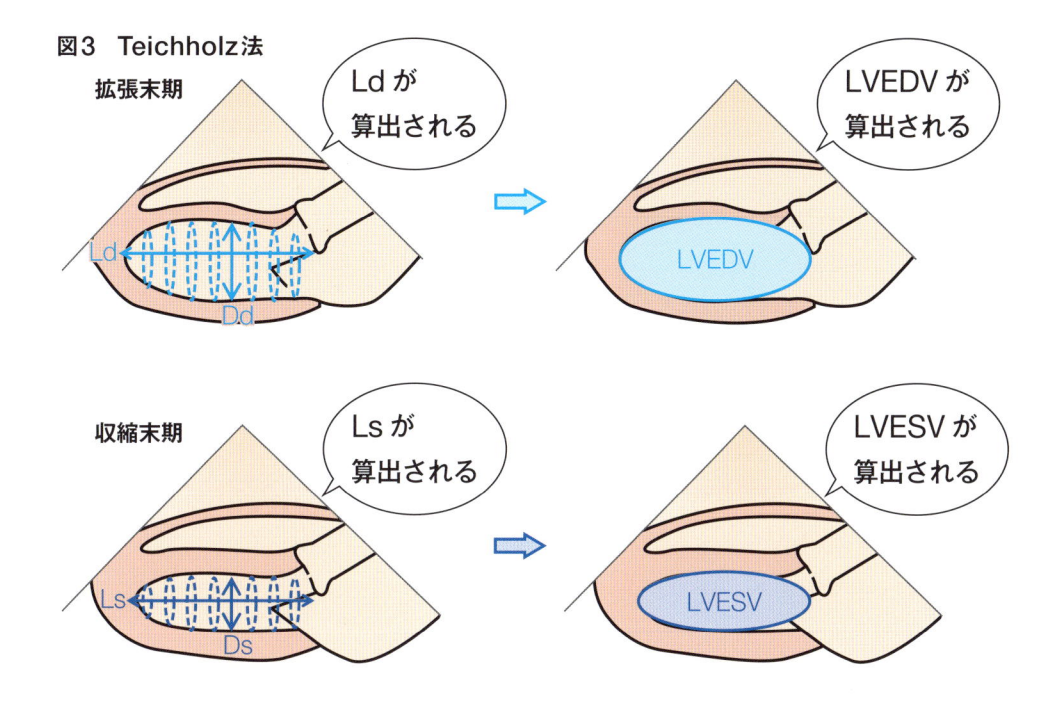

- Mモードではなく，断層像を用いて計測するのが基本です（図4）。
- 境界面の内側から内側を計測します（trailing edge to leading edge）。
- 僧帽弁弁尖よりもやや心尖部側，左室長軸に垂直な軸で計測します。
- 拡張末期はR波を参考に左室内径が最大で僧帽弁が閉じた時相，収縮末期はT波を参考に僧帽弁が開く直前の時相で計測します。

図4　Trailing edge to leading edge

拡張末期：右室／大動脈／左室／左房　左室拡張末期径（LVDd）
収縮末期：右室／大動脈／左室／左房　左室収縮末期径（LVDs）

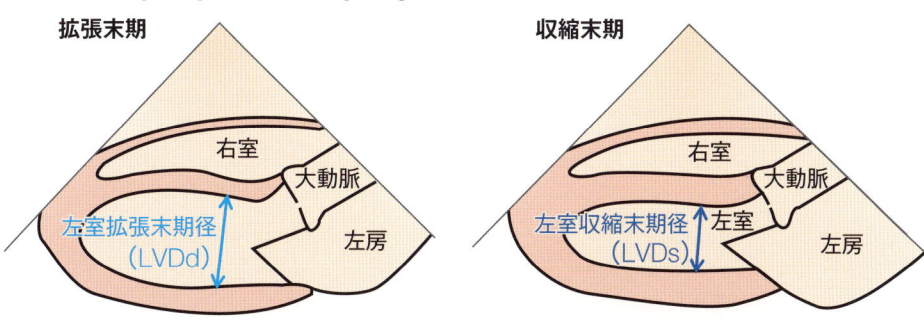

- 図5に計測画面の実例を示します。
- 左室内径（LVDd，LVDs）を計測することで，自動的にEF（Teichholz法）や％FSが算出されるのです。

terminology
％FS：fractional shortening（左室内径短縮率）

図5　EFの計測（Teichholz法）

傍胸骨左室長軸断面
拡張末期　　　　　　収縮末期

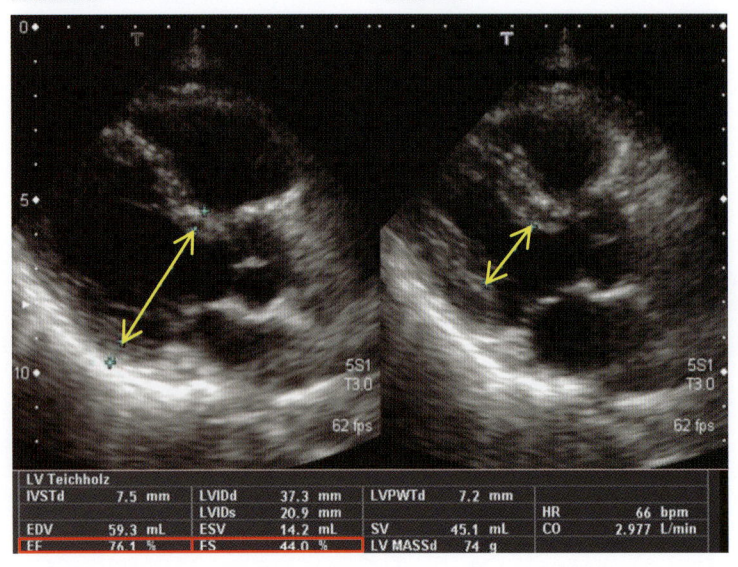

- EF（Teichholz法）や％FSは簡便な指標ですが，ある2点間の径の変化をもとに左室全体の収縮能を評価しようとするため，限界があることに注意が必要です！
- 例えば下記のような心筋梗塞症例では，左室収縮能が正常例よりも低下しているもののEF（Teichholz法）や％FSは同値になってしまうため，誤解をまねく要因となります（図6）。

図6　EF（Teichholz法）や％FSの注意点

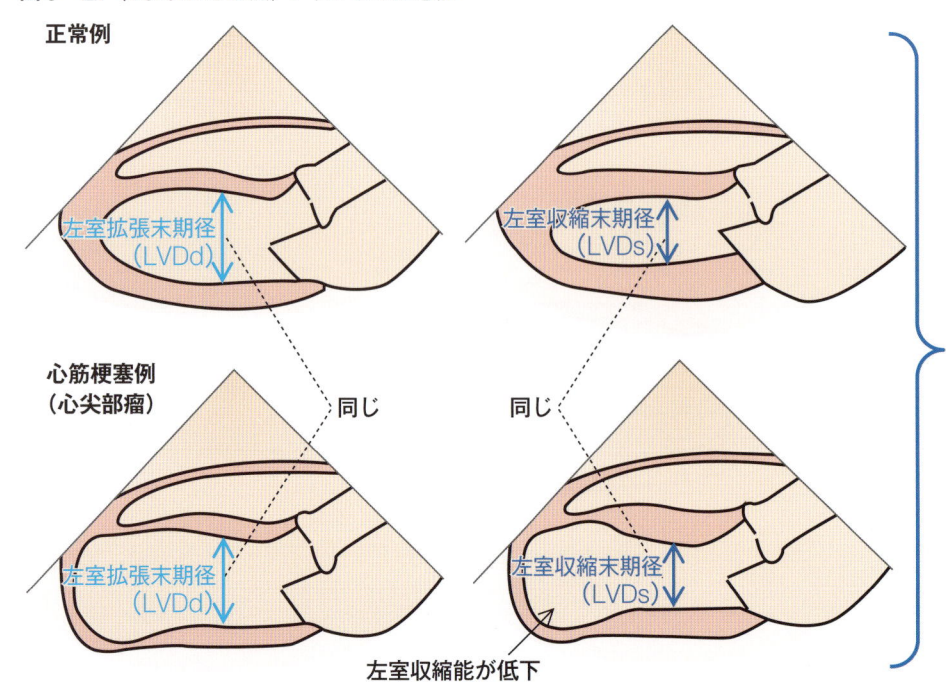

正常例

心筋梗塞例（心尖部瘤）

左室収縮能が低下

左室収縮能が異なっていても，LVDd，LVDsが同じなら，EF（Teichholz法），％FSには同じ値が算出されてしまう！

●biplane modified Simpson法

- 心尖部四腔断面・二腔断面の2断面から左室拡張末期容積（LVEDV）・左室収縮末期容積（LVESV）を求める方法です（図7）。
- 現在，biplane modified Simpson法が，**左室収縮能の評価方法として最も推奨されています**。
- 現在汎用されている機種は，それぞれの時相で左室心内膜面をトレースすることで自動的にLVEDV，LVESV，1回拍出量（SV），左室駆出率（LVEF）が表示されるようになっています。

terminology
LVEF：left ventricular ejection fraction

図7　EF（biplane modified Simpson法）

心尖部四腔断面　拡張末期　　心尖部二腔断面　拡張末期　　→　左室拡張末期容量（LVEDV）

心尖部四腔断面　収縮末期　　心尖部二腔断面　収縮末期　　→　左室収縮末期容量（LVESV）

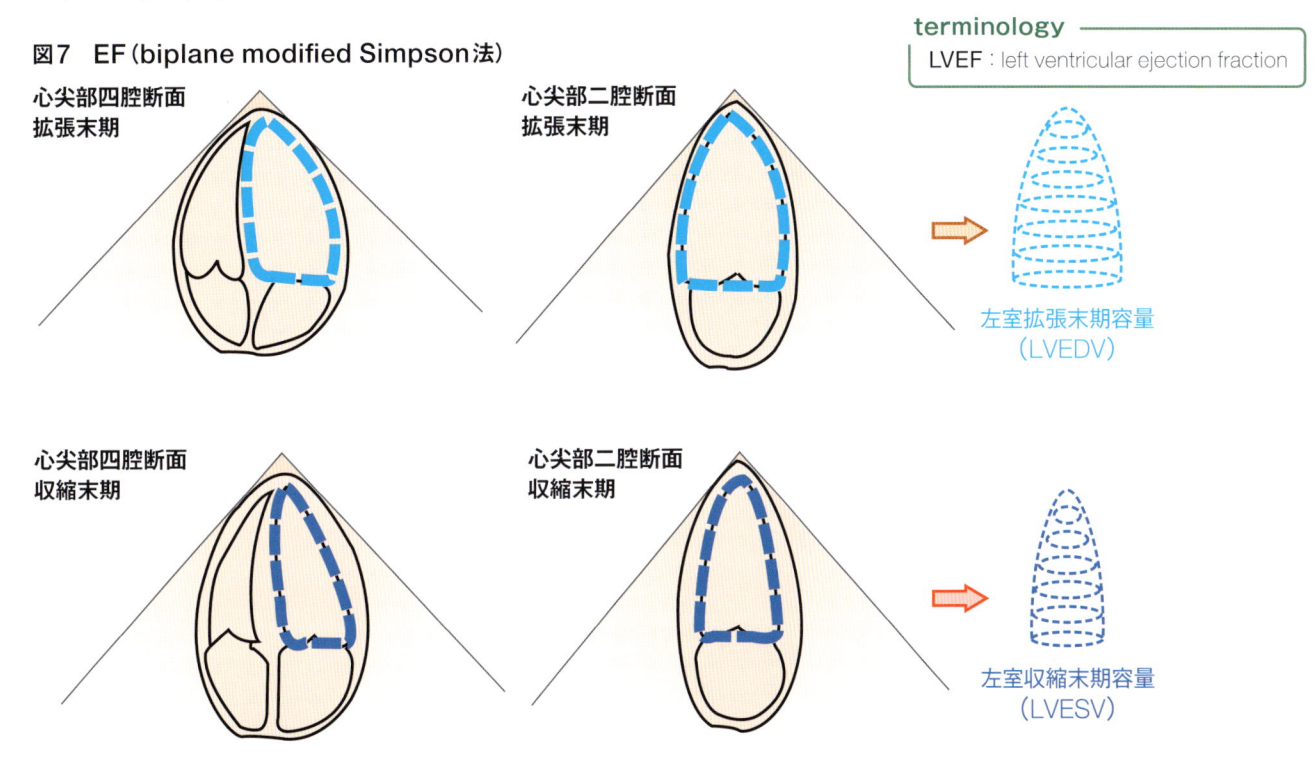

- 計測画面の実例を図8に示します。
- 計測モードでSimpson法を選択し，それぞれ心内膜面をトレースすることで四腔断面・二腔断面のLVEDV・ESV・EFが求められ，biplane modified EFも算出されます。

図8　EFの計測（biplane modified Simpson法）

心尖部四腔断面　拡張末期　　収縮末期　　心尖部二腔断面　拡張末期　　収縮末期

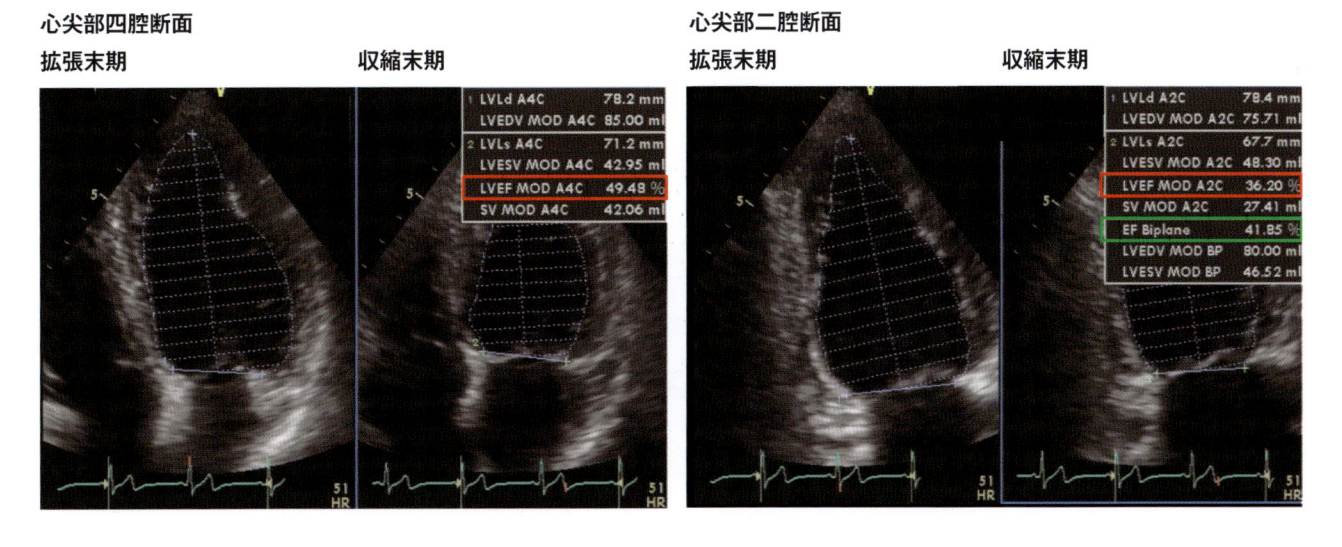

● EFの正常値

EFが55〜60%以上に保たれていれば左室収縮能は正常範囲，EFが55%未満であればなんらかの収縮能障害があると考えられます（**表1**）。

表1　EF（biplane modified Simpson法）の正常値

	男性	女性
健常日本人の平均値（JAMP study）	64±5	66±5
アメリカ心エコー図学会の正常値	≧55	
軽度低下	54〜45	
中等度低下	44〜30	
重度低下	30>	

単位：%

● 目で見るEF

- 簡便かつ迅速に左室収縮能が評価でき，他の評価方法ともよく相関することが知られています（**図9**）。
- 正確な評価には熟練者との訓練が必要です。

図9　視覚的EF

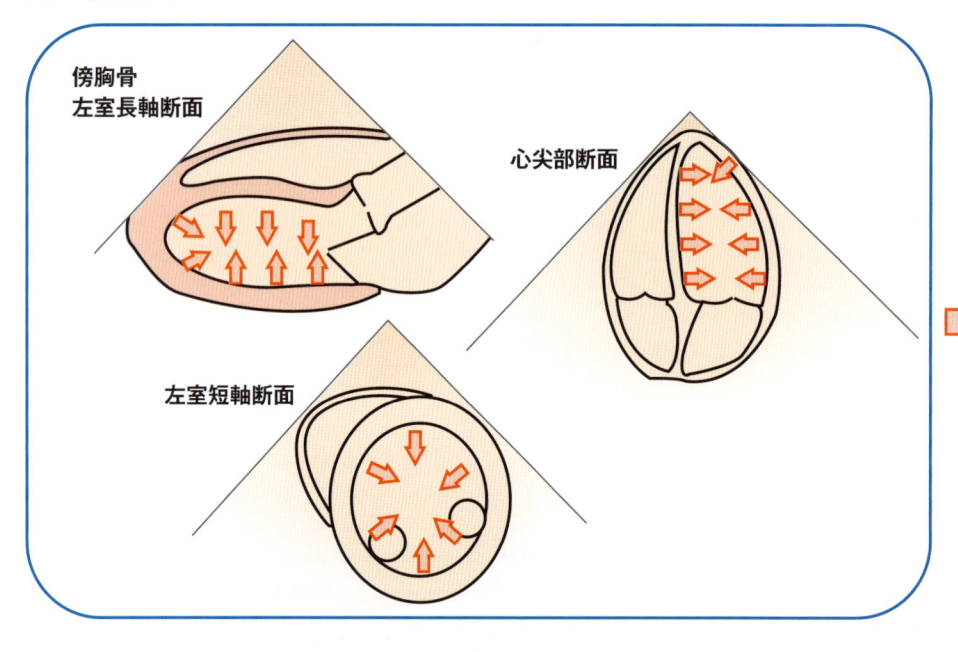

各断層像で左室収縮能（⇨部分）を視覚的に判断し，総合して10%刻みもしくは5%刻みで評価をつける。

心機能の評価　3）拡張能を評価する

●左室流入血流波形

- パルスドプラ法により得られる左室流入血流波形は，拡張能評価に用いられます（図10）。
- 臨床上は，後述する4つのパターンに分類して用いられます。

図10　左室流入血流波形

心尖部左室長軸断面
パルスドプラ法

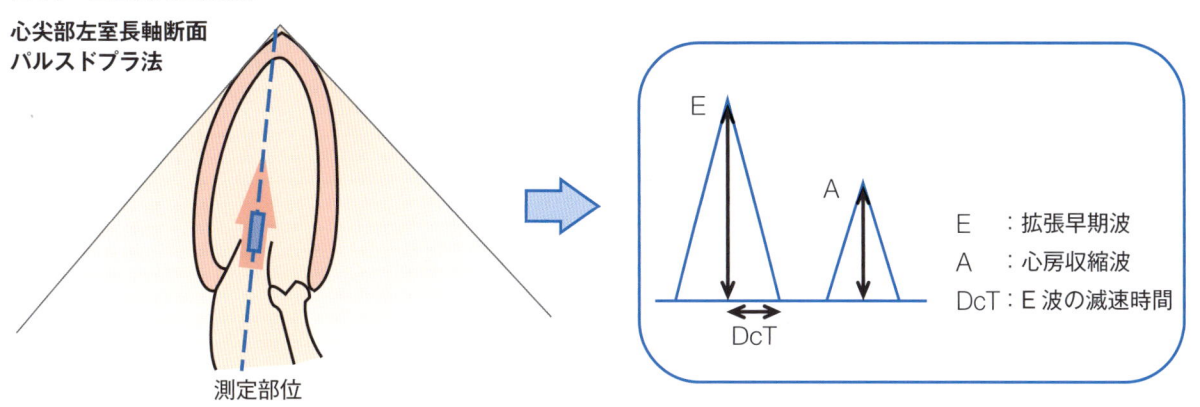

測定部位

E　：拡張早期波
A　：心房収縮波
DcT：E波の減速時間

- 図11に計測画面の実例を示します。
- 波形のなかが黒く抜けるようにゲインを調整します。

図11　左室流入血流波形
心尖部左室長軸断面パルスドプラ法

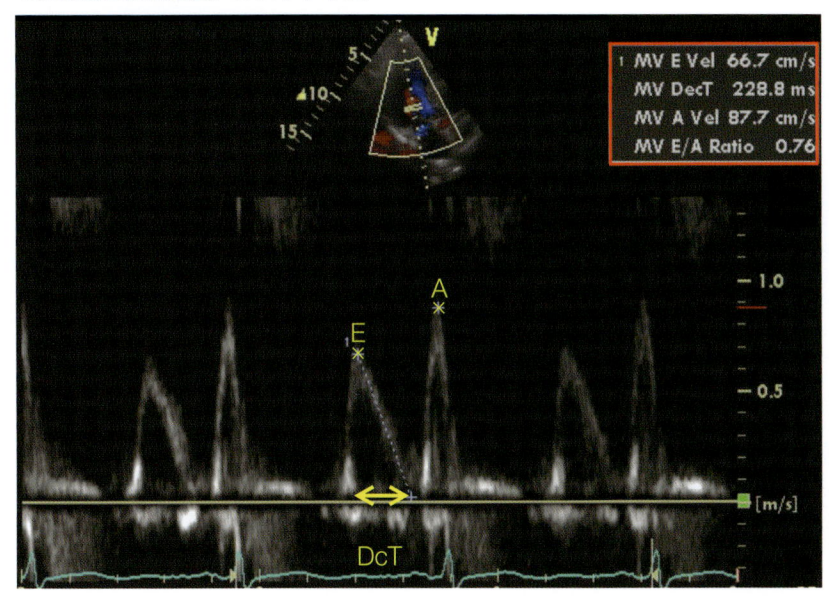

MV E Vel　66.7 cm/s
MV DecT　228.8 ms
MV A Vel　87.7 cm/s
MV E/A Ratio　0.76

terminology
DcT：deceleration time（E波の減速時間）

- 組織ドプラ法により得られる僧帽弁輪速度もまた，拡張能評価に有用です（**図12**）。
- 特に拡張早期波（e'）は，左室流入血流波形と組み合わせて評価に用いられます。

図12　僧帽弁輪部移動速度

心尖部四腔断面
組織ドプラ法

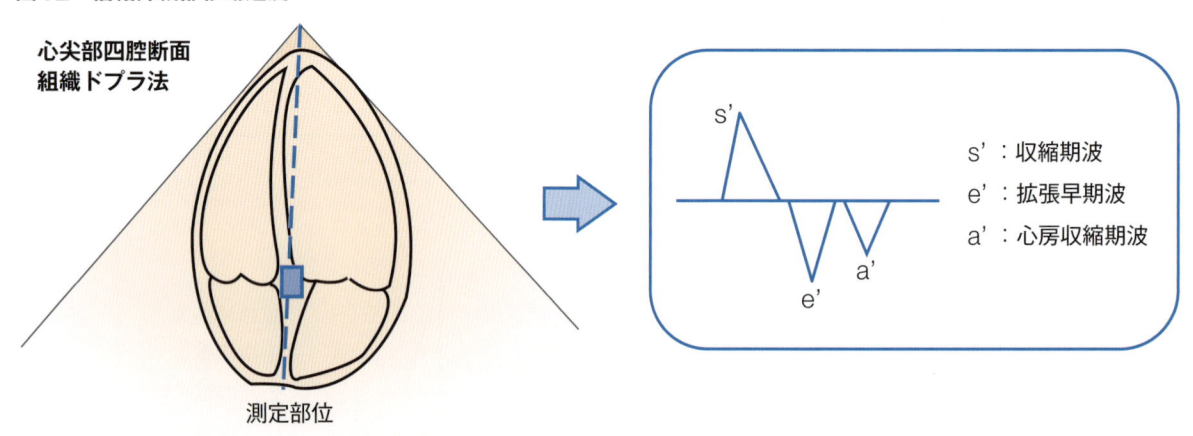

測定部位

s'：収縮期波
e'：拡張早期波
a'：心房収縮期波

- **図13**に計測の実例を示します。
- 測定カーソルと組織の移動方向を合わせることが大切です。
- 特に拡張早期波（e'）は，拡張能評価によく用いられます。

図13　僧帽弁輪部移動速度の計測
心尖部四腔像組織ドプラ法

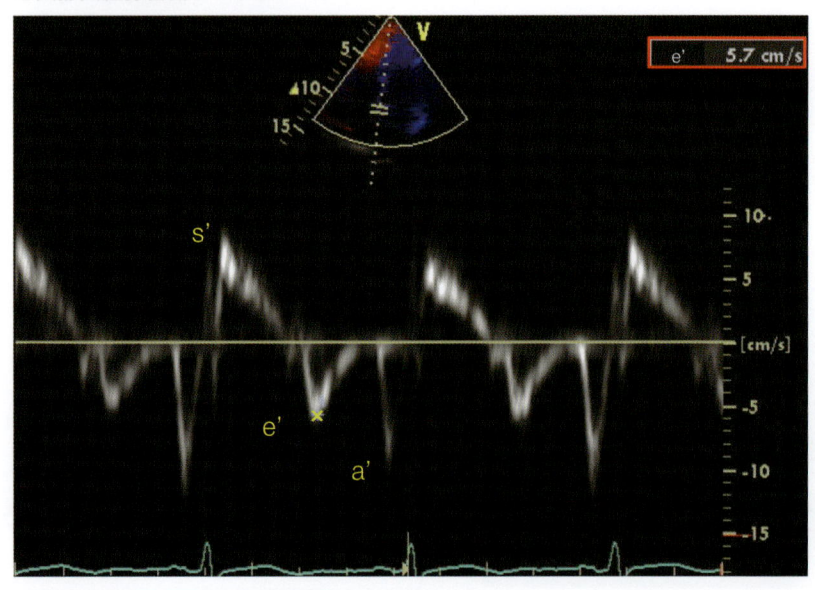

e'　5.7 cm/s

● **拡張能**

- 拡張能は，左室流入血流波形のパターンから正常，弛緩障害，偽正常化，拘束性障害の4つに分類されます（**図14**）。
- 正常パターンと偽正常化パターンの判別には，僧帽弁輪部移動速度が有用です。

図14 拡張能の評価

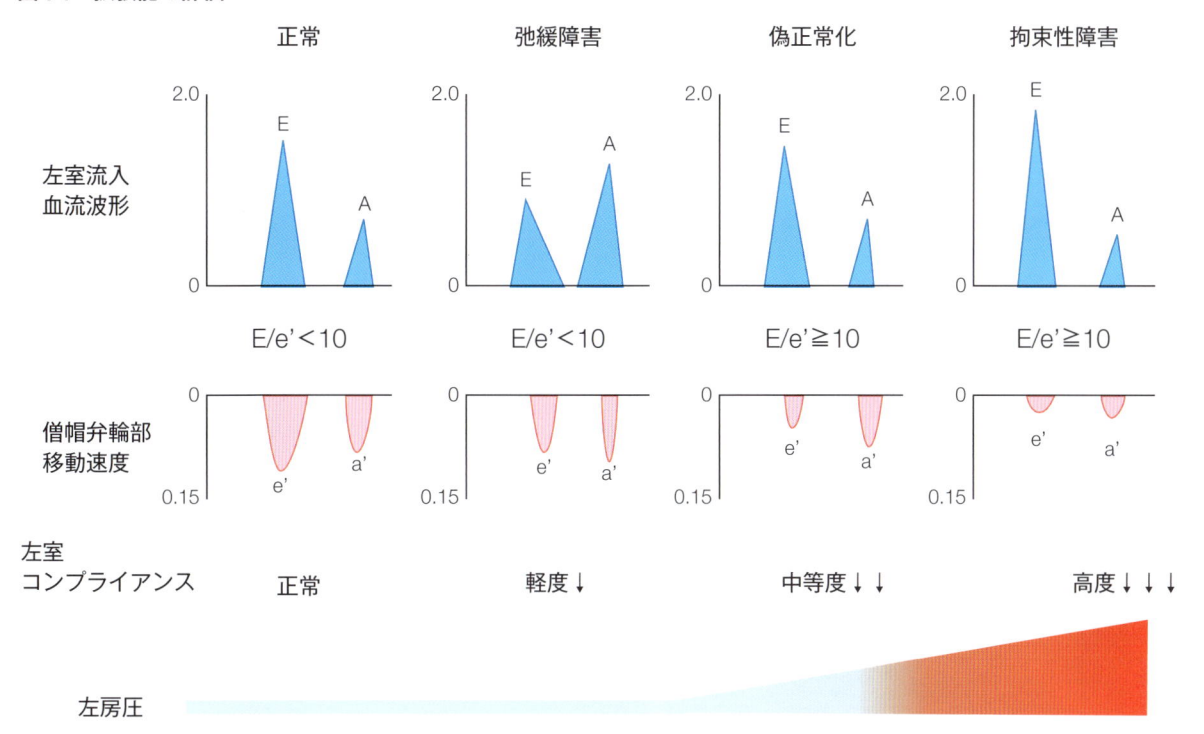

	正常	弛緩障害	偽正常化	拘束性障害
左室流入血流波形	E/e'＜10	E/e'＜10	E/e'≧10	E/e'≧10
僧帽弁輪部移動速度				
左室コンプライアンス	正常	軽度↓	中等度↓↓	高度↓↓↓

左房圧

心腔拡大・心肥大の評価　1）心腔拡大を評価する

●左室容量

- 左室内径の計測により，左室拡張末期容積（LVEDV），左室収縮末期容積（LVESV）も算出されます（図15）。
- 簡便ですが，「左室は回転楕円体である」という仮定に基づいているため，「心拡大を伴う症例などでは適応できない」などといった限界があります。

図15　左室内径から算出される左室容量

傍胸骨左室長軸断面
拡張末期　　　　　収縮末期

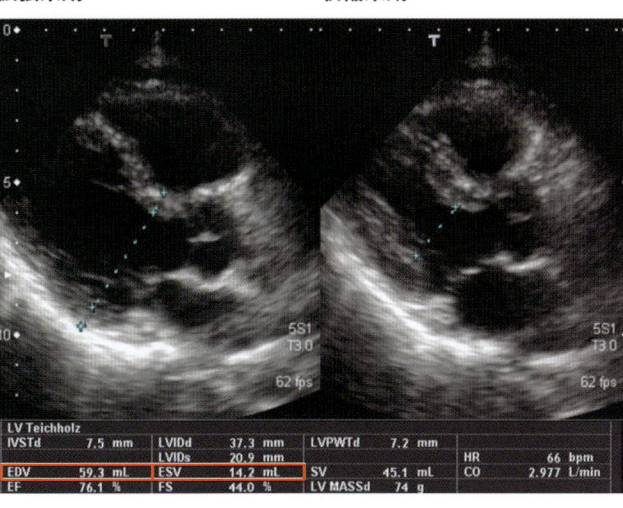

LV Teichholz					
IVSTd	7.5 mm	LVIDd	37.3 mm	LVPWTd	7.2 mm
		LVIDs	20.9 mm		
EDV	59.3 mL	ESV	14.2 mL	SV	45.1 mL
				HR	66 bpm
				CO	2.977 L/min
EF	76.1 %	FS	44.0 %	LV MASSd	74 g

• 左室容量の評価についても，biplane modified Simpson法による計測が推奨されています（**図16**）。
• 計測モードを選択し，それぞれの心内膜面をトレースすることで，LVEDV・LVESVが算出されます。

図16　biplane modified Simpson法による左室容量の計測

心尖部四腔断面　　**心尖部二腔断面**

拡張末期　**収縮末期**　**拡張末期**　**収縮末期**

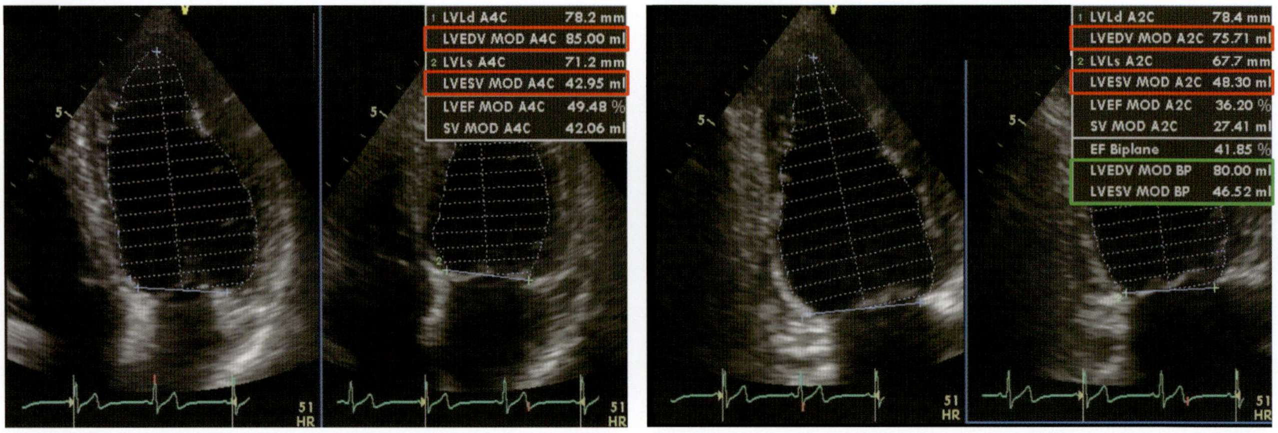

●左房径

• 左房径は，左室長軸断面の収縮末期で計測します（**図17**）。
• 大動脈後壁から左房後壁まで，内側から内側を計測します（trailing edge to leading edge）。
• 左房径（前後径）は，左房の大きさを評価する指標として以前から計測されてきました。しかし，左房の拡張は「前後方向」だけに生じるわけではなく，左房径（前後径）だけで左房の大きさを判断してはいけません。
• 心尖部四腔断面での左房横径・縦径も計測し，左房拡張の評価に用いるようにしましょう。

図17　左房径の計測

傍胸骨左室長軸断面　**心尖部四腔断面**

収縮末期　**収縮末期**

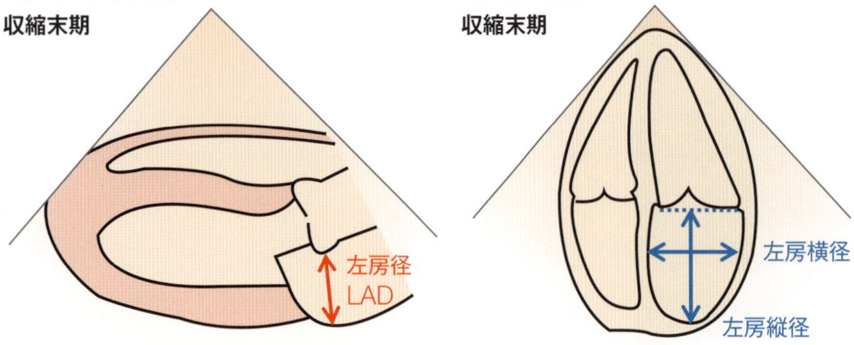

- 図18に計測の実例を示します。
- 一般に左房径とは，傍胸骨左室長軸断面で測定される左房前後径をさします。
- ただし，左房の拡張は横方向や長軸方向にも生じるため，左房拡張症例の評価には横径・縦径の測定値も参考にして行います。

図18　左房径の計測

傍胸骨左室長軸断面
収縮末期

心尖部四腔断面
収縮末期

左房径 LAD（PLAX）
左房縦径 LAL
左房横径 LAD（4CV）

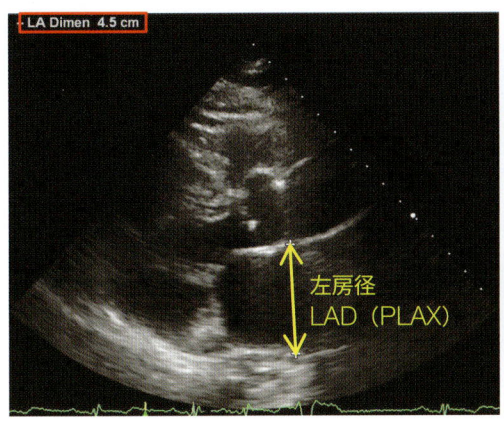

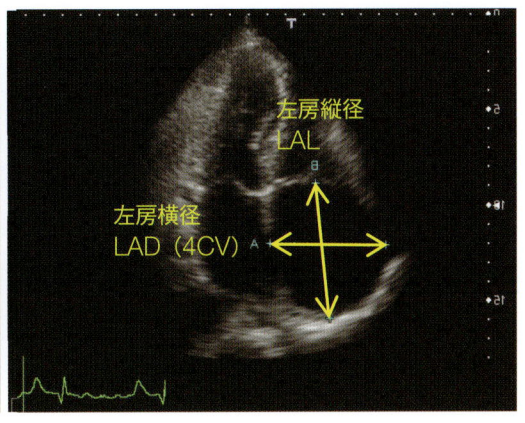

● **左房容量**

- 左房についても，biplain modified Simpson法による左房容量の計測が推奨されています（図19）。
- 最も左房が大きくみえる断面で計測するようにしましょう（左室計測の断面とは必ずしも同じではありません）。
- その際は，左房の輪郭をトレースし，肺静脈・左心耳などは含めません。

図19　左房容量の計測

心尖部四腔断面
収縮末期

左房容量

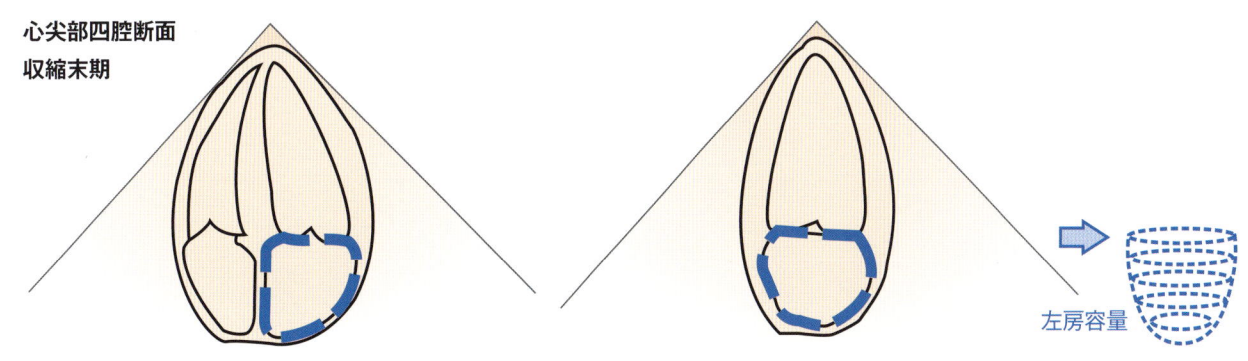

- 図20に計測の実例を示します。
- 左房の内膜面をトレースすることで，左房容量を求めます。
- 左房が最も大きく描出される断面で測定します。

図20　左房容量の計測

心尖部四腔断面
収縮末期

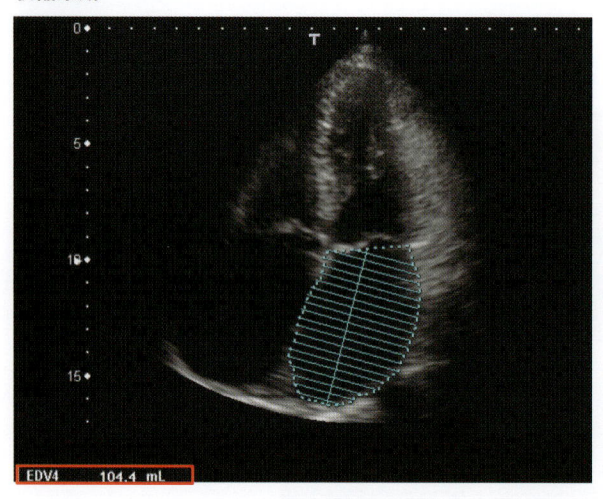

心腔拡大・心肥大の評価　2) 心肥大を評価する

- 通常，左室内径と同時に断層像を用いて計測します（**図21**）。
- 右室側の中隔帯や左室側の仮性腱索などを避け，左室壁を正確に計測できるよう努めましょう。
- 左室肥大がある症例では，通常の計測のみならず，短軸断面も用いながら複数箇所を計測しておきます。

図21　左室壁厚の計測

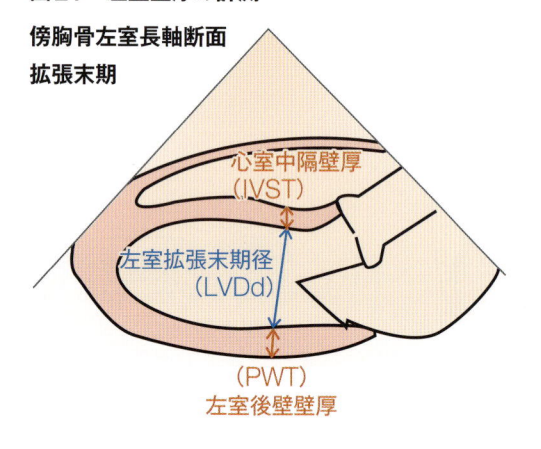

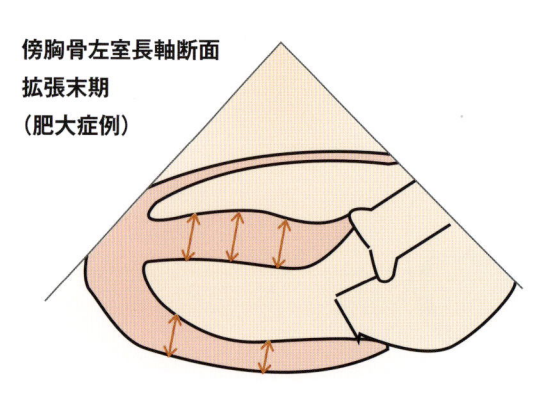

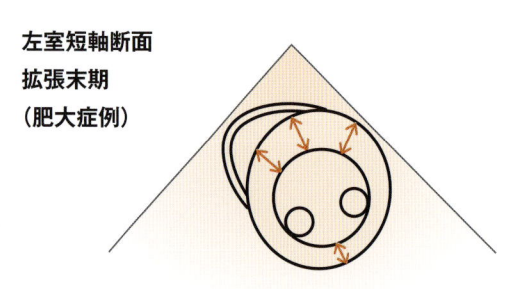

傍胸骨左室長軸断面
拡張末期

心室中隔壁厚（IVST）
左室拡張末期径（LVDd）
（PWT）左室後壁壁厚

傍胸骨左室長軸断面
拡張末期
（肥大症例）

左室短軸断面
拡張末期
（肥大症例）

- 左室内径と壁厚を計測することにより，「左室は回転楕円体」と仮定した計算式から左室心筋重量も算出されます（図22）。
- ただし，偏った肥大を呈する症例などでは正しい左室心筋重量は得られないため，注意が必要です。

図22 左室壁厚の計測

傍胸骨左室長軸断面

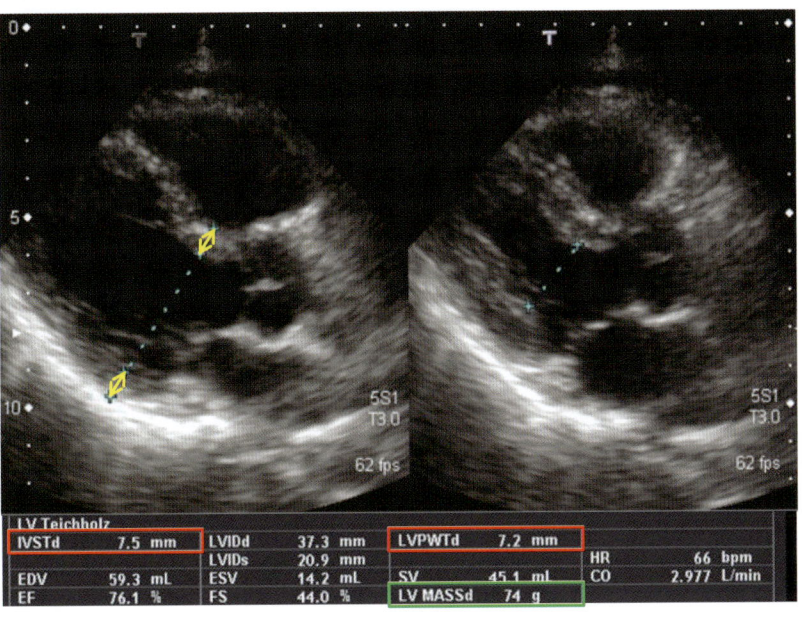

拡張末期　　　　　　　　　収縮末期

心腔拡大・心肥大の評価　3）左室・左房の正常値

表2　日本人の左室・左房の正常値

	健常日本人の平均値（JAMP study）	
	男性	女性
左室壁厚		
中隔壁厚 (cm)	0.9±0.1	0.8±0.1
後壁壁厚 (cm)	0.9±0.1	0.8±0.1
左室内径		
左室拡張末期径 (cm)	4.8±0.4	4.4±0.3
左室収縮末期径 (cm)	3.0±0.4	2.8±0.3
左室拡張末期径/体表面積 (cm/m^2)	2.7±0.2	3.0±0.2
左室収縮末期径/体表面積 (cm/m^2)	1.7±0.2	1.8±0.2
左室容量		
左室拡張末期容量 (mL)	93±20	74±17
左室収縮末期容量 (mL)	33±20	25±7
左室拡張末期容量/体表面積 (mL/m^2)	53±11	49±11
左室収縮末期容量/体表面積 (mL/m^2)	19±5	17±5
左室駆出率 (%)	64±5	66±5
左房径		
左房径（左室長軸断面）	3.2±0.4	3.1±0.3
左房横径（心尖部四腔断面）	3.6±0.5	3.5±0.5
左房縦径（心尖部四腔断面）	4.9±0.7	4.6±0.7
左房容量		
最大左房容量 (mL)	42±14	38±12
最大左房容量/体表面積 (mL/m^2)	24±7	25±8

（平均値±標準偏差）

（Daimon M, et al: Circ J 72: 1859; 2008より引用）

肺動脈圧の評価　1）右房圧の推定

●下大静脈径の計測

- 心窩部アプローチで下大静脈を描出し，右房の手前0.5～3.0cmの位置で径を計測します。
- 呼気時，吸気時での径を計測しておきます（図23）。
- 呼吸性変動の「呼吸」とは，深呼吸ではありません。Sniff（鼻をすする程度）の状態で行いましょう。

図23 下大静脈径の計測

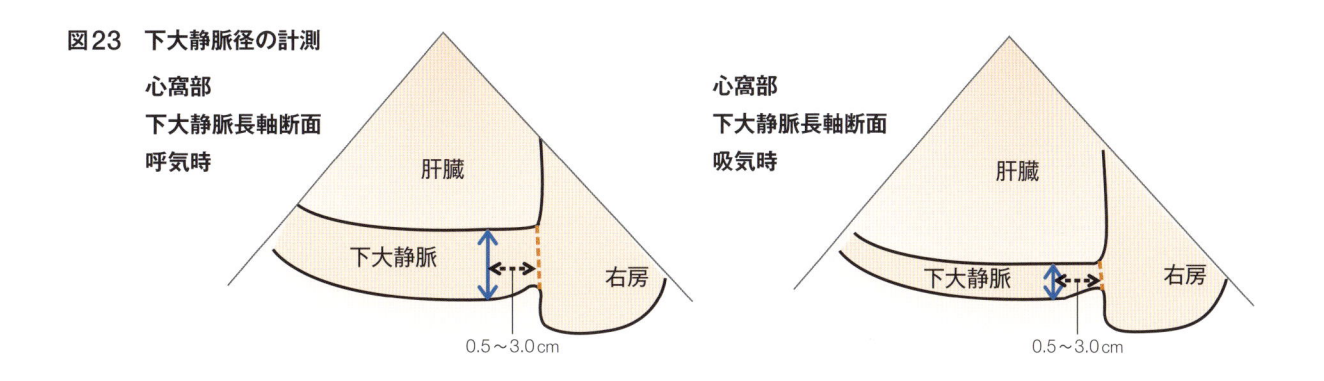

心窩部　下大静脈長軸断面　呼気時 ／ 心窩部　下大静脈長軸断面　吸気時

（肝臓／下大静脈／右房　0.5〜3.0 cm）

- 下大静脈の径と，その呼吸性変動から右房圧を推定します（表3）。

表3　推定右房圧

	正常（0〜5mmHg）	中間（5〜10mmHg）	中間（5〜10mmHg）	高値（15mmHg）
下大静脈径	≦2.1cm	≦2.1cm	＞2.1cm	＞2.1cm
呼吸性変動	＞50%	＜50%	＞50%	＜50%

（Rudski LG, et al: J Am Soc Echocardiogr 23: 685; 2010より引用）

- 図24に測定の実例を示します。
- 本症例では，右房の手前約2cmの部位で下大静脈径を測定しました。
- 呼気時の径≦21mm，呼吸性変動＞50％のため，推定右房圧＝3mmHg となります。

図24　下大静脈径の計測

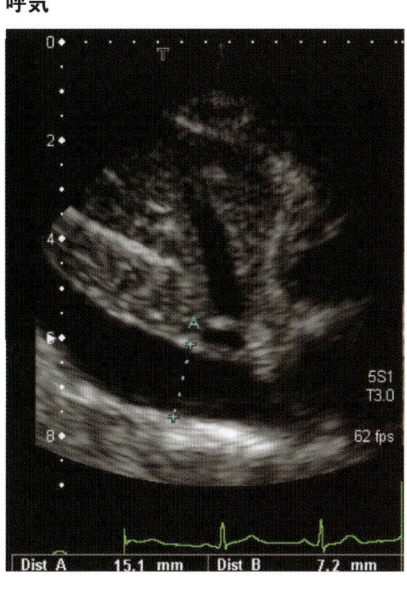

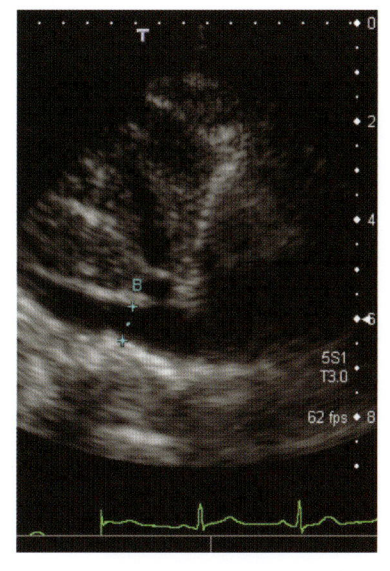

呼気　　　吸気

Dist A　15.1 mm　Dist B　7.2 mm

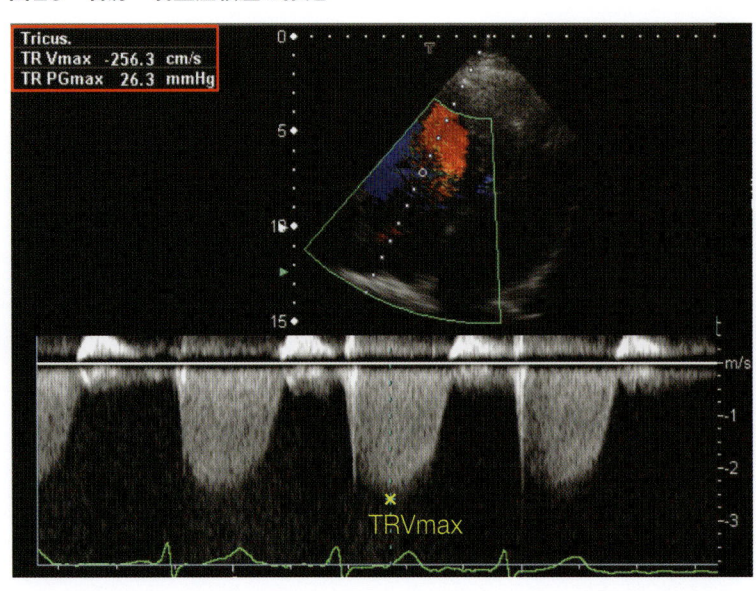

肺動脈圧の評価　2) 三尖弁逆流

- 三尖弁逆流の血流速度は，右房-右室間の圧較差を反映すると考えられます。
- 簡易Bernoulli式（図25）より，TRVmaxから右房-右室圧較差を推定することができます。

図25　右房・右室圧較差の推定

心尖部四腔断面
収縮期

三尖弁逆流
最大血流速度　TRVmax m/sec

簡易Bernoulli式より
推定右房・右室圧較差 ＝ 4 × (TRVmax)^2

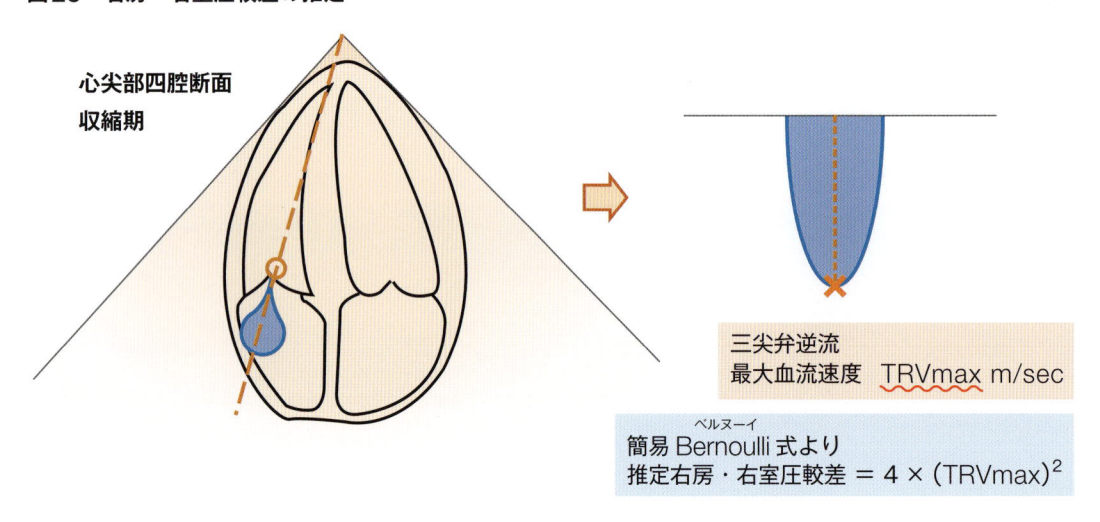

- 図26に測定の実例を示します。
- TRVmaxを測定することで，推定右房・右室圧較差（**TRPGmax**）が算出されます。
- 測定カーソルとTRジェットの方向がズレないように測定することが大切です。

terminology
TRPG：transtricuspid pressure gradient（三尖弁圧較差）

図26　右房・右室圧較差の推定

Tricus.
TR Vmax -256.3 cm/s
TR PGmax   26.3 mmHg

TRVmax

肺動脈圧の評価　3) 肺高血圧症の診断

- 推定右房圧とTRPGmaxの和から，右室収縮期圧を推定し，肺高血圧症の有無を評価します（表4）。

右室収縮期圧＝右房圧＋右房・右室圧較差
　　　　　≒下大静脈径からの推定右房圧＋TRからの推定右房・右室圧較差

表4　肺高血圧症の診断

心エコーによる 推定右室収縮期圧	肺高血圧症
≦36mmHg	なし
37〜50mmHg	境界領域
50mmHg≦	あり

- その他，心室中隔の動態なども判断の参考になります。

⑨ 画像の記録・レポートの書き方

仙波宏章（東京大学医学部附属病院循環器内科）
宇野漢成（東京大学医学部附属病院コンピュータ画像診断学／予防医学講座）

画像の記録と保存

- 通常検査の流れの一例を示します（**表1**）。
- 観察，記録する基本的な順序を決めておいたほうが，見落としを防げます（もちろん検査時間に制限のある緊急症例などの場合は，柔軟に対応しましょう）。
- 判断に苦慮する症例は，より細かく記録しておいて検査後の考察に活かすようにします。特に初心者のうちは，「迷ったら記録・保存しておく」ように心がけることが大切です。

表1　通常検査における画像記録の流れ

記録する画像	主な計測項目
断層法 ①傍胸骨左室長軸断面 ②短軸断面 ③心尖部断面	左室径（LVDd, Ds）・左室壁厚（IVST, PWT）・左房（LAD）・大動脈（AoD） 左室収縮能（LVEF），左房容量（LAV）
カラードプラ法 ④傍胸骨左室長軸断面 ⑤短軸断面 ⑥心尖部断面 ⑦下大静脈	 僧帽弁流入血流速度（E, A, DcT），大動脈弁通過血流速度（peak AV vel.） 三尖弁逆流血流速度（peak TR vel.），僧帽弁輪部移動速度（e', a', s'） 下大静脈径（IVC）とその呼吸性変動

図1　各断面別の主な評価ポイント

①傍胸骨左室長軸断面

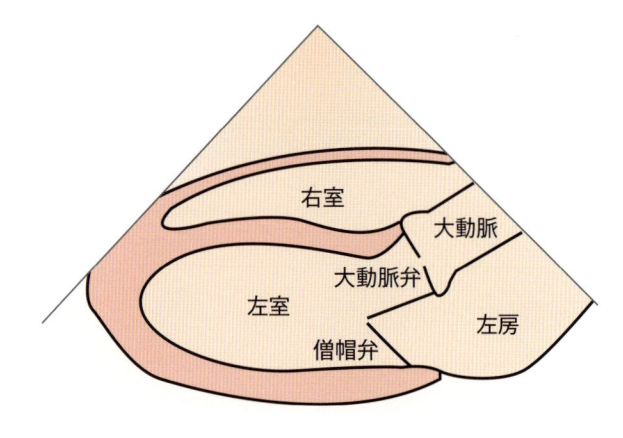

主な評価Point
・左室，左房の大きさ
・左室壁運動
・各弁尖の動き

②短軸断面

大動脈弁レベル
- 右室
- 三尖弁
- 肺動脈弁
- 右房
- 肺動脈
- 大動脈弁
- 左房

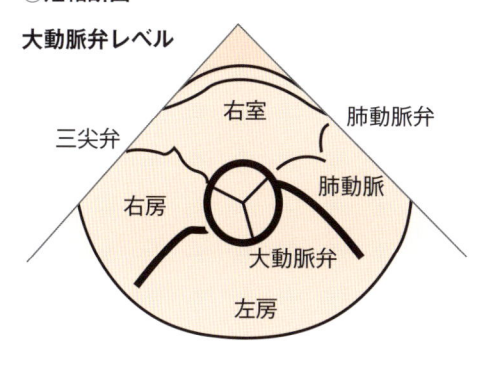

僧帽弁レベル
- 僧帽弁前尖
- 後尖

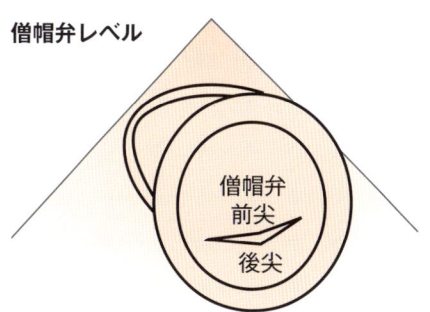

乳頭筋レベル
- 右室
- 左室
- 後乳頭筋
- 前乳頭筋

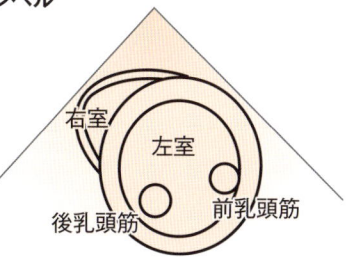

心尖部レベル
- 右室
- 左室

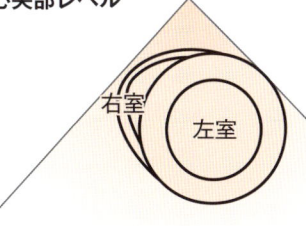

主な評価Point
・左室壁運動
・各弁尖の動き
・左房内，心房中隔の観察

③心尖部断面

四腔断面
- 右室
- 左室
- 三尖弁
- 僧帽弁
- 右房
- 左房

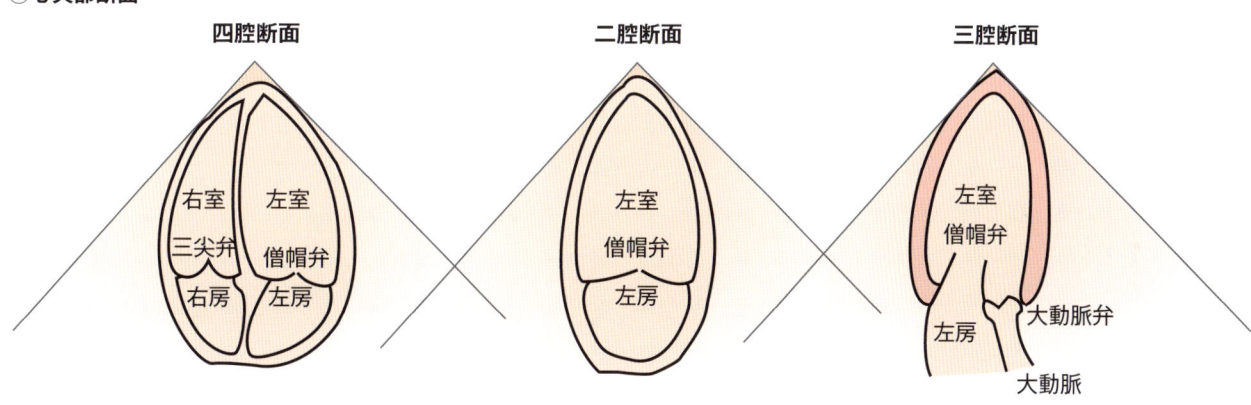

二腔断面
- 左室
- 僧帽弁
- 左房

三腔断面
- 左室
- 僧帽弁
- 左房
- 大動脈弁
- 大動脈

主な評価Point
・左室壁運動
・各心腔の大きさ
・各弁尖の動き

④傍胸骨左室長軸断面（カラードプラ法）
- 右室
- 大動脈
- 大動脈弁
- 左室
- 僧帽弁
- 左房

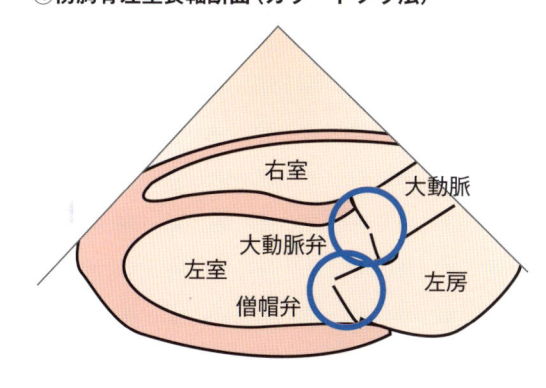

主な評価Point
・大動脈弁（閉鎖不全・狭窄）
・僧帽弁（閉鎖不全・狭窄）

⑤短軸断面（カラードプラ法）

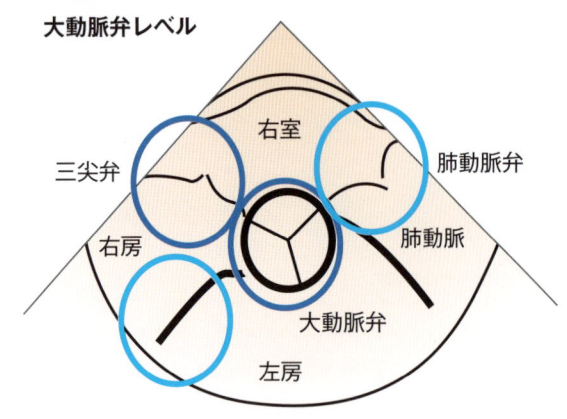

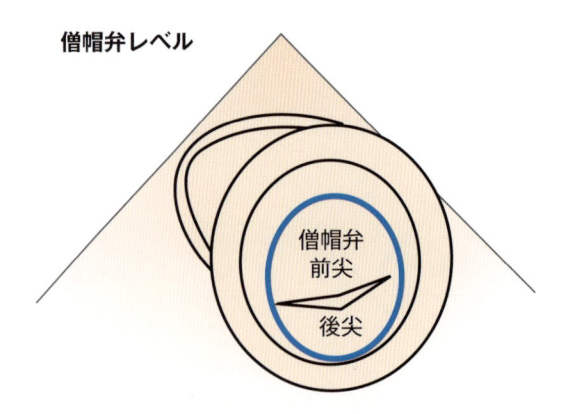

大動脈弁レベル
- 右室
- 三尖弁
- 肺動脈弁
- 右房
- 肺動脈
- 大動脈弁
- 左房

僧帽弁レベル
- 僧帽弁前尖
- 後尖

主な評価Point
- 大動脈弁閉鎖不全症
- 僧帽弁閉鎖不全症
- 三尖弁閉鎖不全症→三尖弁圧較差（TRPG）の測定
- その他（心房中隔，右室流出路など）

⑥心尖部断面（カラードプラ法）

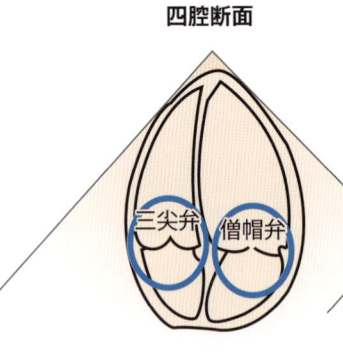

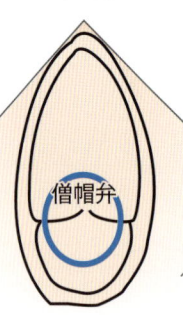

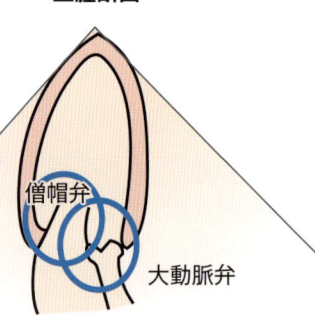

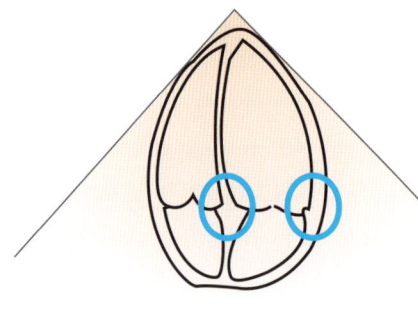

四腔断面
- 三尖弁
- 僧帽弁

二腔断面
- 僧帽弁

三腔断面
- 僧帽弁
- 大動脈弁

主な評価Point
- 大動脈弁（閉鎖不全・狭窄）
- 僧帽弁（閉鎖不全・狭窄）
- 三尖弁閉鎖不全症→三尖弁逆流・圧較差（TRPG）の測定
- 拡張能の評価（左室流入血流，僧帽弁輪部移動速度）

⑦下大静脈

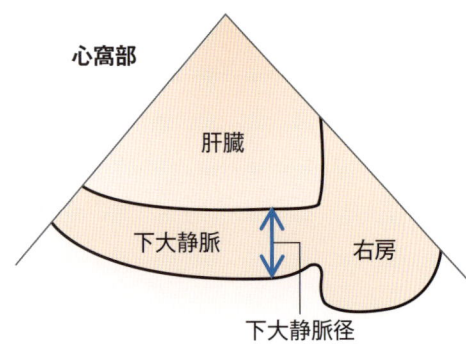

心窩部
- 肝臓
- 下大静脈
- 右房
- 下大静脈径

主な評価Point
- 下大静脈径とその呼吸性変動

レポートの書き方

表2 レポート作成

心エコー検査

受付番号　000000000	検査日：　2013/●●/●●
患者ID：0123456789	依頼科：循環器内科
患者氏名：■■■■	依頼医：□□□□
生年月日：1960/○○/○○　M	
臨床診断：高血圧症	検査目的：心機能評価

患者情報

```
【V-2D】                           【MV】
IVST              6  mm           E             0.62 m/sec
LVPWT             7  mm           A             0.76 m/sec
LVDd              42 mm           DcT           187  msec
LVDs              23 mm           【AV】
EF(T)             77 %            AV Vmax       1.41 m/sec
%FS               45 %            【VC】
EF-4ch (Simp)     -  %            IVC径(max)    15   mm
EF-2ch (Simp)     -  %            呼吸性変動     60   %
EF-BP (Simp)      -  %            【右心系】
【A】                              RAP           3    mmHg
LAD(B)            40 mm           RVSP          29   mmHg
```

測定値

```
所見
【V】                          【Valves】                    【右心系】
LV normal size                AV：AR(-)                    Dilatation(-)
LVH(-)                        MV：MR(+), trace             eRVSP：正常範囲
LV normal sys. Function       TV：TR(+), mild              【心嚢水】
Asynergy(-)                   【A】                         心嚢水貯留(-)
trans-mitral flow：E<A        Dilatation(+)
E/e'(septal)：8.0             Volume index：37 mL/m²
```

所見，コメント

```
診断：
左室収縮能正常
左房拡張
```

診断

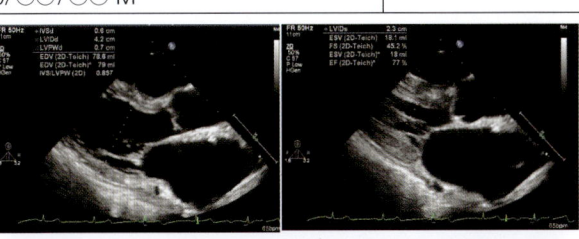

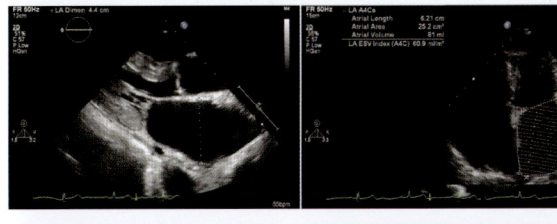

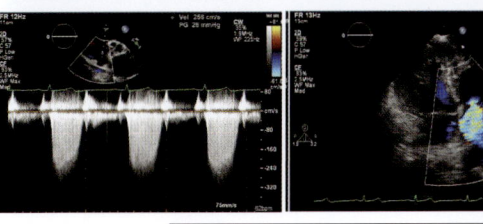

検査者：△△△△　　　診断医：▲▲▲▲

- 心エコーレポートの一例を示します。
- 計測値を記載する欄，所見を記載する欄，診断名を記載する欄などに分かれているのが一般的です。
- **陽性所見（異常所見）だけでなく，陰性所見（正常であること）を記載することも大事です！**
- 2ページ目以降には，代表的な画像を選択して添付します。
- ときにはイラストで図示するなどして，依頼医に正確な所見を伝えるように心がけましょう。

⑩ トラブルシューティング

仙波宏章 （東京大学医学部附属病院循環器内科）
宇野漢成 （東京大学医学部附属病院コンピュータ画像診断学／予防医学講座）

絵が出ない，出てもなにか分からない人のためのシチュエーション別対応法

● 胸骨左縁から左室長軸断面が描出できない場合

セリフ	対応
息を吸って，吐いて・・・そこで止めてください	被検者の呼吸を調整しましょう（呼気で見やすくなることが多いです）
少し左向きを強くしますね	被検者の体位を調整します（左側臥位から微調整し，最適な体位を模索します）
左手をもっと頭のほうに上げましょう	被検者の左手をより頭側に上げてもらいます
もう少し胸を張ってみてください	被検者にもっと胸を張っていただきます
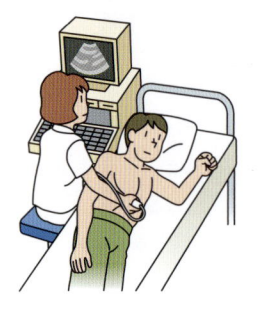	どうしても描出不能な場合は，胸骨左縁から少し外側から描出，または下位肋間からの描出を試みます

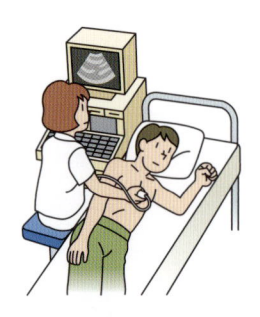

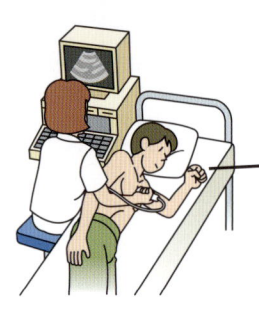

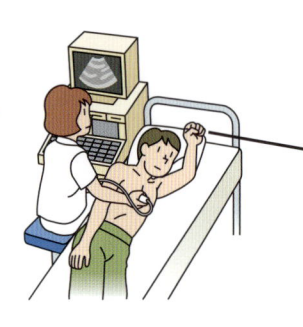

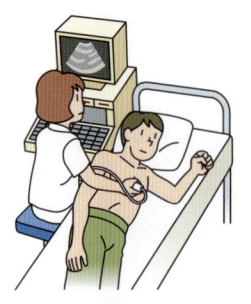

●心尖部から左室長軸断面が描出できない場合

「胸のところのベッドを下げますね」

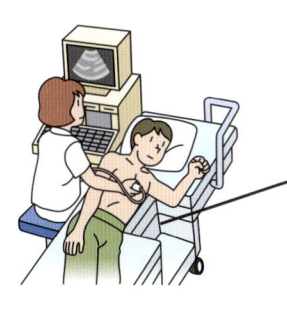

エコーベッドを使用して心尖部領域にスペースを作り，より外側・下位肋間から描出します

「少しだけ仰向け気味になってみてください」

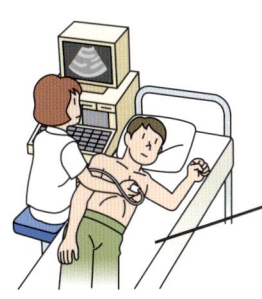

被検者を少しだけ仰向け気味にし心尖部領域にスペースを作り，より外側・下位肋間から描出します

「息を吸って・・・そこで止めてください」

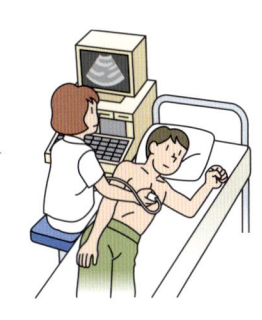

被検者の呼吸を調整します（吸気時に見やすくなることが多いです）

●必要な体位がとれない場合

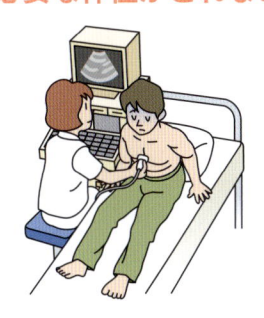

病状により，左側臥位など必要な体位がとれない場合も多いでしょう（起座呼吸，手術直後，など）

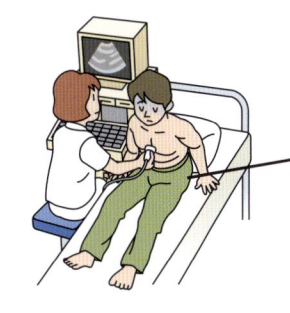

そんなときは，通常のアプローチ部位だけにこだわらず，評価可能な画像が得られる部位を模索しましょう

●被検者が肥満の場合

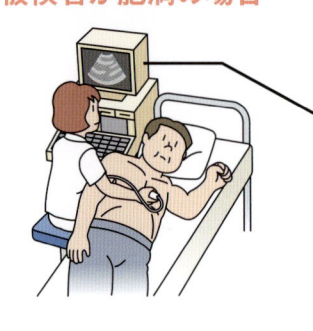

送信周波数を下げるなどエコー機器の設定を調整してみましょう

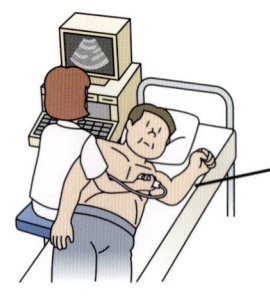

より左側臥位を強くすると観察しやすくなることが多いです

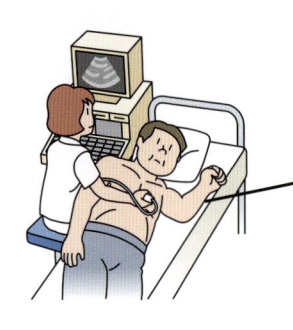

ふくよかな被検者の場合などは，逆に少し仰臥位気味にしたほうが観察しやすい場合もあります

●被検者が極度に痩せている場合

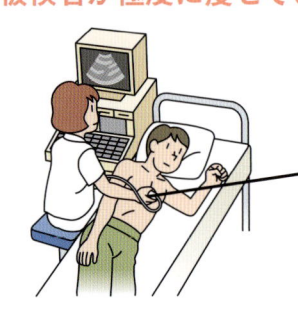

プローブが肋間で「浮いて」しまうことがあるため，ゼリーを十分に使って密着させ観察します

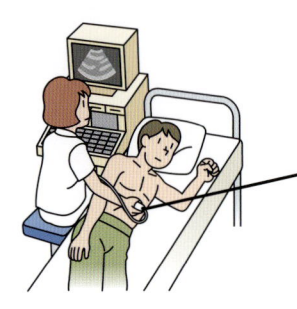

胸壁からの観察困難な場合は，心窩部からの観察が有用です

● 被検者が肺気腫を合併している場合

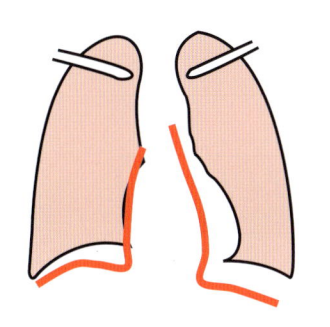

心臓が滴状心となるため，特に心尖部アプローチが困難となることが多いです

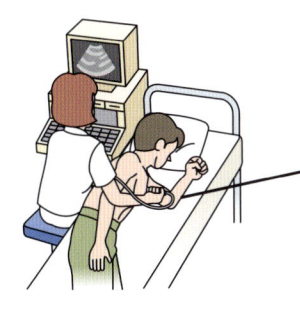

うつ伏せ気味になるぐらい左側臥位を強くして，心尖部断面を観察します

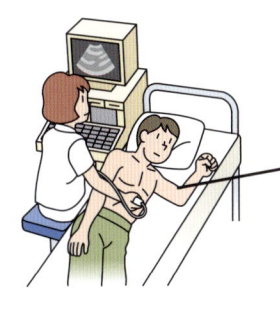

胸壁からの観察が困難な場合は，心窩部からの観察が有用です

● 被検者が短時間しか我慢できない場合

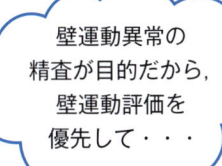

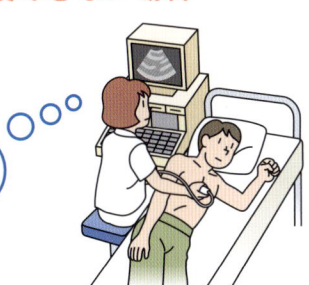

壁運動異常の精査が目的だから，壁運動評価を優先して・・・

途中での中断を想定し，各症例にとって重要な観察項目から順番に検査しましょう

救急時に心エコーをするときの注意点

●救急外来での被検者の体位

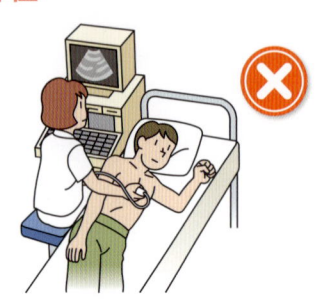

救急症例では，左側臥位など必要な体位がとれないことも多いです。もちろん呼吸の協調もできません

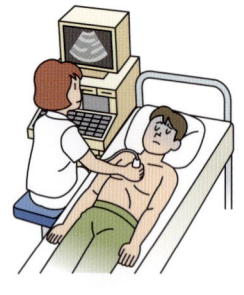

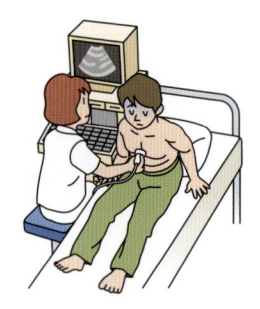

仰臥位　　起座位

多くは仰臥位のまま，あるいは起座位のままで検査しなければならなくなります

●救急外来での心エコー評価

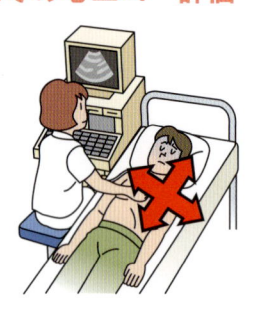

観察可能なエコーウィンドウを素早く見つけ，ポイントを絞って短時間で評価します

表1　基本アプローチ部位・検査法に対する主な観察項目

	基本アプローチ部位・検査法	主な観察項目
断層法	心窩部	下大静脈，右胸水
	傍胸骨左縁	心腔の大きさ 左室壁運動 心嚢液貯留の有無 大動脈の大きさ，解離腔の有無 弁尖の動態 その他，異常構造物（血栓等）など
	心尖部	心腔の大きさ 左室壁運動
	胸骨上窩	大動脈の大きさ，解離腔の有無
ドプラ法	カラードプラ法 パルスドプラ法 連続波ドプラ法	有意弁膜症や異常血流の有無 左室流入血流速度の評価 右室圧上昇の有無

● 心不全患者の心エコー

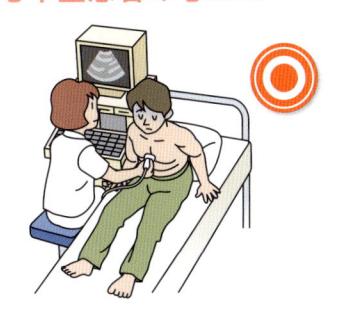

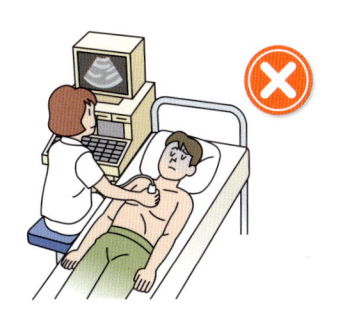

左心不全の救急症例では，基本的に起座位のまま検査しなければなりません
不用意に体位を調整すると症状の悪化をまねき，危険なため，やめてください

表2　代表的な左心不全の原因疾患

新規の急性心不全
急性心筋梗塞
急性心筋炎
急性の弁膜症

慢性心不全の急性増悪
虚血性心疾患
（陳旧性心筋梗塞，虚血性心筋症）
拡張型心筋症
肥大型心筋症
弁膜症（大動脈弁，僧帽弁）
先天性心疾患

IV

症状別　エコーの撮り方・見分け方

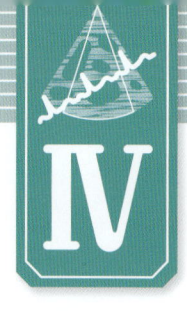

IV 症状別エコーの撮り方・見分け方

今井靖子，田中信大（東京医科大学循環器内科）

① 胸痛を主訴とする患者さんのエコー

胸痛の鑑別疾患

胸痛は日常臨床でも多く遭遇する症状で，緊急を要する場合があります。

発症の時間帯や持続時間，具体的な症状，随伴症状などを把握し，できるだけ短時間でポイントを押さえて検査を施行しましょう。

一般的に胸痛を生じる重要疾患は
①狭心症，急性心筋梗塞
②急性大動脈解離
③急性肺動脈血栓塞栓症です。

3大疾患，その他の鑑別

● 狭心症，急性心筋梗塞

1) 壁運動異常の検出（できるだけ多断面で正確に評価）

壁運動は正常収縮（normokinesis），低収縮（hypokinesis），無収縮（akinesis），奇異性運動（dyskinesis）で評価し，心内膜面の動きだけでなく，壁厚の変化をみて判断します（**図1**）。緊急カテーテルの必要性や多枝病変の場合，責任病変を推定する要になることもあります。

図1 急性心筋梗塞の症例

a：拡張末期　　b：収縮末期

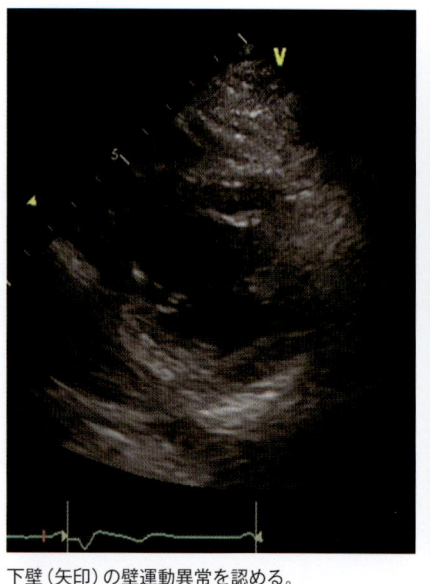

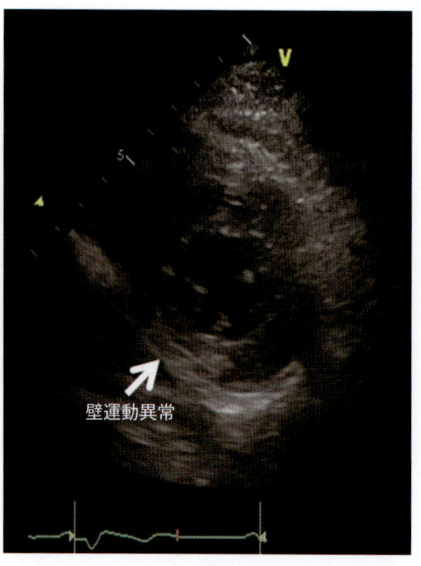

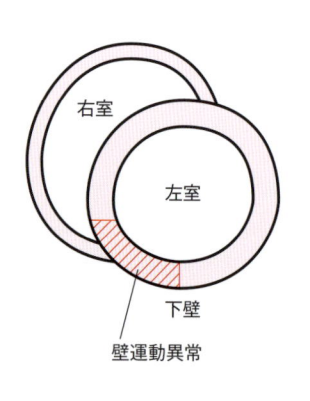

下壁（矢印）の壁運動異常を認める。

2) 心筋梗塞の機械的合併症（心室中隔穿孔，乳頭筋断裂など）の有無（図2）。
3) 大動脈解離の除外。
4) 大動脈弁閉鎖不全症の評価［大動脈内バルーンパンピング（IABP）や経皮的心肺補助装置（PCPS）を挿入する場合］。

terminology
IABP：intraaortic balloon pumping
PCPS：percutaneous cardiopulmonary support

図2　胸痛，血圧低下で来院した急性心筋梗塞の症例

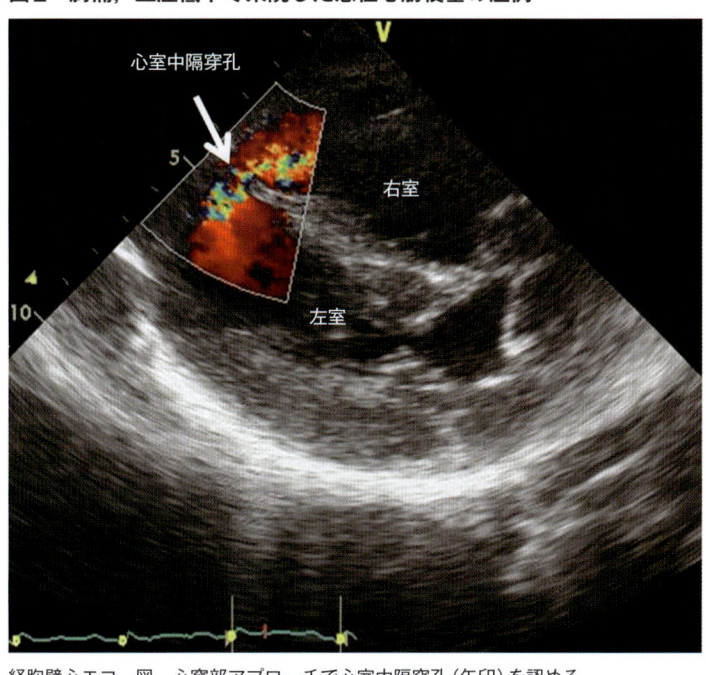

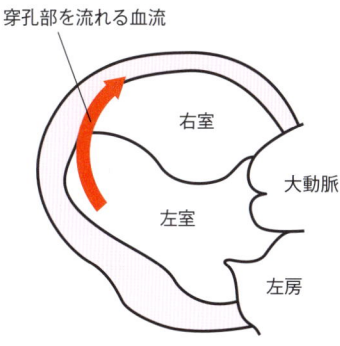

経胸壁心エコー図，心窩部アプローチで心室中隔穿孔（矢印）を認める。

One Point Advice
- ときには心窩部アプローチも有効！
  左側臥位が困難な場合，心窩部からの短軸断面も有効です。

● **急性大動脈解離**

1) 上行大動脈や大動脈弓部，下行大動脈の拡大やflap，解離腔の状態を観察（図3, 4）。
2) 心タンポナーデ，大動脈弁閉鎖不全症の有無を観察。

図3　上行大動脈の大動脈解離の症例（経食道心エコー図）

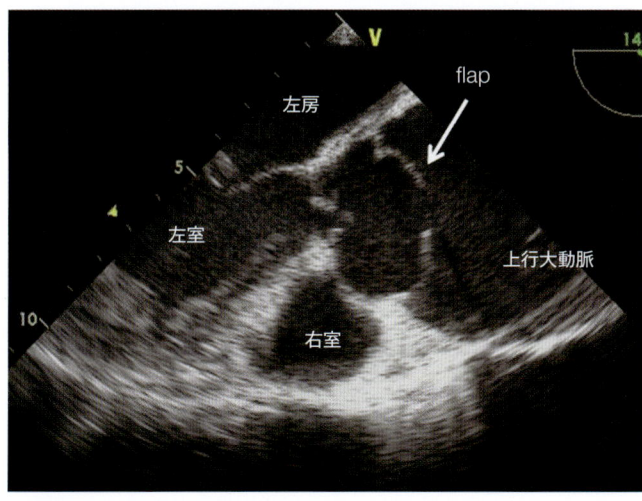

経食道心エコー図で上行大動脈の拡大とflapを認める（矢印）。

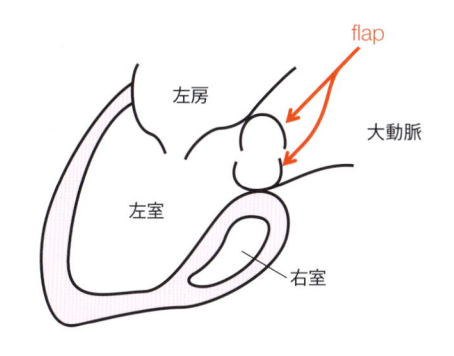

One Point Advice
- 拡大している血管に注意！
  大動脈解離は拡大している血管に多く，注意深く観察しましょう。
- 血圧，意識レベルに注意！
  心タンポナーデや大動脈弁閉鎖不全は血行動態が急にくずれることがあり，注意が必要です。

図4 急性大動脈解離の症例

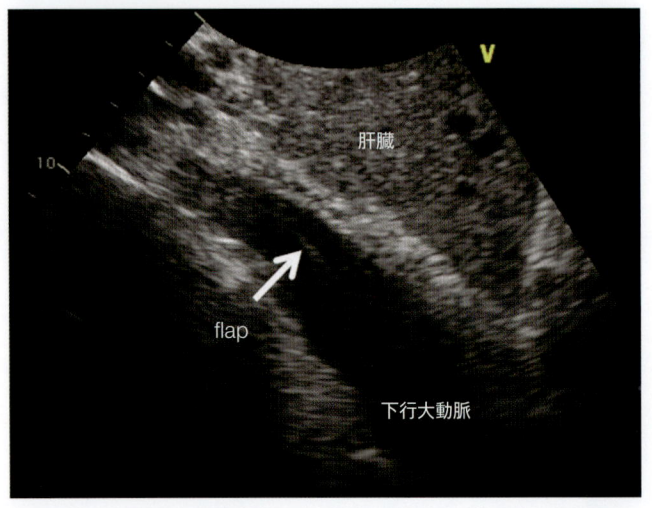

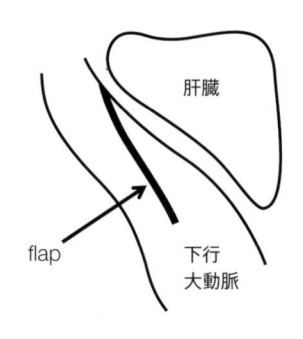

経胸壁心エコー図．心窩部アプローチで下行大動脈にflap（矢印）を認める。

●急性肺動脈血栓塞栓症

1) 右室圧負荷所見→右心系の拡大，心室中隔の扁平化や肺高血圧の定量評価（図5）。
2) 心内血栓の有無。
3) McConnell signの有無（心基部で無収縮となり，右室心尖部の壁運動は保たれている）。

図5 急性肺動脈血栓塞栓症の症例

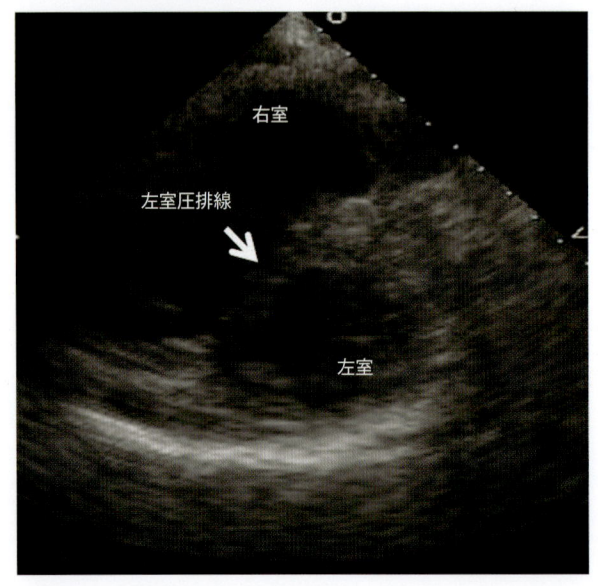

右室による左室圧排線（矢印）を認める。

One Point Advice

・右室の大きい人は注意！
傍胸骨長軸断面で右室が大きい人はまず疑いましょう。

terminology
AS：aortic stenosis
HOCM：hypertrophic obstructive cardiomyopathy

One Point Advice

・聴診も重要！
エコーは一つの診断ツールです。ARや心室中隔穿孔は心雑音が出現するため，必ず聴診を行いましょう。

●その他の胸痛を主訴とする疾患

その他急性心筋炎，急性心外膜炎，大動脈弁狭窄症（AS），たこつぼ心筋症，閉塞性肥大型心筋症（HOCM）などの鑑別が必要です。心筋炎，心外膜炎では心膜液の有無や一過性左室壁肥厚などがポイントとなります。

② 息切れがある患者さんのエコー

息切れは主観的で個人差が大きく，急速に進行する息切れと，徐々に進行する息切れに分けられます．症状の詳細や経過，さらに聴診所見から，原疾患を推測することが重要です．

急速に進行する息切れ

急性心不全をはじめとして緊急性の高い疾患が多いです．

鑑別疾患には急性心筋梗塞，急性肺動脈血栓塞栓症，弁膜症などが挙げられます．肺水腫を示唆する所見としては，コメットサイン（右前腋下線第3肋間付近からプローブをあて認める彗星のような形状の高エコー像）なども参考になります（図1）．

図1 うっ血性心不全の症例

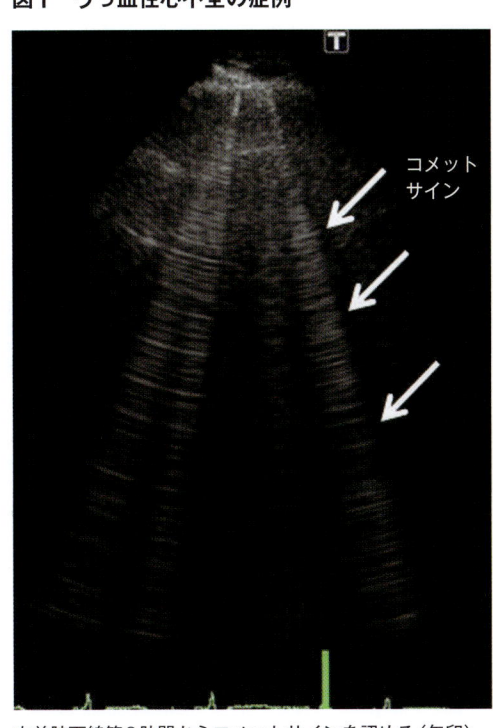

右前腋下線第3肋間からコメットサインを認める（矢印）．

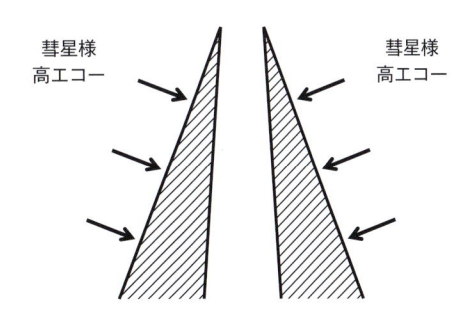

徐々に進行する息切れ

　心疾患以外の原因疾患は肺疾患，貧血，甲状腺疾患，代謝性疾患など多岐にわたり，鑑別が必要です。心エコーでの評価項目としては，以下の8点が重要といえます。
①左室収縮能
②左室拡大，左室肥大の有無（図2）
③左房の大きさ（左房径）
④心膜液，胸水の有無（図3）

> **One Point Advice**
> 原因が多岐にわたるため，①～⑧の項目をチェックしましょう。

図2　労作時の息切れで来院したうっ血性心不全の症例
a：拡張末期　　　b：収縮末期

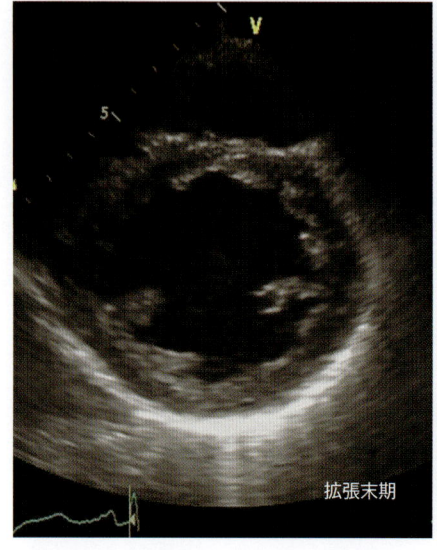

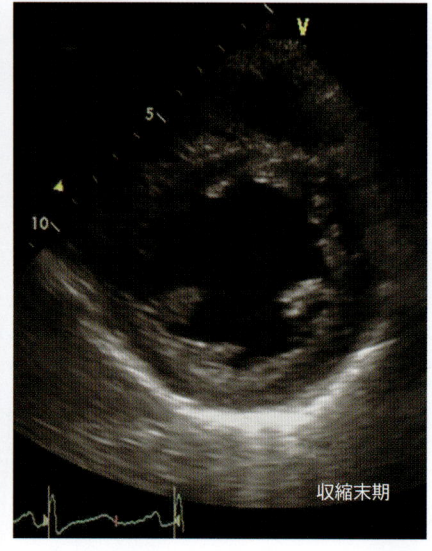

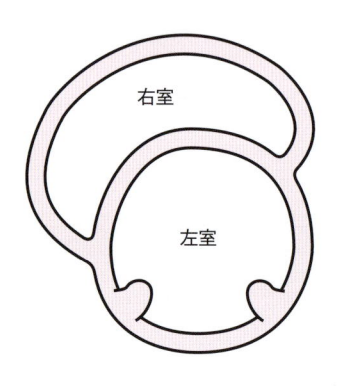

左室の著明な収縮能低下，左室拡大を認める。

図3　息切れのある肺がん患者の症例

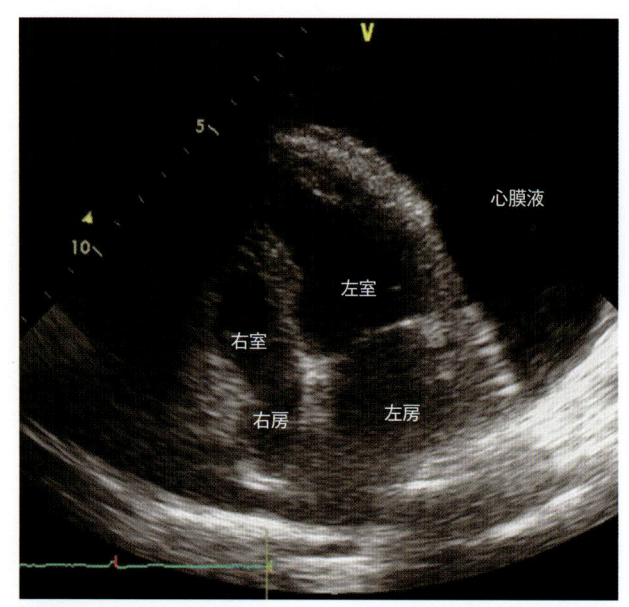

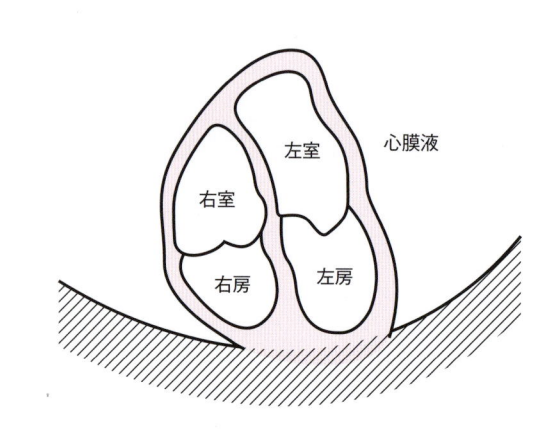

経胸壁心エコー図，心尖部アプローチで大量の心膜液の貯留を認める。

⑤下大静脈径（拡大の有無，呼吸性変動，図4）
⑥肺高血圧の評価（三尖弁逆流），右心機能（TAPSE,S'）
⑦弁膜症（僧帽弁閉鎖不全症，僧帽弁狭窄症）の評価
⑧左室流入血流波形のパターン（図5）

図4　うっ血性心不全の症例①

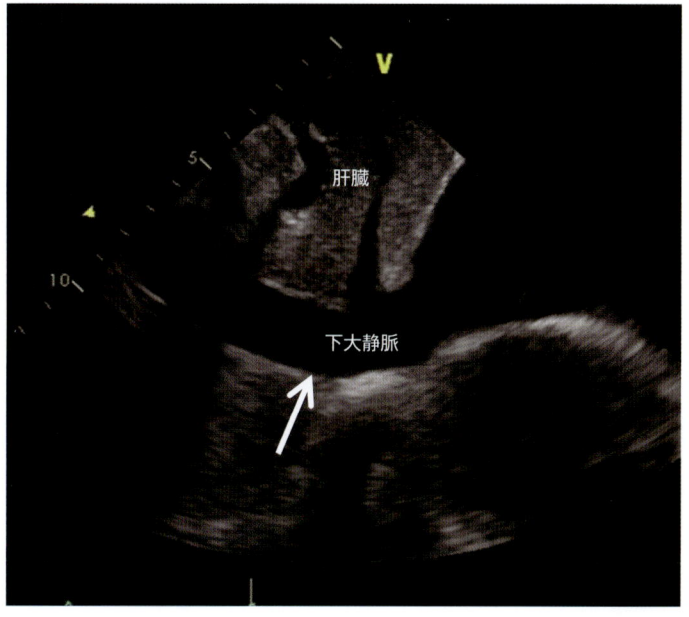

下大静脈の拡大を認める。

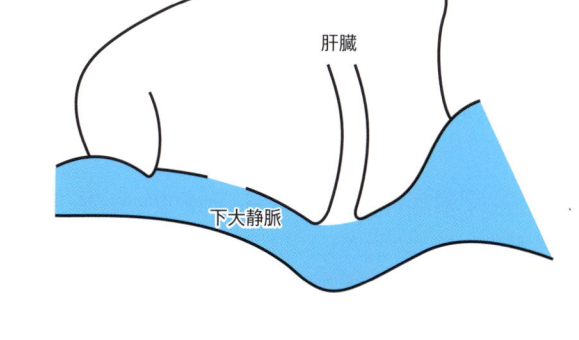

図5　うっ血性心不全の症例②

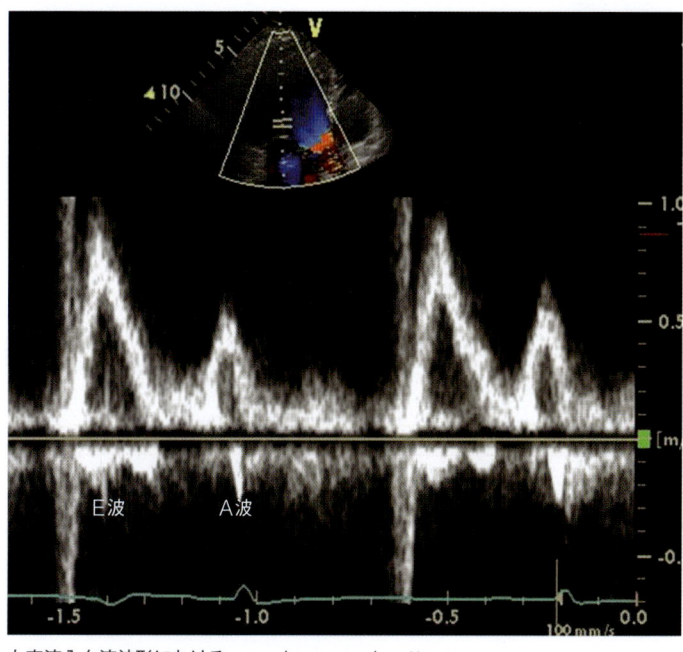

左室流入血流波形におけるpseudo-normal pattern。

③ 浮腫症状のある患者さんのエコー

下腿浮腫の鑑別

　下腿浮腫は心臓だけでなく，腎性，肝硬変などの消化器疾患，甲状腺疾患などの内分泌性，静脈性（深部静脈血栓症），リンパ浮腫，栄養障害など多岐にわたっています。
心エコー図で鑑別できるものとして
①左室収縮機能障害の有無
②心膜に由来する疾患（収縮性心膜炎）
③血管の疾患（深部静脈血栓症）があります（**図1**）。

> **One Point Advice**
> ・視診，触診も合わせて！
> 肺血栓塞栓症は左右差があることが多く，エコー前にチェックしましょう。

図1　右下腿の浮腫で来院した深部静脈血栓症の症例
a：Bモード　　b：カラードプラ

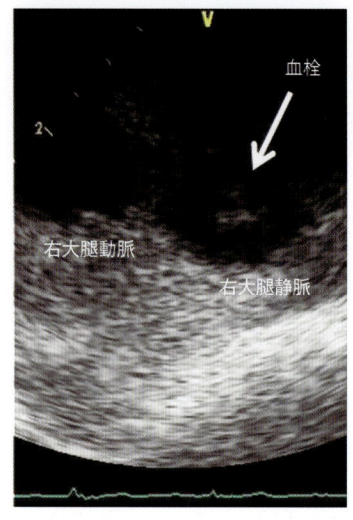

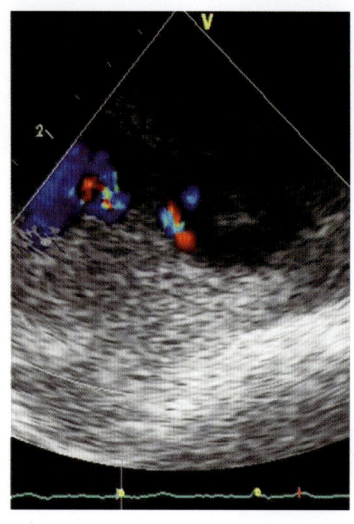

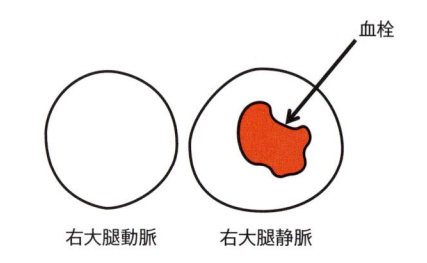

右大腿静脈短軸断面で血栓（矢印）と血流の低下を認める。

左室機能障害のない場合

　下腿，全身の浮腫は静脈系の還流障害であるため，右心系や心膜の評価が重要です。具体的には以下の5つの項目をチェックしましょう。
1）右室径（胸骨左縁第3肋間長軸断面）（**図2**）
2）下大静脈（拡大の有無，呼吸性変動）
3）右室による心室中隔の圧排像
4）三尖弁閉鎖不全，肺高血圧の程度
5）心膜肥厚，心膜液の貯留（**図3，4**）
　収縮性心膜炎や拘束型心筋症は比較的まれな疾患ではありますが，そのため診断が遅れることの多い疾患ともいえます。また，両側の下腿浮腫，難治性胸水などでは鑑別疾患として念頭におかなくてはなりません。心膜の肥厚や心室中隔の拡張早期異常運動，左室流入血流波形の拘束型パターンなどの所見があります。

> **One Point Advice**
> ・心窩部アプローチも含めてチェック！
> 心膜の癒着や肥厚は心窩部アプローチの4 chamber viewも有効です。

図2　慢性血栓閉塞性肺高血圧症の症例

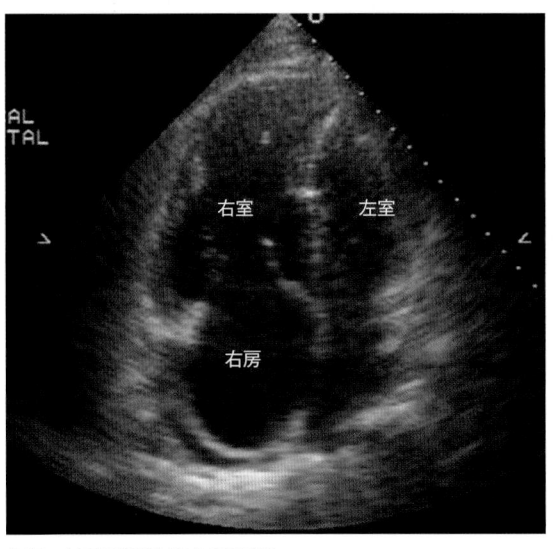

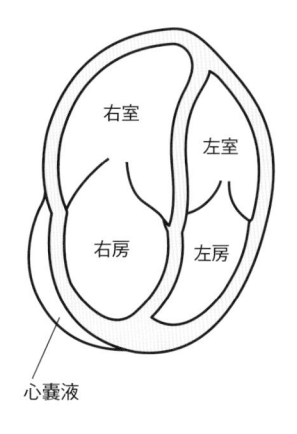

右室，右房の著明な拡大を認める。

図3　収縮性心膜炎の症例

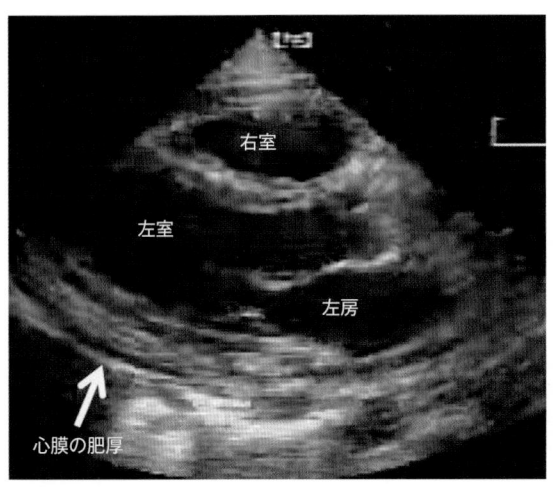

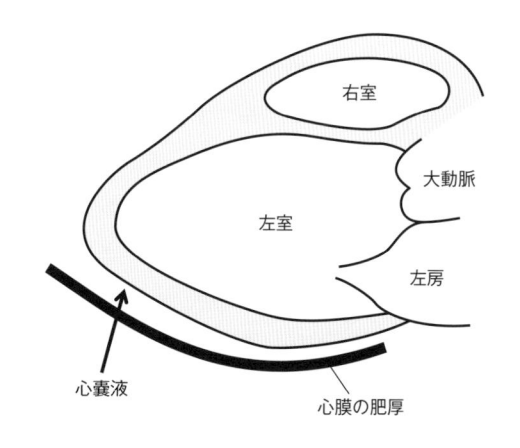

少量の心膜液と心膜の肥厚を認める（矢印）。

図4　収縮性心膜炎の症例

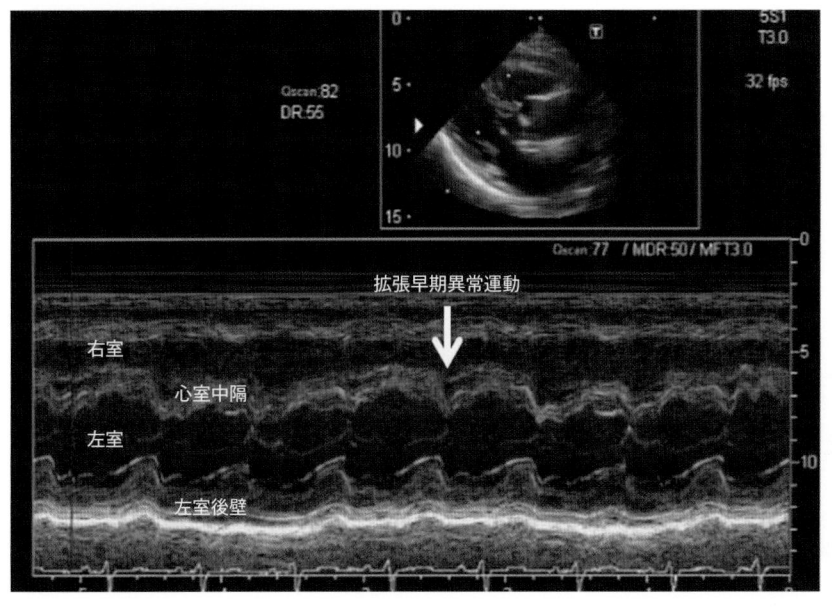

心室中隔の拡張早期異常運動を認める（矢印）。

④ 不整脈患者さんのエコー

不整脈にはさまざまな種類があります。そのなかで，どのような不整脈かを把握することが大切です。

頻脈性不整脈：上室不整脈，心房細動

心房細動は不整なRR間隔に依存して心拍出量や左室駆出率が変動します（図1）。

計測値は多心拍（5〜10心拍）の平均値を求めることが推奨されています。

収縮能評価に関しては先行RR間隔と先々行RR間隔が等しくなった後の心拍での評価が有用との報告があります。

左房内血栓の有無：左房血栓の90％以上は左心耳内に形成されますが，必要に応じて経食道アプローチでの評価が必要となります（図2）

図1　心房細動の左室流出路速度

先行するRR間隔によって左室流出路の血流速度が変化する。

> **One Point Advice**
>
> - 左心耳の観察！
>   大動脈弁レベルの傍胸骨短軸断面でプローブを足側，外側にふると，左心耳を観測できることがあります。

図2　心房細動の症例

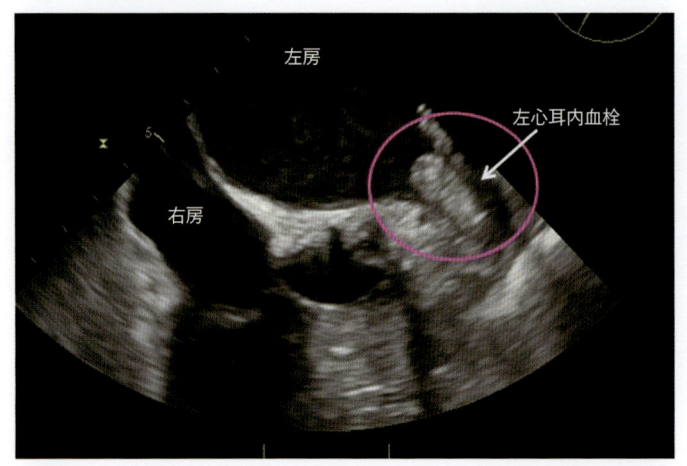

経食道心エコー図検査で左心耳内に血栓を認める（矢印）。

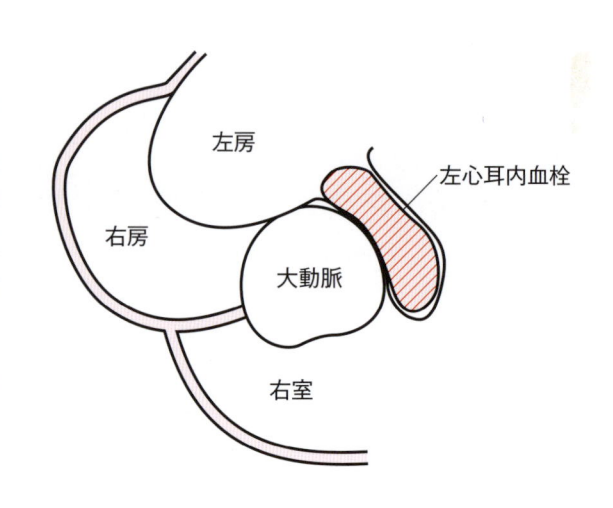

頻脈性不整脈：心室不整脈

　心筋梗塞後，拡張型心筋症，肥大型心筋症，高血圧，心サルコイドーシス，不整脈原性右室心筋症などの鑑別が重要となります。

　期外収縮の際の計測は，期外収縮直後の次の心拍では心収縮が増強するため期外収縮後増強（PESP），期外収縮直後での計測は避けるべきです。

> **terminology**
> PESP：post extrasystolic potentiation

徐脈性不整脈：房室ブロック

　急性にブロックをきたすものとしては急性心筋梗塞，急性心筋炎，薬剤性高カリウム血症，腎不全などがあります。

　急性以外にブロックをきたすものとしては，サルコイドーシス（心室中隔基部の菲薄化，図3），アミロイドーシス（図4），膠原病などがあります。

図3　サルコイドーシスの症例

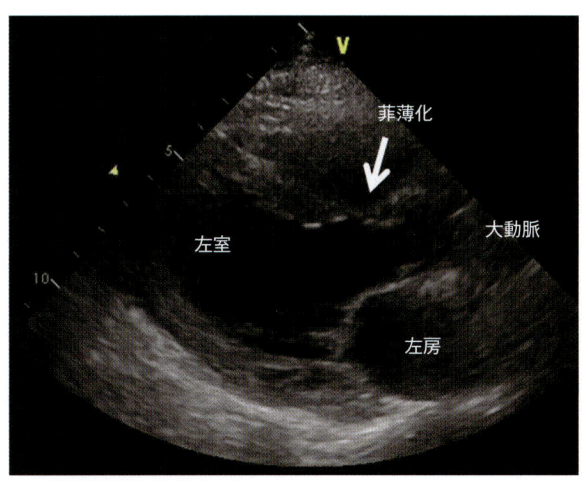

心室中隔基部の菲薄化を認める（矢印）。

図4　アミロイドーシスの症例

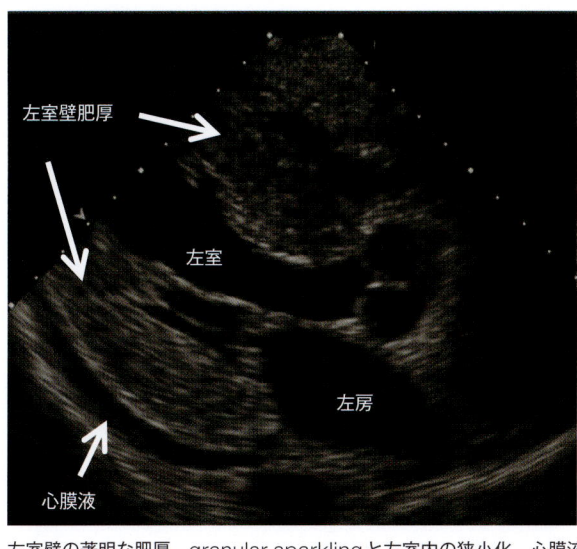

左室壁の著明な肥厚，granular sparklingと左室内の狭小化，心膜液を認める。

⑤ 心雑音がある患者さんのエコー

収縮期雑音

●駆出性雑音

代表的な疾患としては大動脈弁狭窄症，閉塞性肥大型心筋症，心房中隔欠損，肺動脈狭窄があります。

大動脈弁狭窄症は特に高齢者に多く，大動脈弁のエコー輝度亢進，開放制限や求心性左室肥大を認めます（図1）。また，大動脈二尖弁では収縮期ドーミングを認めます（図2）。

図1　大動脈弁狭窄症の症例

大動脈弁の石灰化（矢印）と求心性左室肥大を認める。

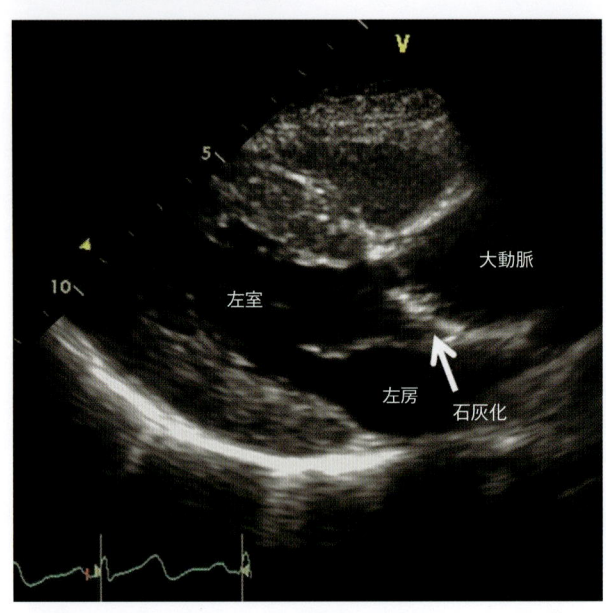

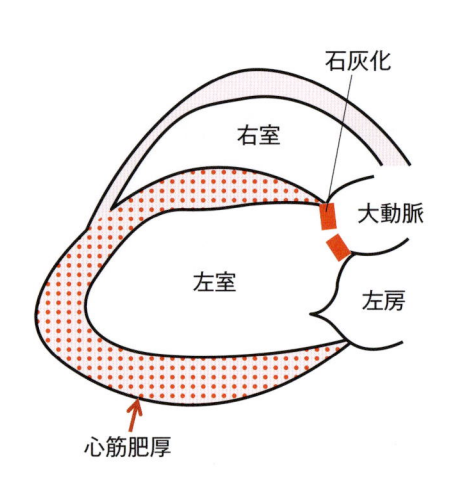

図2　大動脈二尖弁の症例（経食道心エコー）

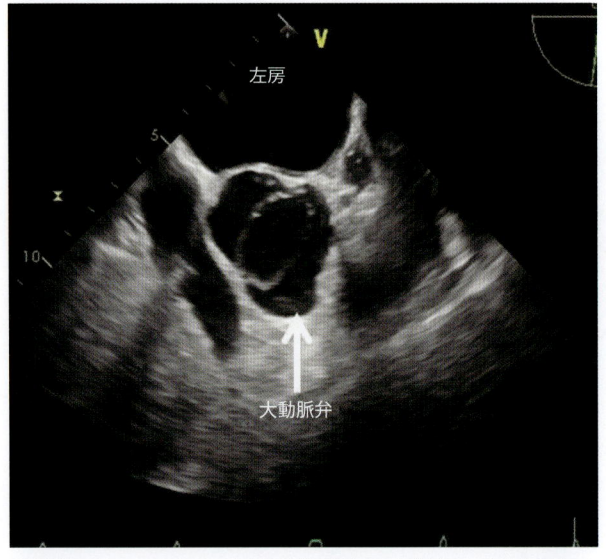

経食道心エコー図における大動脈弁短軸断面で左右型の二尖弁を認める。

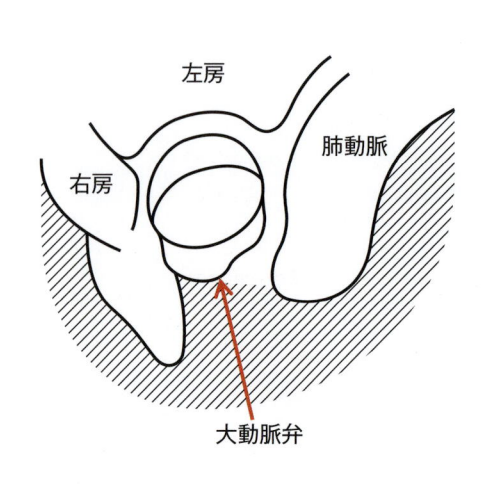

閉塞性肥大型心筋症は左室内腔の狭小化，非対称性の左室肥大，僧帽弁収縮期前方運動（SAM），カラードプラで左室流出路にモザイクシグナルを認めます。

> **terminology**
> SAM：systolic anterior motion of mitral valve

●全収縮期雑音

僧帽弁逆流，三尖弁逆流，心室中隔欠損が代表的です。

僧帽弁逆流の原因として，僧帽弁逸脱（図3，4）や感染性心内膜炎の存在の有無を観察します。

三尖弁逆流は右室，右房の拡大を伴うことも多いです。

心室中隔欠損症では左室-右室短絡血流シグナルや右室拡大を認めます（図5）。

図3　僧帽弁閉鎖不全症の症例①

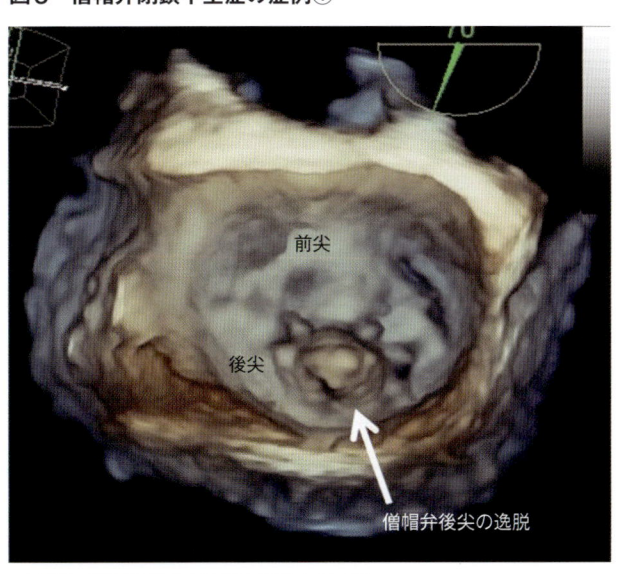

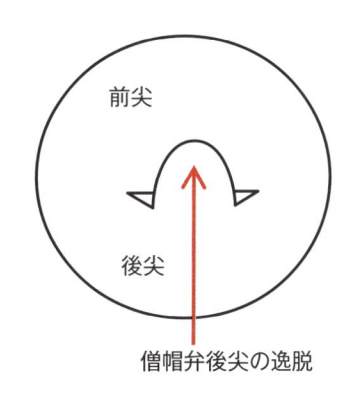

3D画像で僧帽弁後尖の逸脱を認める（矢印）。

図4　僧帽弁閉鎖不全症の症例②

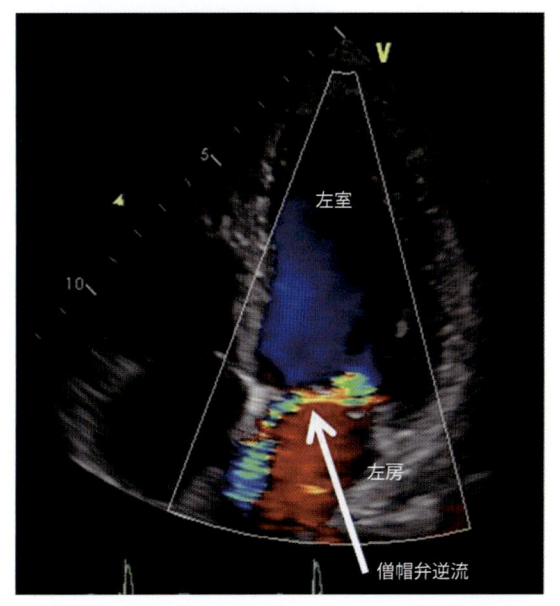

僧帽弁の逸脱部位より心房中隔に向かう僧帽弁逆流を認める（矢印）。

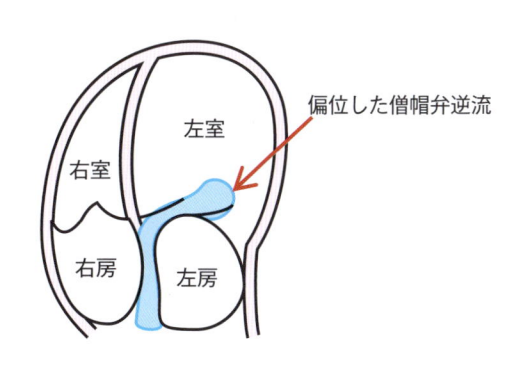

図5 心室中隔欠損症（Kirklin分類Ⅱ）の症例

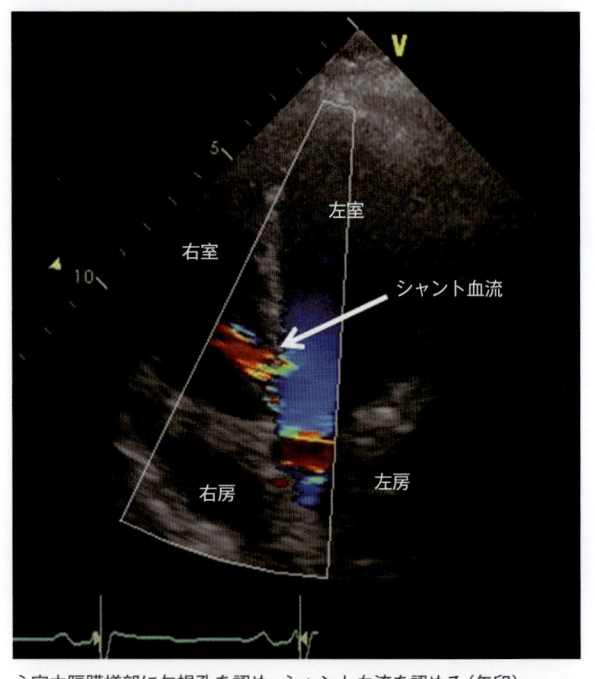

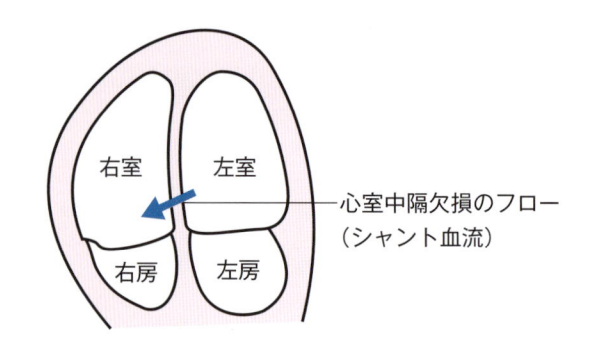

心室中隔膜様部に欠損孔を認め，シャント血流を認める（矢印）。

拡張期雑音

●拡張早期雑音

大動脈弁逆流，肺動脈弁逆流が代表的です（図6）。

図6 大動脈弁閉鎖不全症の症例

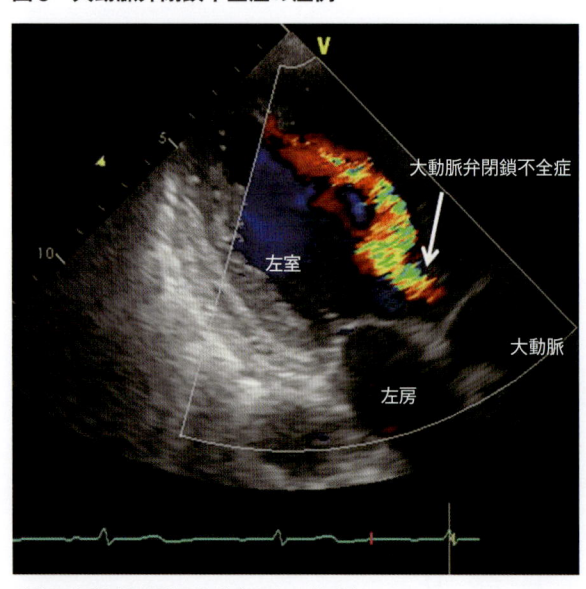

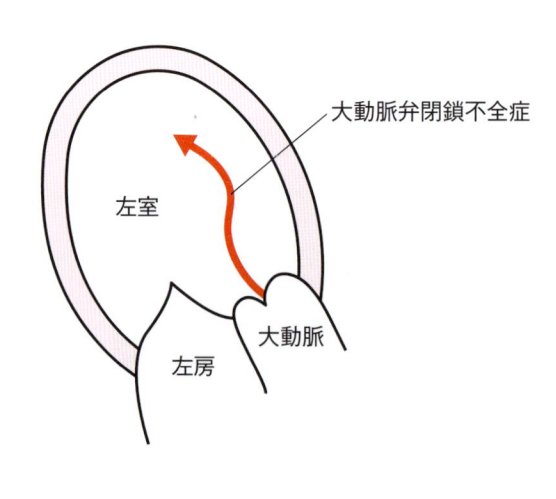

重症の大動脈弁閉鎖不全症を認める（矢印）。

●拡張中期ランブル

器質的，あるいは相対的僧帽弁狭窄により生じます。リウマチ性僧帽弁狭窄症では，僧帽弁前尖のドーミングや弁尖の肥厚，輝度亢進，弁下部組織の癒合，短縮，弁口狭小化，左房拡大などが特徴的です。

連続性雑音

Valsalva洞動脈瘤破裂，冠動脈瘻，動脈管開存が代表的です。

表1　心雑音の分類

収縮期雑音	拡張期雑音	連続性雑音
①駆出性雑音 　大動脈弁狭窄症 　閉塞型肥大型心筋症 　S字状中隔 　心房中隔欠損症 　肺動脈狭窄 ②全収縮期雑音 　僧帽弁逆流 　三尖弁逆流 　心室中隔欠損	①拡張早期雑音 　大動脈弁逆流 　肺動脈弁逆流 ②拡張中期ランブル 　僧帽弁狭窄症	Valsalva洞動脈瘤破裂 冠動脈瘻 動脈管開存

One Point Advice

- 聴診も重要！
  心雑音は弁や心臓の形態が変化している結果です。雑音のタイミング（拡張期，収縮期），聴取場所を確認して行いましょう。

V

疑われる疾患別　エコーの撮り方・描き方

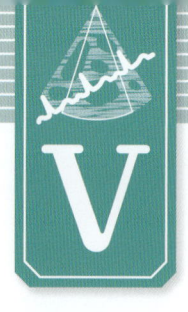

V 疑われる疾患別エコーの撮り方・描き方

① 心筋梗塞（合併症を含む）

村田光繁（慶應義塾大学医学部臨床検査医学）

心筋梗塞

●症例提示（図1〜5）

1か月前に1時間以上持続する胸痛を認めたが自然に消失したため放置していた症例です。念のため来院し心電図検査を施行したところ陳旧性心筋梗塞が疑われ，心エコーを施行しました。症例を図1〜5に示します。

図1　前壁中隔梗塞

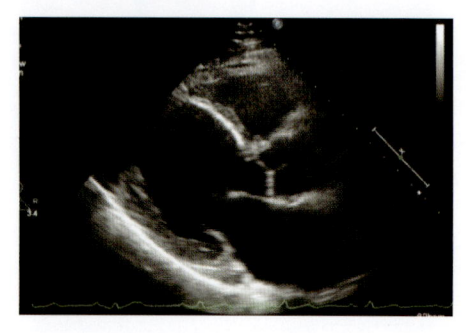

傍胸骨長軸断面で前壁中隔は基部から菲薄化，輝度亢進を認める。

図2　前壁中隔梗塞

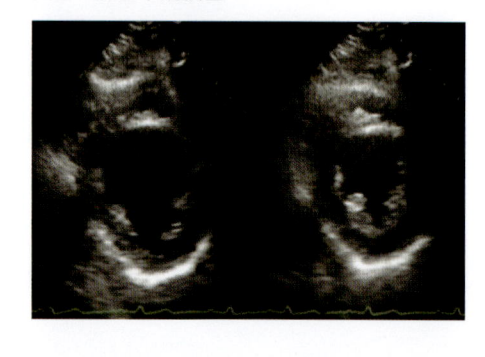

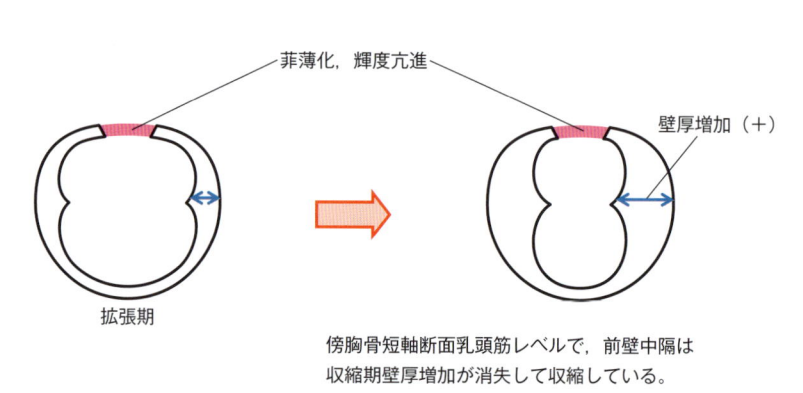

傍胸骨短軸断面乳頭筋レベルで，前壁中隔は収縮期壁厚増加が消失して収縮している。

図3　前壁中隔梗塞

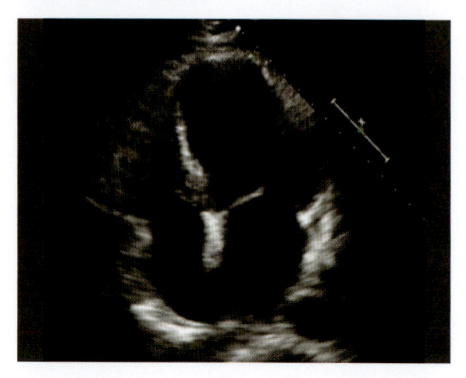

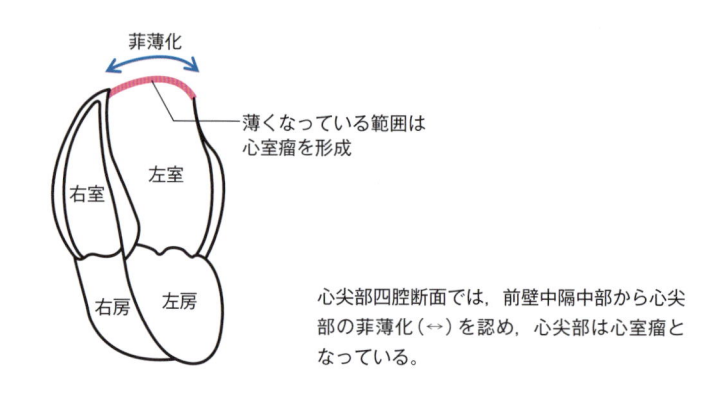

心尖部四腔断面では，前壁中隔中部から心尖部の菲薄化（↔）を認め，心尖部は心室瘤となっている。

図4 下壁梗塞

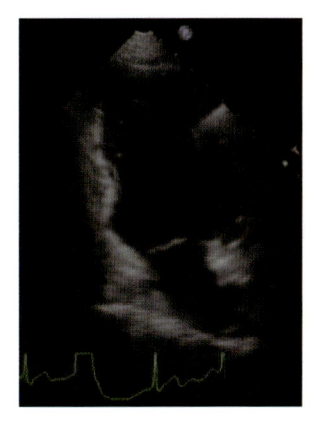

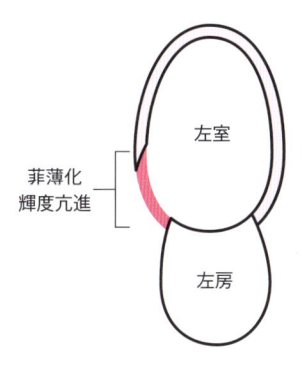

傍胸骨短軸断面で後中隔の菲薄化を認める。また心尖部二腔断面では下壁基部の菲薄化と輝度亢進を認め，無収縮となっている。

図5 冠動脈灌流領域

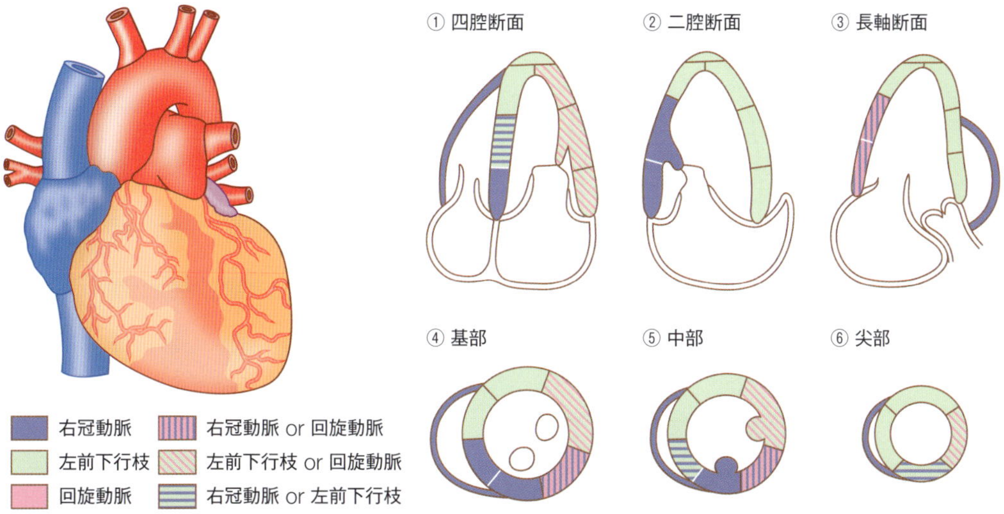

凡例：
- 右冠動脈
- 右冠動脈 or 回旋動脈
- 左前下行枝
- 左前下行枝 or 回旋動脈
- 回旋動脈
- 右冠動脈 or 左前下行枝

① 四腔断面　② 二腔断面　③ 長軸断面
④ 基部　⑤ 中部　⑥ 尖部

各冠動脈の灌流領域はほぼ決まっているため，壁運動異常の部位から責任冠動脈が推定可能である。

心筋梗塞合併症

●症例提示（図6～9）

心筋梗塞合併症には，①僧帽弁逆流（乳頭筋断裂，機能性），②自然壁破裂，③心室中隔穿孔，④心室瘤，⑤壁在血栓，⑥心膜炎などがあります。症例を図6～9に示します。

図6 心室瘤＋心尖部血栓

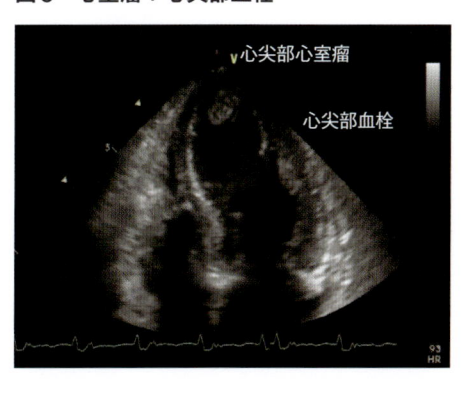

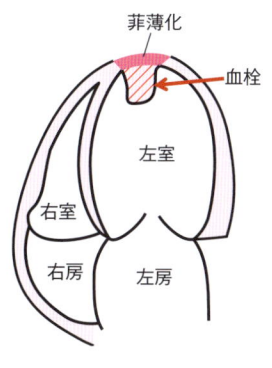

心尖部が全周性に菲薄化し，収縮期に外方に膨隆する。内部に心尖部血栓を認める。

図7　心尖部血栓拡大像

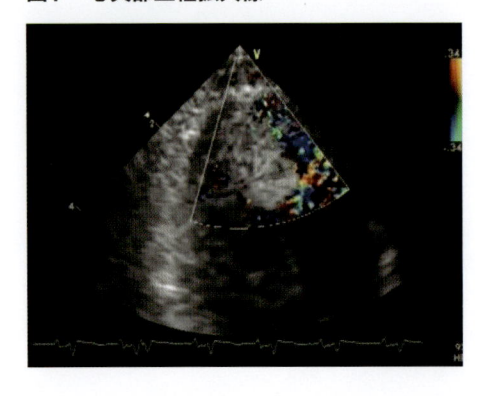

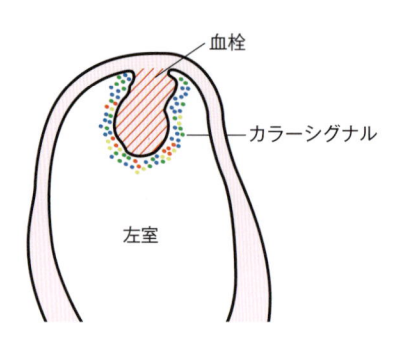

心尖部血栓ではカラードプラシグナルが血栓を避けるように色づくことで心尖部内柱と鑑別する。カラースケールを下げて拡大像で撮像する。

図8　心室中隔穿孔

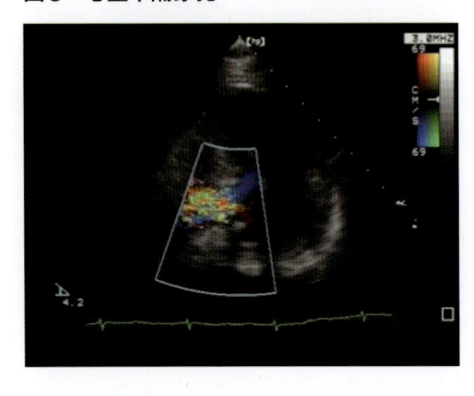

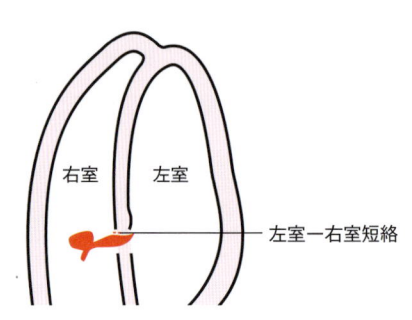

左室から右室へ短絡血流を認める。

図9　機能性僧帽弁逆流

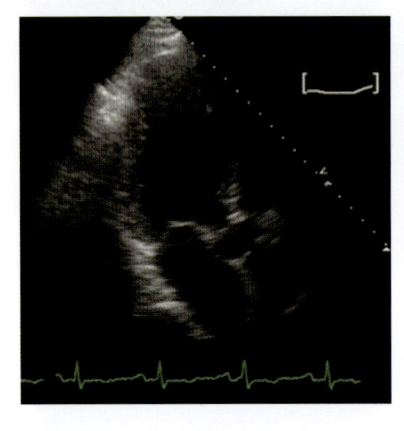

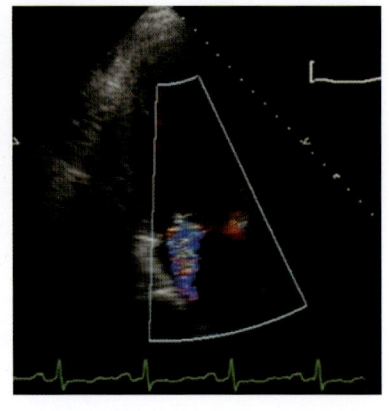

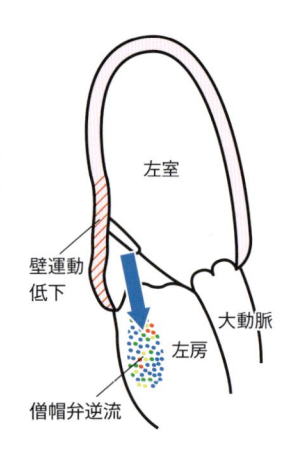

僧帽弁後尖のtetheringによる僧帽弁逆流を生じた下壁梗塞例。

One Point Advice

　左室壁運動（収縮機能）の評価は，左室心内膜の動きと収縮期の壁厚増加で判断します。また，冠動脈支配に合致した壁運動異常があるか，壁菲薄化や線維化（輝度亢進）の有無が心筋梗塞診断には不可欠です。さらに合併症を常に念頭において見落とさないよう注意が必要です。

② 心不全

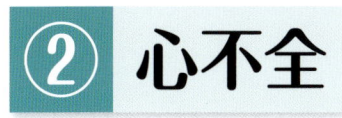

村田光繁（慶應義塾大学医学部臨床検査医学）

疾患の概要，診断

　心筋障害により心臓のポンプ機能が低下し，左室充満圧上昇なしに，全身の酸素需要に見合った心拍出量を絶対的にまたは相対的に出すことができない状態であり，肺，体静脈系または両系にうっ血をきたし，日常生活に障害を生じた病態です。

　左室収縮機能が保持され，心室拡張性低下により心不全症状を生じるHeart failure with preserved EF（HEFpEF）が心不全の半数近くに存在します。

　HEFpFEおよびHEFrEF（Heart failure with reduced EF）いずれも左室充満圧（拡張末期圧）上昇を伴います。

　あらゆる心疾患の末期像であり，虚血性心疾患，心筋症，高血圧心などが主要な基礎疾患です。

　心不全の診断は，自覚症状，身体所見，胸部X線などで総合的に判断します。

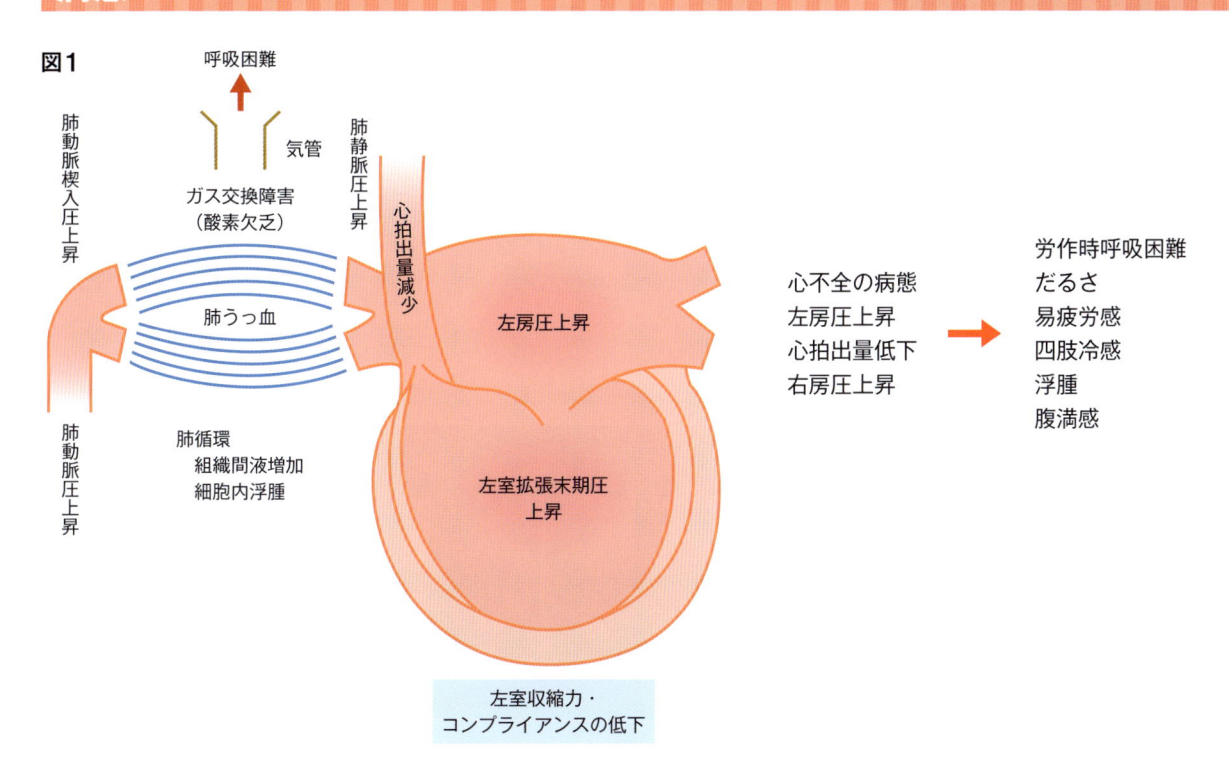

　心エコー図検査のみで診断することは困難ですが，①血行動態の異常，すなわち，心ポンプ機能の異常とそれに伴う心室充満圧の上昇，心拍出量低下の存在を示すこと，②原因疾患（病態）を明らかにすることが重要です。

病態

図1

- 呼吸困難
- 肺動脈楔入圧上昇
- ガス交換障害（酸素欠乏）
- 気管
- 肺静脈圧上昇
- 肺うっ血
- 心拍出量減少
- 左房圧上昇
- 肺動脈圧上昇
- 肺循環　組織間液増加　細胞内浮腫
- 左室拡張末期圧上昇
- 左室収縮力・コンプライアンスの低下

心不全の病態
- 左房圧上昇
- 心拍出量低下
- 右房圧上昇
→
- 労作時呼吸困難
- だるさ
- 易疲労感
- 四肢冷感
- 浮腫
- 腹満感

心エコー図検査の評価ポイント

図2～9に実症例を示します。評価ポイントは以下の通りです。
①左室サイズ，左室壁運動，左室収縮機能
②左室拡張機能
③左室充満圧（拡張末期圧）の推定
④肺高血圧の有無

図2　拡張型心筋症

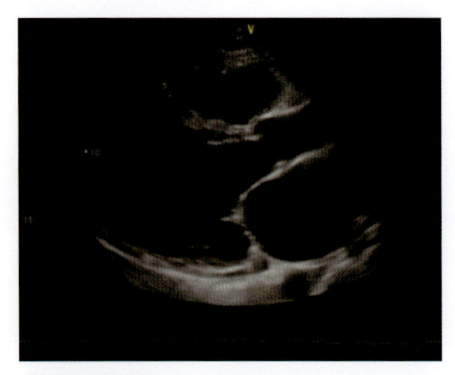

傍胸骨長軸断面。
左室，左房は拡大し，左室収縮機能は低下する。

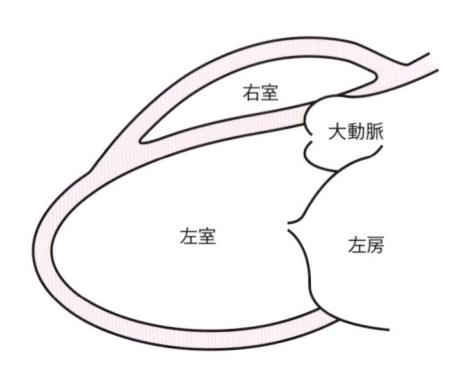

図3　傍胸骨短軸断面

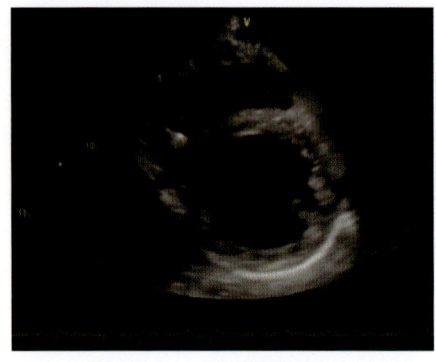

左室，左房は拡大し，左室収縮機能は低下する。

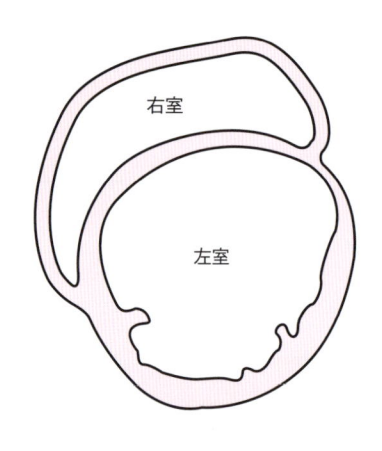

図4　左室流入血流速波形

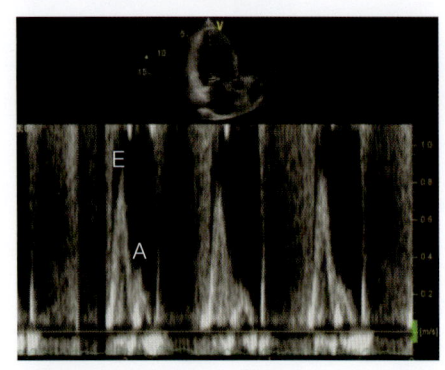

左室流入血流速波形は拘束型（E/A＞2）で，左室充満圧上昇が示唆される。

図5　三尖弁逆流連続波ドプラ波形

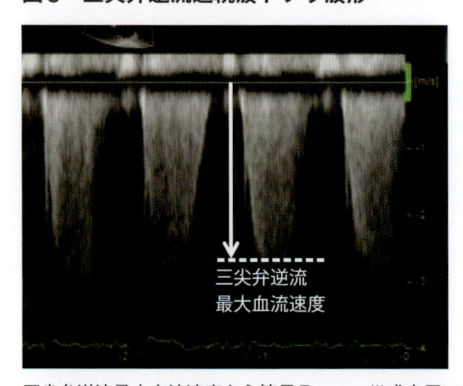

三尖弁逆流最大血流速度から簡易Bernoulli式を用いて三尖弁圧較差を測定する。
三尖弁圧較差（Δp）＝4×（三尖弁逆流最大血流速度（v））^{2}

図6 Mモード法（僧帽弁レベル）

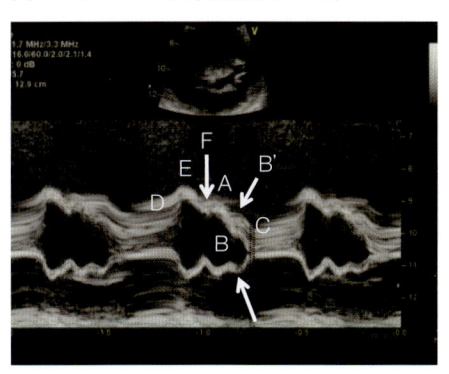

僧帽弁エコーでB-B' stepを認め（矢印）左室充満圧上昇が示唆される。

図7 僧帽弁輪（中隔側）組織ドプラ波形

組織ドプラ法による僧帽弁輪部移動速度E'低下を認める。

図8 心窩部像

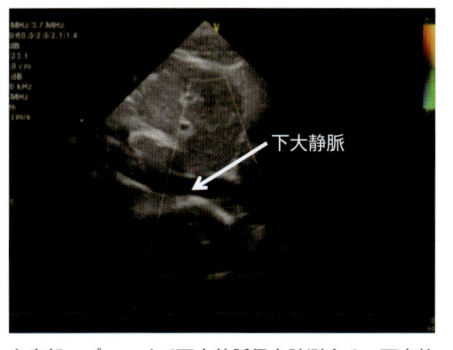

心窩部アプローチで下大静脈径を計測する。下大静脈径の呼吸性変動と合わせて、右房圧を推定する。

図9 心尖部四腔断面で計測した肺静脈血流速度波形

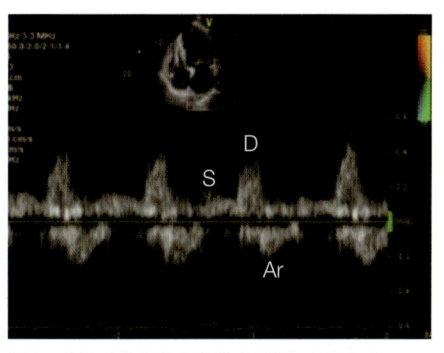

S波＜D波で逆行性A波（Ar）幅増加を認める。

心エコーによる左室充満圧上昇の推定

以下の①〜④を確認し左室充満圧上昇の推定を行います。
①左室流入血流速波形の偽正常化および拘束型
②肺静脈波形逆行性A波幅−左室流入血流速波形A波幅＞30msec
③E/E'＞15
④B-B' step＋（I度房室ブロックがないとき）

● 推定右房圧（表1）

表1 推定右房圧

	正常（0〜5mmHg）	中間（5〜10mmHg）		高値（15mmHg）
下大静脈径	≦2.1cm	≦2.1cm	＞2.1cm	＞2.1cm
呼吸性変動	＞50%	＜50%	＞50%	＜50%

推定肺動脈収縮期圧＝右房圧＋三尖弁逆流圧較差

(Rudski LG, et al: J Am Soc Echocardiogr 23: 685; 2010より引用)

収縮機能の保持された心不全

臨床的に心不全症状・身体所見や病態を示しているのに明らかな収縮異常を呈さない心不全が全体の20〜60％存在することが報告され，収縮機能が保持された心不全（heart failure with preserved EF）とよばれています。HEFpEFは高齢，女性，高血圧，および心房細動の合併が多く，HEFpEFと比較し予後は同等に悪いか（図10）やや良好といわれています。よって，収縮機能がよいからといって心不全でないとはいえず，HEFpEF同様に治療が必要です。

なお，左室充満圧の推定は，駆出率（ejection fraction：EF）が正常の場合はE/E'が（図11），低下している場合はE/Aが鑑別に用いられており（図12）フローチャートが異なるため注意が必要です。

図10　収縮機能の保持された心不全の予後

> **terminology**
> EF：ejection fraction

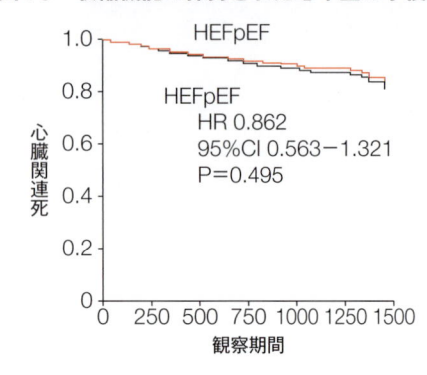

図11　EF正常例での左室充満圧の推定

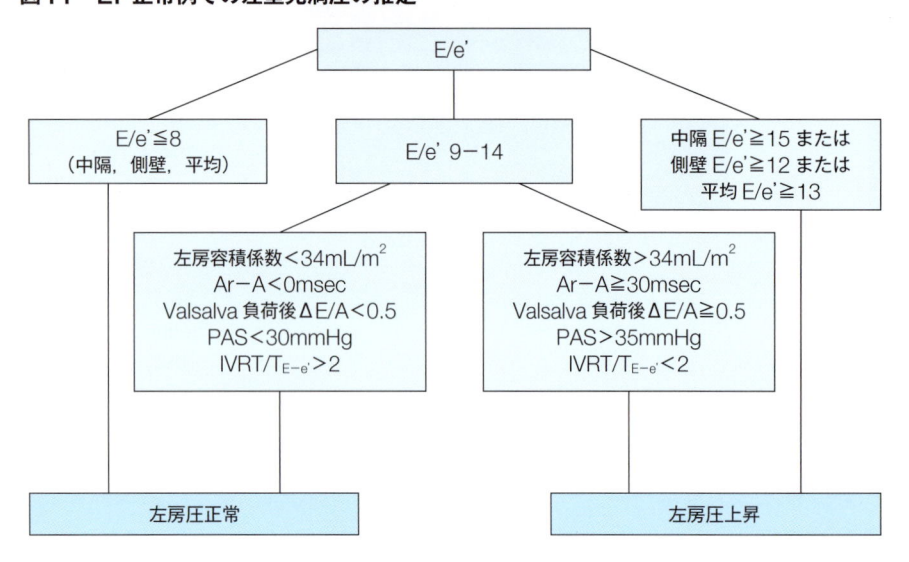

図12　EF低下例での左室充満圧の推定

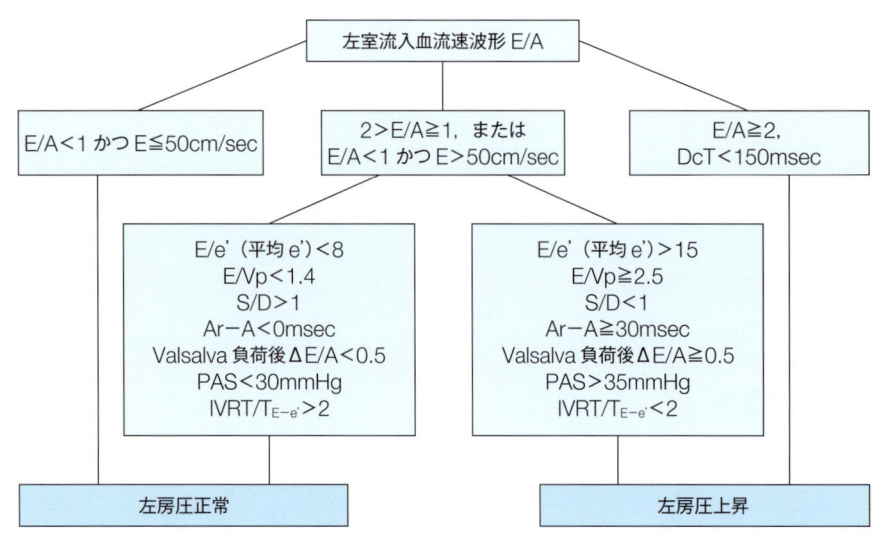

③ 高血圧（高血圧から派生する疾患）

村田光繁（慶應義塾大学医学部臨床検査医学）

高血圧心とは？

　高血圧心は，後負荷上昇により起こる左室形態の変化によって分類され，病態が進行するに伴い，求心性リモデリング→求心性肥大→遠心性肥大と変化します（図1）。

　主病態は左室肥大に伴う左室拡張障害で，病期が進行すると左室収縮障害を伴うようになります。

図1　高血圧性肥大心の左室形態分類

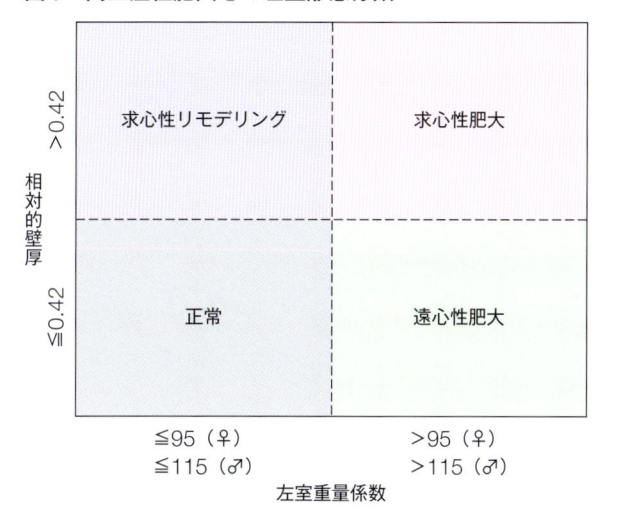

正常形態：初期の左室形態
求心性リモデリング：左室重量は正常だが，壁厚増大および左室内腔狭小化により収縮期壁応力は正常化している。比較的病初期の形態。
求心性肥大：左室重量の増大と壁厚増大により収縮期壁応力が正常に保たれる。病中期の形態。
遠心性肥大：左室重量は増大した状態で左室拡大をきたした状態で，収縮期壁応力は正常化できず破綻した状態。病末期の形態。

(Ganau A, Devereux RB, Roman MJ, et al：Patterns of left ventricular hypertrophy and geometric remodeling in essential hypertension. J Am Coll Cardiol 19：1550-1558, 1992より引用)

心エコー図検査のポイント

●左室肥大（左室重量増加）の有無

　左室肥大は生命予後の独立規定因子です（図2）。虚血性心疾患では，左室肥大を有する例はない例に比べて2倍のリスクがあり，非虚血性心疾患では4倍のリスクがあります[1]。

　各値は以下の式を用い，評価します。

- 左室重量$(g/m^2) = 1.04 \times (LVED + IVS + PW)^3 - LVED^3) - 14 >$ 115（男性），95（女性）
- Relative wall thickness$(RWT) = 2 \times PW/LVED > 0.42$
- 左室壁厚（Mモード，断層法）$\geq 12mm$

図2 左室肥大

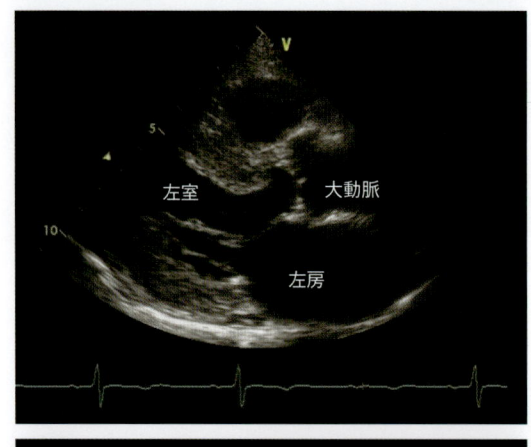

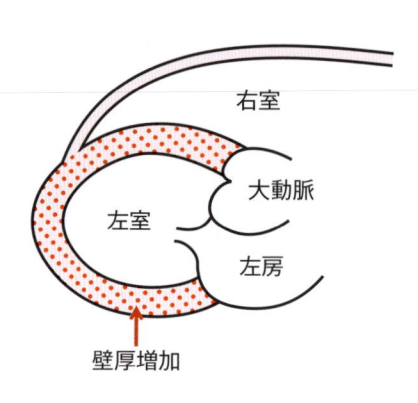

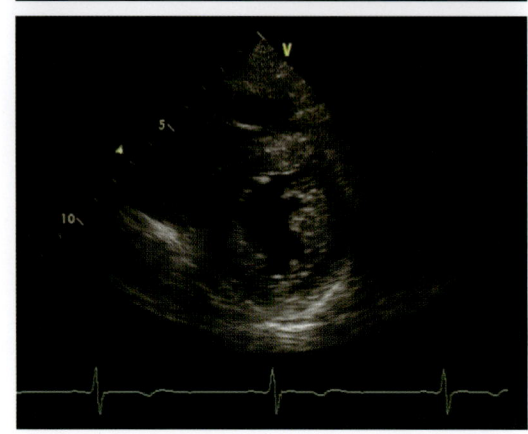

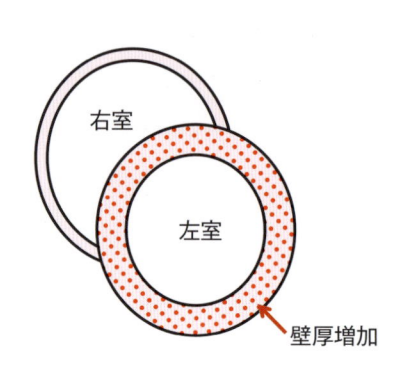

● 左室拡張機能

図3は左室流入血流速波形です。E波は減高，A波は増高し，E波減速時間（DcT）は延長し，弛緩障害パターンを示しています。E，A波以外に緩徐流入期にL波を認め，高度な弛緩障害が示唆されています。

図4は僧帽弁輪部移動速度（E'）です。組織ドプラ法で僧帽弁輪の心室中隔側と側壁側を測定します。E'は左室弛緩を反映しています。

E/E'は左室充満圧上昇の指標となり，E/E'＜8は左室充満圧正常，＞15は左室充満圧上昇を示しています。

terminology
DcT：deceleration time

図3 左室流入血流速波形

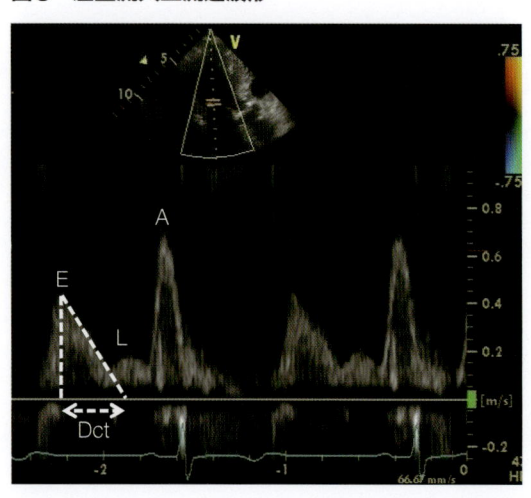

図4 僧帽弁輪部移動速度

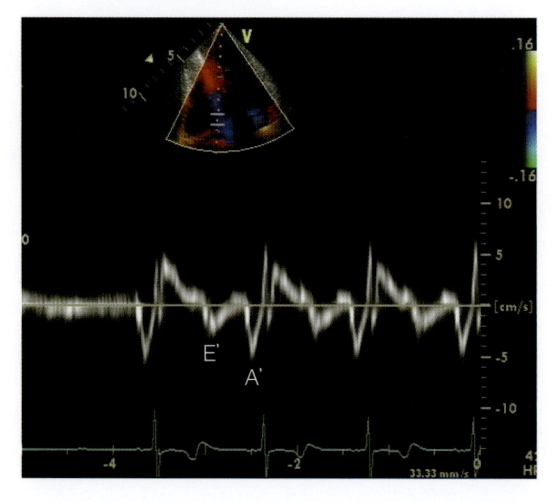

図5は左房径（左房容積）です。左房サイズ，特に左房容積係数は高血圧患者の脳虚血発作発症の予測因子となります（図6）。

図5　左房サイズ（容量）の計測法

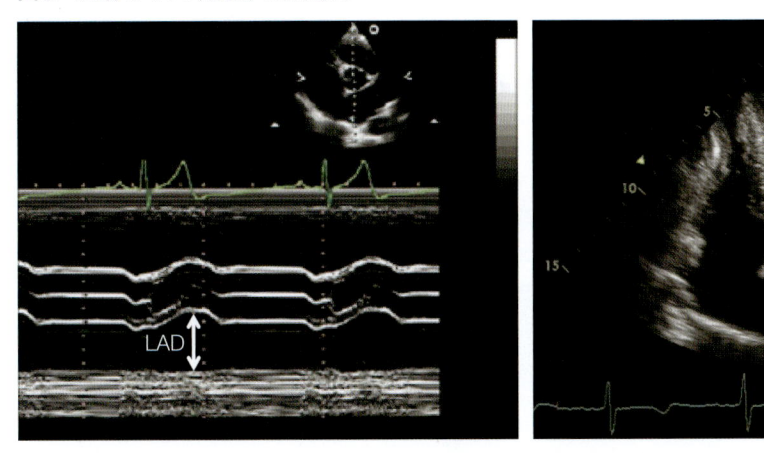

Modified Simpson法

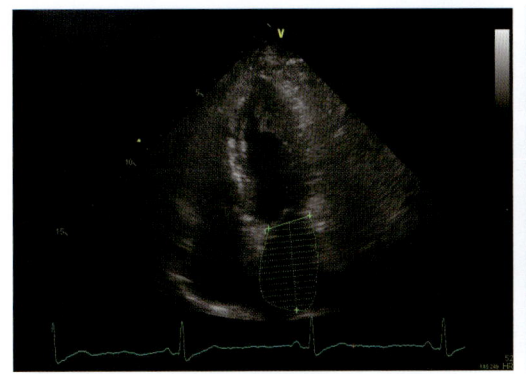

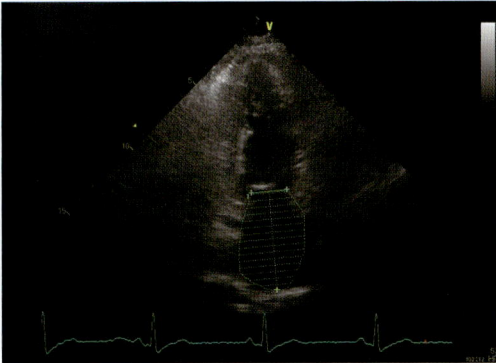

心尖部四腔断面　　　　心尖部二腔断面

図6　左室拡張障害へのアプローチ

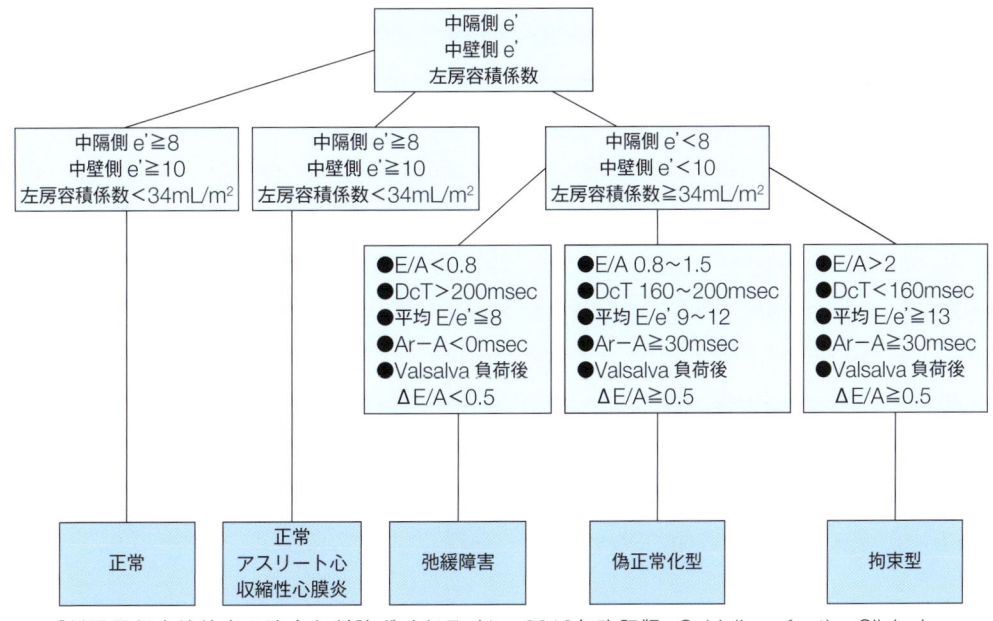

```
            中隔側 e'
            中壁側 e'
            左房容積係数
```

中隔側 e'≧8	中隔側 e'≧8	中隔側 e'<8
中壁側 e'≧10	中壁側 e'≧10	中壁側 e'<10
左房容積係数<34mL/m²	左房容積係数<34mL/m²	左房容積係数≧34mL/m²

- E/A<0.8
- DcT>200msec
- 平均 E/e'≦8
- Ar－A<0msec
- Valsalva 負荷後 ΔE/A<0.5

- E/A 0.8～1.5
- DcT 160～200msec
- 平均 E/e' 9～12
- Ar－A≧30msec
- Valsalva 負荷後 ΔE/A≧0.5

- E/A>2
- DcT<160msec
- 平均 E/e'≧13
- Ar－A≧30msec
- Valsalva 負荷後 ΔE/A≧0.5

| 正常 | 正常 アスリート心 収縮性心膜炎 | 弛緩障害 | 偽正常化型 | 拘束型 |

［循環器超音波検査の適応と判読ガイドライン. 2010年改訂版. Guidelines for the Clinical Application of Echocardiography（JCS 2010）より引用］

● **左室収縮機能**

　左室拡大，左室壁運動および収縮機能を評価します。通常，高血圧心における収縮不全は遠心性リモデリングでみられますが，求心性肥大でも認めることがあります。

　左室収縮機能は，左室内径短縮率（Mモード／断層法）および左室駆出率で評価しますが（図7〜9），肥大心の場合，心内膜レベルの内径短縮率は過大評価することに注意が必要です。

図7　左室拡張末期径と左室収縮末期径

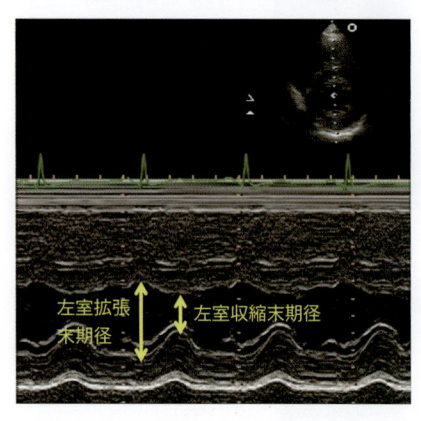

図8　Simpson法による左室駆出率の測定

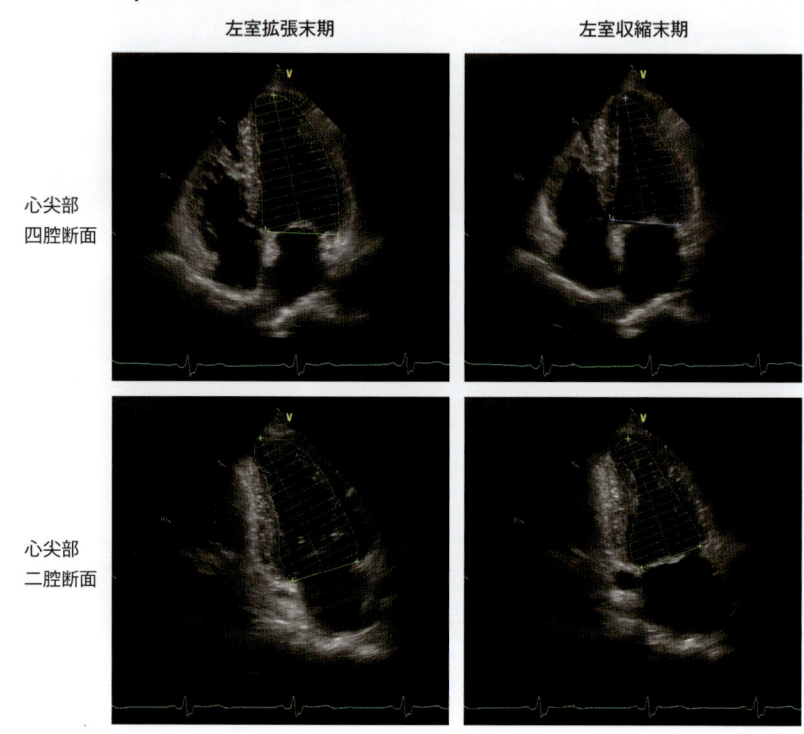

図9　左室収縮機能低下例における左室充満圧の推定

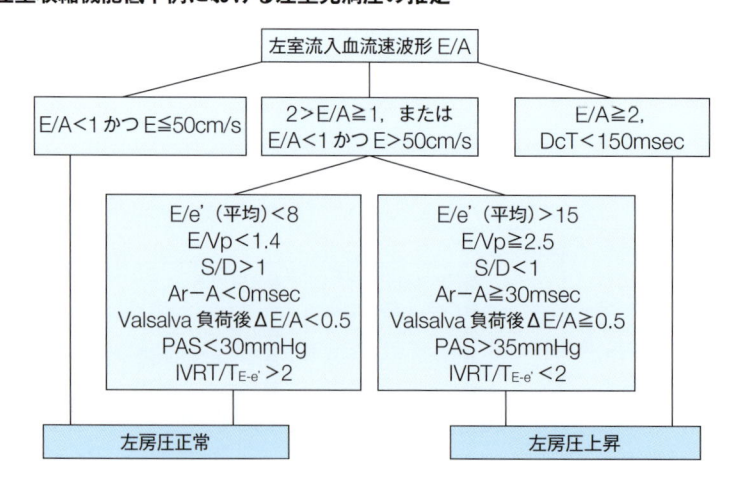

参考文献

1) Ghali JK, Liao Y, Simmons B, et al : The prognostic role of left ventricular hypertrophy in patients with or without coronary artery disease. Ann Intern Med 117 : 831-836, 1992.

④ 弁膜症

新井光太郎（東京女子医科大学循環器内科）

大動脈弁狭窄（AS）

terminology
AS : Aortic stenosis

心エコーを撮るに至ったプロセス

労作時呼吸困難を主訴に外来を受診。胸部聴診で駆出性収縮期雑音を聴取し，心電図は左室肥大とストレインパターンを認めていた症例です。

心エコーの撮り方・読み取り方

①左室長軸断面で大動脈弁を観察（図1）

左室長軸断面では大動脈弁の大動脈弁の肥厚，石灰化と開放制限を観察します。弁輪径，Valsalva洞径，STジャンクション径などの拡大の有無，左室肥大の有無も評価します。

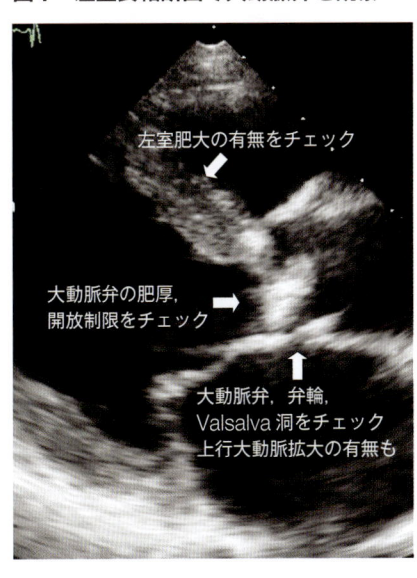

②左室短軸断面で大動脈弁を観察（図2）

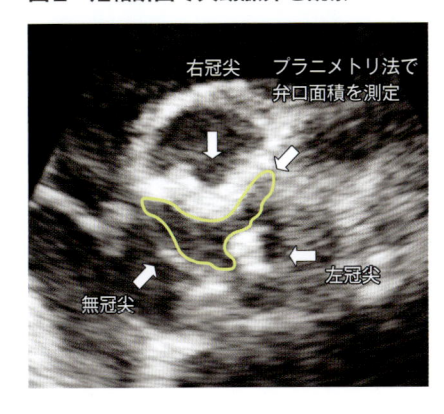

長軸断面同様に大動脈弁の形態を評価し，先天性（二尖弁）か後天性（動脈硬化性）かリウマチ性かを判断します。短軸断面で大動脈弁口をトレースし弁口面積を直接測定します。正確な短軸断面の描出が重要です。

③大動脈弁狭窄の重症度評価（図3）

1）左室－大動脈間圧較差測定：簡便に計測できる指標

連続波ドプラ法による大動脈弁通過最高血流速度（V）と最大圧較差と平均圧較差を計測します。簡易Bernoulli式（$\Delta P=4V^2$）により最大圧較差を測定します。平均圧較差は大動脈弁血流速度波形をトレースして求めます。最高血流速度は4m/sec，平均圧較差は40mmHgが重症ASの指標です（表1）。定量評価指評で血行動態の影響を受けにくいです。

2）大動脈弁口面積計測（AVA）

血行動態の影響を受けにくい定量指標のことをいいます。連続の式（continuity equation）を用いて弁口面積を計測します。

左室流出路の血流量（一回心拍出量）＝大動脈弁口の血流量であるため，

A1（左室流出路断面積）×V1（左室流出路血流の時間速度積分）
＝A2（大動脈弁口面積）×V2（大動脈弁通過血流の時間速度積分）

となります。

大動脈弁口面積は，AVA（A2）＝A1×V1/V2の式で求められます。プラニメトリ法は，直接トレースによる計測法です（図2を参照）。

図1 左室長軸断面で大動脈弁を観察

- 左室肥大の有無をチェック
- 大動脈弁の肥厚，開放制限をチェック
- 大動脈弁，弁輪，Valsalva洞をチェック 上行大動脈拡大の有無も

図2 短軸断面で大動脈弁を観察

- 右冠尖
- プラニメトリ法で弁口面積を測定
- 無冠尖
- 左冠尖

terminology
AVA : aortic valve area

図3 大動脈弁狭窄の重症度評価

a
左室流出路径の計測は収縮中期に行う。
弁輪部から5〜10mmの位置で計測する。

A1（左室流出路断面積）＝π×（左室流出路径/2）²

b
大動脈弁通過血流速度は
連続波ドプラ法で計測
V=4.7m/sec
← V2 (AS の TVI)

左室流出路血流速度は
パルスドプラ法で計測
V=0.7m/sec
← V1 (LVOT の TVI)

c

$$A_2 = \frac{A_1 \cdot V_1}{V_2}$$

AVAは1.0cm²、体表面積で割った補正弁口面積（AVA/m²）は0.6cm²/m²が重症ASの指標です（表1）。

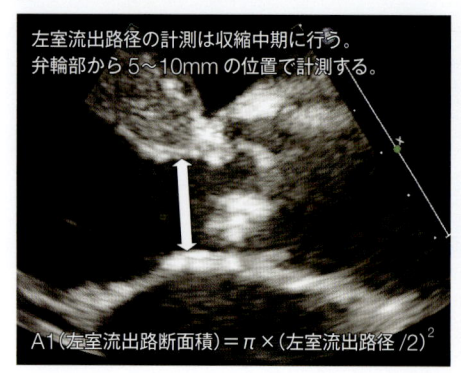

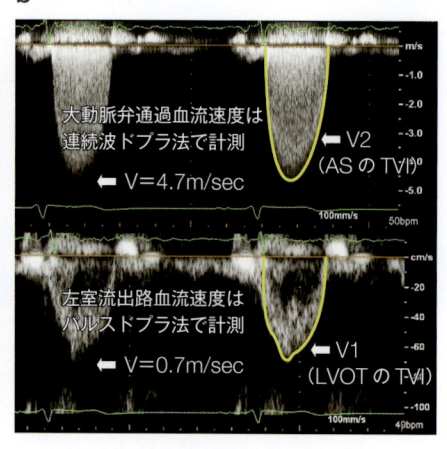

表1 大動脈弁狭窄の重症度

	軽症	中等度	重症
最高血流速度（m/sec）	<3.0	3.0〜4.0	≧4.0
平均圧較差（mmHg）	<25	25〜40	≧40
大動脈弁弁口面積（cm²）	>1.5	1.0〜1.5	≦1.0
補正弁口面積（cm²/m²）			<0.6

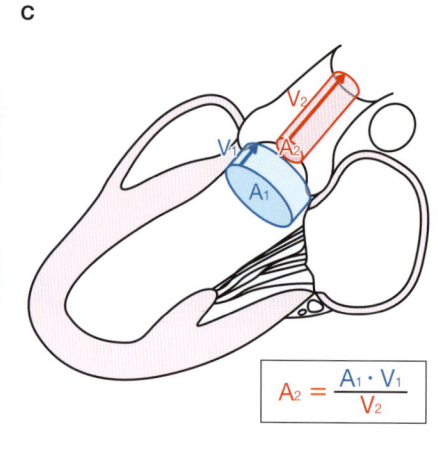

見落としポイント

- post-stenotic dilatation（狭窄後拡張：大動脈弁から上行大動脈にかけての拡大所見）も観察します。
- 右胸壁アプローチを含め、最高流速は多断面で評価します。
- 圧較差は流量に依存するので、大動脈弁逆流や左室機能に影響を受けます。
- 弁口面積測定の際には左室流出路径の測定誤差に注意が必要です。
- 低心機能の大動脈弁狭窄では高度ASでありながら、低心拍出量のため見かけの圧較差が小さく（low flow low gradient AS）、中等度ASに左心機能障害を合併した例、偽高度AS（pseudo severe AS）が含まれており、ドブタミン負荷によって真の重症ASか否かの評価が可能です。

僧帽弁逆流（MR）

terminology
MR：mitral regurgitation

心エコーを撮るに至ったプロセス

労作時呼吸困難と動悸を主訴に近医を受診。胸部聴診で心尖部を最強点とする全収縮期雑音とⅢ音を聴取したため心エコー施行となった症例です。

心エコーの撮り方・読み取り方

①多断面で僧帽弁を観察する（図4）

僧帽弁は前尖（AML）と後尖（PML）によって構成されています。AMLは前交連側から後交連側へA1、A2、A3の3つ、PMLはP1、P2、P3の3つの部分から成り立っています。多断面で僧帽弁を観察し、粘液腫性変化やテザリング、硬化、弁輪拡張などを観察し、僧帽弁逆流の原因が弁逸脱か、機能性かあるいはリウマチ性かなどを判定します。

terminology
AML：anterior mitral leaflet
PML：posterior mitral leaflet

②僧帽弁逸脱部位を診断（図5，図6）

多断面の断層心エコーとカラードプラ法から僧帽弁の逸脱部位を診断します。心エコーで見た僧帽弁は左室側から見ているため，surgeon's viewと左右逆であることに注意が必要です。

図6の症例では僧帽弁後尖の左房側への落ち込み，カラードプラ法での左房前壁側への偏位したMRジェットなどからP2の逸脱と診断できます。

③僧帽弁逆流の重症度評価：定性評価・半定量評価

1）逆流到達距離

左房を3分割し，MRジェットの左房内の到達度により評価する方法です。肺静脈まで到達，または肺静脈血流の逆行性収縮期波を認めると重症MRといえます（表2）。また，連続波ドプラ法でのMR波形の色の濃さやvena contractaで重症度を評価します（表2）。

④僧帽弁逆流の重症度評価：定量評価

1）PISA法（ARのPISA法を参照）

中等度以上の逆流が疑われる場合には定量評価を行います。

僧帽弁逆流弁口面積(ERO) = $(2 \times \pi \times R^2 \times V) \div$ peak velocity (cm^2)

僧帽弁逆流量(RV) = ERO × TVI (mL)

僧帽弁逆流率(RF) = 逆流量 ÷ 一回拍出量 (%)

EROは0.3cm²以上，逆流量は60mL以上，逆流率は50％以上が重症MRです（表2）。

2）Volumetric法

僧帽弁逆流の逆流量をドプラ法を用いて定量評価する方法です。

左室流入血流（LVIF）と左室流出路（LVOT）の血流量の差が逆流量（RV）を表します（図7～9）。

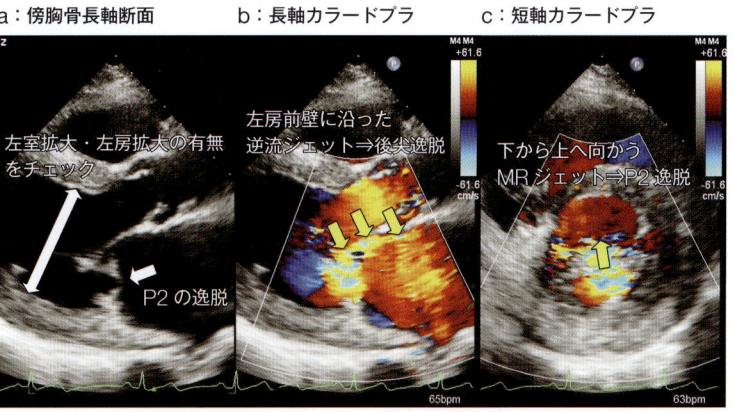

図4　多断面で僧帽弁を観察

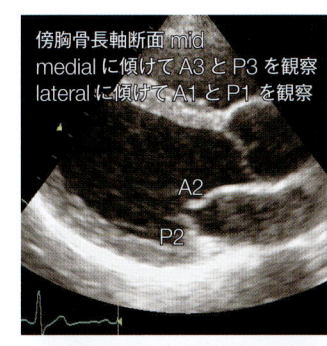

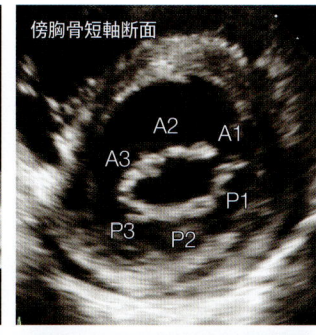

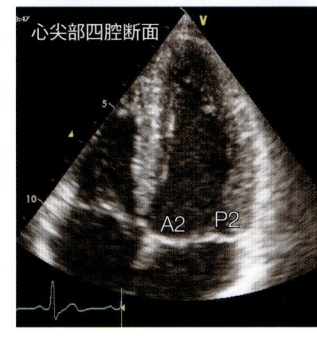

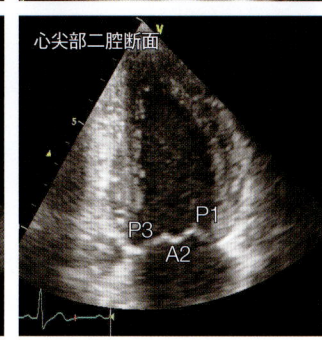

terminology
- TVI：time velocity integral
- ERO：effecitve regurgitant oriffice area
- RV：regurgitant volume
- RF：regurgitant fraction

terminology
- LVIF：left ventricular inflow
- LVOT：left ventricular outflow tract
- RV：regurgitant volume

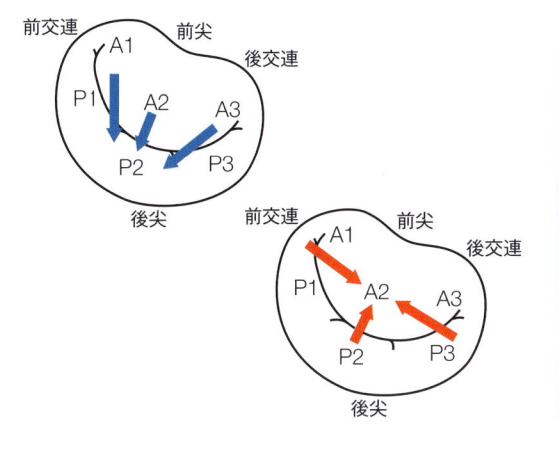

図5　短軸でみた僧帽弁逸脱の部位と逆流方向

図6　僧帽弁逸脱部位を診断
a：傍胸骨長軸断面　　b：長軸カラードプラ　　c：短軸カラードプラ

表2 僧帽弁逆流の重症度評価

		軽度	中等度	高度
定性評価	左室造影（Sellers分類）	1+	2+	3+ 4+
	カラードプラジェット	4cm²未満，左房面積の20%未満	軽度より大きいが高度に達しないもの	左房面積の40%以上の中心流ジェットまたは左房壁を回旋するようなジェット
	連続波ドプラ法での波形の濃さ	薄い	濃い	
	vena contracta（mm）	<3	3〜6.9	>7
定量評価	逆流量（mL）	30mL/拍未満	30〜59	>60
	逆流率（%）	<30	30〜49	>50
	逆流弁口面積（cm²）	<0.20	0.2〜0.39	>0.40
参考	左房サイズ			拡大
	左室サイズ			拡大

図7 Volumetric法：一回心拍出量

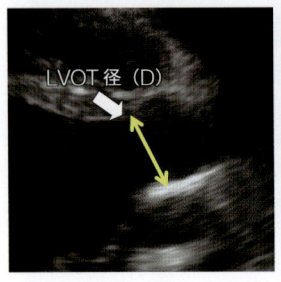

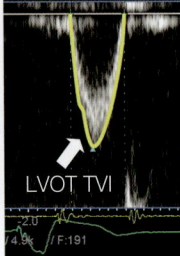

LVOT径
- 傍胸骨左室長軸断面で，LVOTをズームにする
- 収縮早期，大動脈弁が最大開放した時相で，NCCとRCCの付け根の距離を測る

LVOT TVI（PW）
- 収縮期にサンプリングの位置が大動脈弁輪にくる位置に合わせる
- パルスドプラを記録，波形をトレースしTVIを算出する

図8 Volumetric法：左室流入血流の時間速度積分

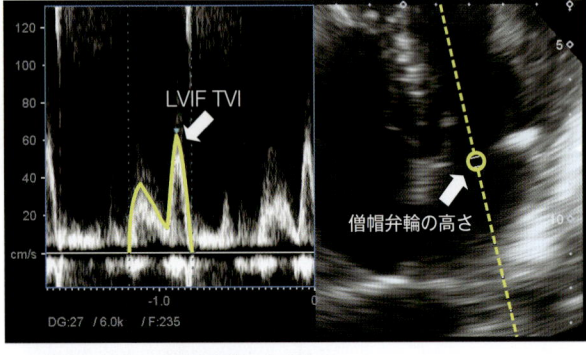

- 左室流入血流の時間速度積分を求める
- サンプルボリュームは拡張期に僧帽弁輪の高さになる

図9 Volumetric法：僧帽弁輪径

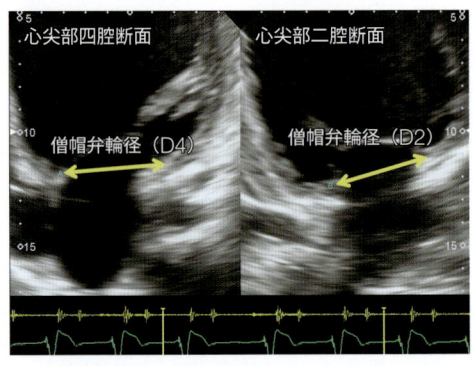

- 心尖部四腔断面，二腔断面の拡張中期で計測
- ズームモードを使う

$$RV(mL) = LV\ inflow\ volume - LV\ outflow\ volume$$
$$= (D4 \times D2 \times 0.785 \times TVI)_{LVIF} - (D^2 \times 0.785 \times TVI)_{LVOT}$$
$$Regurgitant\ Fraction(RF)(\%) = RV / LV\ inflow\ volume \times 100$$

逆流量は60mL以上，逆流率は50%以上が重症MRです（表2）。

見落としポイント

- 僧帽弁逆流ジェットが偏位している場合には，見た目の重症度を過小評価する可能性があるため身体所見を組み合わせて重症度を考えるようにします。
- 機能性僧帽弁逆流において，PISA法での定量評価では過小評価する可能性があるので，Volumetric法を用いて行います。

僧帽弁狭窄（MS）

terminology
MS：mitral stenosis

心エコーを撮るに至ったプロセス

労作時呼吸困難を主訴に外来を受診。胸部聴診でⅠ音の亢進と僧帽弁開放音，拡張期ランブルを認めた症例です。

心エコーの撮り方・読み取り方

①左室長軸断面で僧帽弁を観察（図10）

左室長軸断面では僧帽弁の開放制限，肥厚，石灰化を観察し，腱索癒合や短縮などの弁下部組織の変化を評価します。また，僧帽弁狭窄の間接所見として左房拡大，左房内もやもやエコー，左房内血栓の有無を観察します。

ドプラ検査では狭窄の程度を具体的に知ることが可能です。

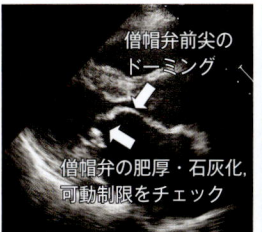

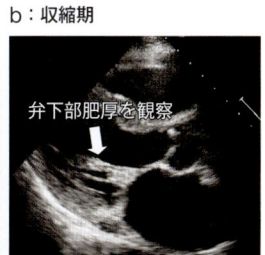

②左室短軸断面で僧帽弁を観察（図11）

短軸断面でも長軸断面同様に僧帽弁の形態を観察し，僧帽弁口の狭小化や交連部の癒合を評価します。短軸断面で僧帽弁口をトレースし，弁口面積を直接測定します。正確な短軸断面の描出が重要です。

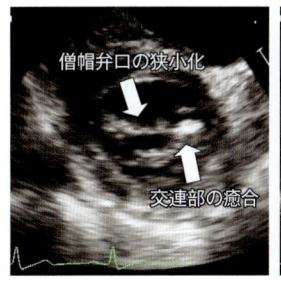

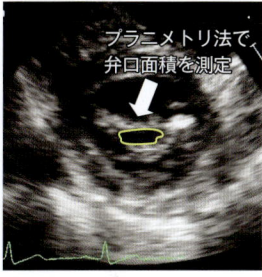

③僧帽弁狭窄の重症度評価

1）左房－左室間圧較差測定（図12）

平均圧較差は左室流入血流速度波形をトレースして求めます。平均圧較差は10mmHgを超えると重症MSです（表3）。

2）pressure half time（PHT）による僧帽弁口面積計測（MVA）

＊連続波ドプラ法によって左室流入血流速度波形を記録し，最高流速が$\sqrt{2}$分の1になるまでの時間を計測します。

MVA＝220/PHT（cm²）

＊プラニメトリ法は直接トレースによる計測です（図12を参照）。

図10　左室長軸断面で僧帽弁を観察
a：拡張期　　b：収縮期
（僧帽弁前尖のドーミング／僧帽弁の肥厚・石灰化，可動制限をチェック／弁下部肥厚を観察）

図11　左室短軸断面で僧帽弁を観察
（僧帽弁口の狭小化／交連部の癒合／プラニメトリ法で弁口面積を測定）

terminology
MVA：mitral valve area

図12　僧帽弁狭窄の重症度評価
（心尖部四腔断面／左室流入血流の加速／左室流入血流の連続波ドプラ　TVI　PHT）

見落としポイント

- 僧帽弁狭窄の原因の多くはリウマチ性のため，大動脈弁狭窄や三尖弁の観察も行います。
- 僧帽弁口を正しく描出しないと弁口面積を過大評価してしまうので注意が必要です。
- 重症度評価と手術適応を考えるため推定肺動脈収縮期圧を測定します。
- 安静時は軽症MSであっても症状がある場合には運動負荷検査を行います。

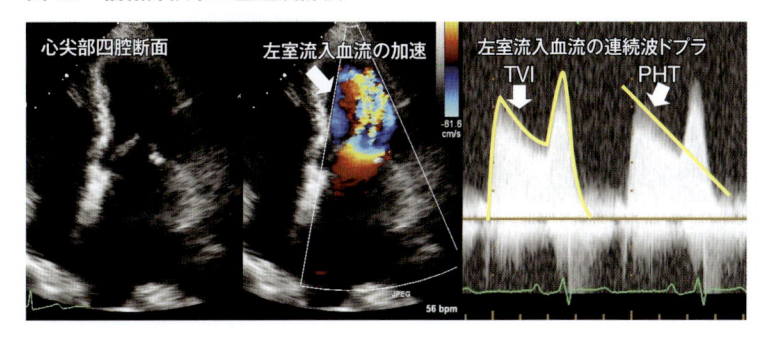

表3　僧帽弁狭窄の重症度

	軽度	中等度	高度
平均圧較差	<5mmHg	5～10mmHg	>10mmHg
収縮期肺動脈圧	<30mmHg	30～50mmHg	>50mmHg
弁口面積	>1.5cm²	1.0～1.5cm²	<1.0cm²

大動脈弁逆流（AR）

terminology
AR：aortic regurgitation

心エコーを撮るに至ったプロセス

健康診断の胸部聴診で拡張早期雑音を指摘された症例です．検診では，左下方に偏位した心尖拍動を持続的に触れました．

心エコーの撮り方・読み取り方

①左室長軸断面で大動脈弁を観察（図13）

左室長軸断面では左室拡大と左室肥大の有無をチェックし，断層心エコーとカラードプラ法から大動脈弁－大動脈形態を観察します．弁の形態，弁葉数，弁輪拡張・逸脱の有無，肥厚・石灰化の有無などから病因を考えます．

②大動脈弁逆流の重症度評価：半定量評価

1）vena contracta（図14）

左室長軸断面で逆流ジェットを描出し，逆流ジェットの幅が最小となる部位をvena contractaといいます．MRと同様に逆流ジェットの方向と超音波ビームが直角になるように描出します．vena contractaが6mmを超えると重症ARです（表4）．

2）逆流ジェット幅と左室流出路径の比（図14）

逆流ジェットの幅と左室流出路の直径の比からARの重症度を半定量評価できます．逆流ジェットの面積と左室流出路断面積の比も同様に重症度評価が可能です．この比が0.25（パーセント表示すると25％）未満なら軽度，0.65（65％）を超えると重症ARです（表4）．

表4 大動脈弁逆流の重症度評価

	軽症	中等症	重症
ARジェット幅/LVOT径（％）	<25	25〜64	≧65
vena contracta（mm）	<3	3〜6	>6
PHT（msec）	>500	500〜200	<200
逆流量（mL/beat）	<30	30〜59	≧60
逆流率（％）	<30	30〜49	≧50
逆流弁口面積（cm^2）	<0.10	0.10〜0.29	≧0.30

3）pressure half time（PHT）（図15）

ARの血流速度波形は大動脈－左室間圧較差を表しており，pressure half timeから大動脈弁逆流の重症度評価を行います．心尖部長軸断面または五腔断面から連続波ドプラ法を用います．PHTは短いほど重症で200msec未満は重症ARです．

③大動脈弁逆流の重症度評価：定量評価

1）PISA法（図15）

中等度以上の逆流が疑われる場合には定量評価を行います．PISA法により大動脈弁逆流の大動脈側に生じる吸い込み血流を用いて逆流量や逆流率，

図13 左室長軸断面で左室，大動脈弁を観察

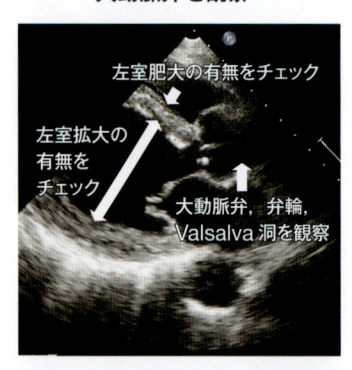

図14 大動脈弁逆流の半定量評価

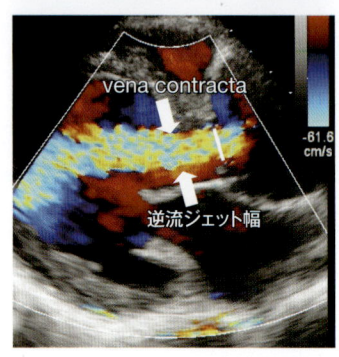

vena contractaとジェット幅を計測．逆流ジェットの方向と超音波ビームが直角になるように描出する．

図15 大動脈弁逆流の定量評価（PISA法）と半定量評価（PHT）

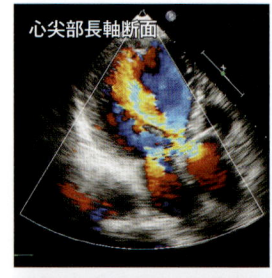

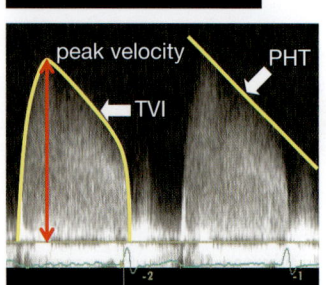

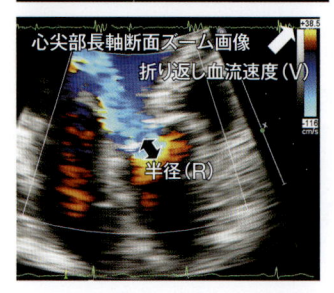

有効逆流弁口面積を求めます。

まず，カラードプラ法でARを描出し，ズームします．その後，カラードプラの速度レンジのベースラインシフトを行い，acceleration flowを描出します（V）．その後，大動脈側の半球状の吸い込み血流の半径（R）を計測します．最後に，連続波ドプラ法で逆流ジェットの最高血流速度（peak velocity）と時間速度積分（TVI）を計測します．

大動脈弁逆流弁口面積$(ERO) = (2 \times \pi \times R^2 \times V) \div peak\ velocity (cm^2)$
大動脈弁逆流量$(RV) = ERO \times TVI (mL)$
大動脈弁逆流率$(RF) = 逆流量 \div 一回拍出量(\%)$

EROは$0.3cm^2$以上，逆流量は60mL以上，逆流率は50％以上が重症ARです．

2）Volumetric法（MRのVolumetric法を参照）

大動脈弁逆流の逆流量をドプラ法を用いて定量評価する方法です．

左室流出路（LVOT）と左室流入血流（LVIF）の血流量の差が逆流量（RV）を表します．

逆流量は60mL以上，逆流率は50％以上が重症ARです（**表4**）．

> **terminology**
> LVIF：left ventricular inflow
> RV：regurgitant volume

図16　腹部大動脈の逆行性血流

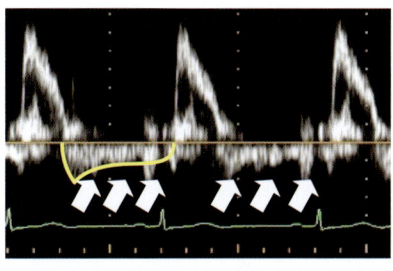

全拡張期にわたって持続している場合は中等度以上のARが存在する

> **terminology**
> TR：tricuspid regurgitation

見落としポイント

- 弁膜症の心エコーは手術適応を考えるため，「弁膜疾患の非薬物治療に関するガイドライン（2012年改訂版）」を知っておくことが大切です．
- 忘れずに腹部大動脈のパルスドプラ波形を記録しましょう（**図16**）．

三尖弁逆流（TR）

心エコーを撮るに至ったプロセス

下腿の浮腫と易疲労感を主訴に受診した症例です．胸部聴診では吸気時に増強する全収縮期雑音を聴取し，心電図では心房細動を認めました．

心エコーの撮り方・読み取り方

①多断面で三尖弁を観察（図17）

三尖弁は前尖と中隔尖と後尖によって構成されています．心尖部四腔断面と短軸断面では中隔尖と前尖を観察し，右室流入路長軸断面では中隔尖と後尖を観察します．三尖弁逆流は健常者でも65〜75％に認められます．三尖弁逆流は僧帽弁逆流と同様に弁逸脱，リウマチ性，機能性などが主な原因です．

②三尖弁逆流の重症度評価

1) vena contracta

三尖弁逆流のvena contractaは心尖部四腔断面で評価します．2〜3拍の

表5　三尖弁逆流の重症度評価

	軽度	中等度	高度
vena contracta (mm)	—	<7	≧7
PISA半径 (mm)	≦5	6〜9	>9
肝静脈血流	収縮期優位	収縮期血流の低下	収縮期逆行性血流の出現
逆流弁口面積 (cm^2)	—	—	≧0.4
逆流量 (mL/beat)	—	—	≧45

平均値を用いることが推奨されています。vena contractaが7mm以上は重症TRです（表5）。

2) PISA法

ARやMRと同様にカラードプラ法でTRを描出し，ズームします。カラードプラの速度レンジのベースラインシフトを行い，acceleration flowを描出し，右室側の半球状の吸い込み血流の半径を計測します。半径が9mmを超えると重症TRです。また，EROが0.4cm^{2}以上，逆流量が45mL以上で重症TRです（表5）。

3) 肝静脈血流（図18）

軽度の三尖弁逆流では収縮期の肝静脈血流が順行性ですが，中等度になるにつれて収縮期順行性血流速度が低下し，重度になると収縮期の逆行性血流が出現します（表5）。肝静脈血流の収縮期逆行性血流は，重症TRを感度80％で診断できます。

見落としポイント

- カラードプラ法は三尖弁逆流をスクリーニングするよい方法ですが，血行動態の影響などから重症度評価には向いていません。
- 単独の三尖弁逆流は少ないので，三尖弁逆流を認めたら他の弁の狭窄あるいは逆流も評価します。
- 僧帽弁の外科手術の際に三尖弁形成術を検討するためにも，心尖部四腔断面で三尖弁輪径の計測やテザリングの評価も必要な場合があります。

図17　多断面で三尖弁逆流を観察

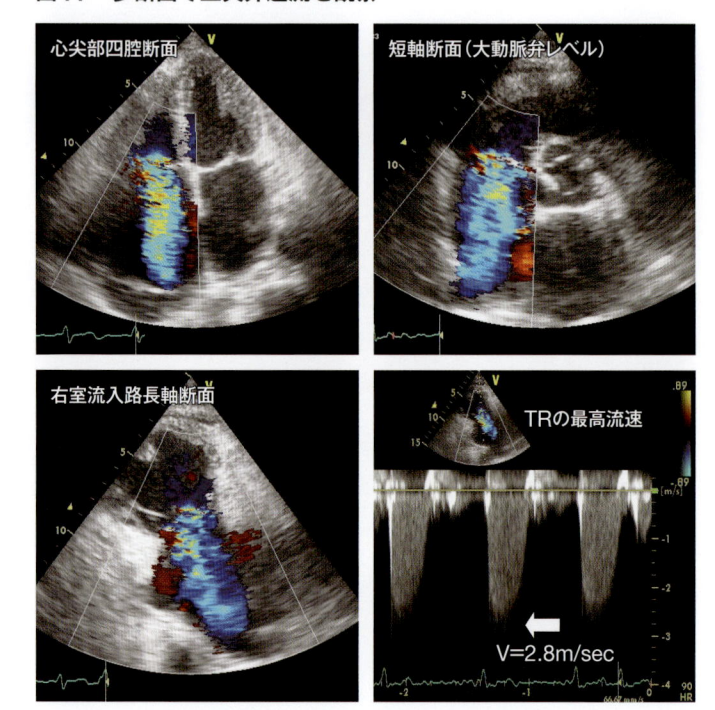

図18　重症三尖弁逆流における肝静脈の収縮期逆流

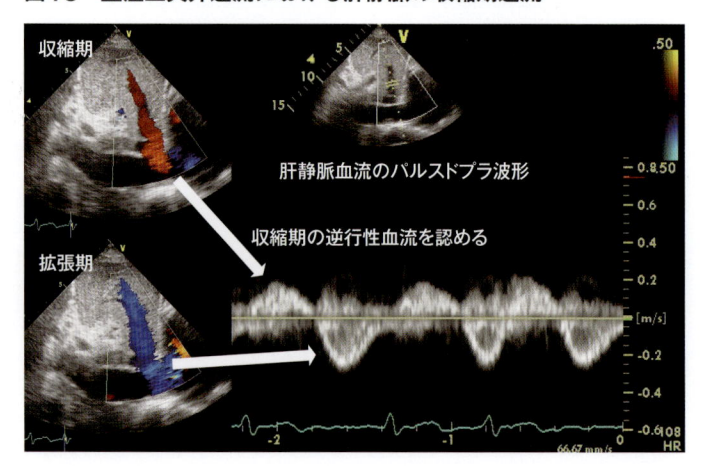

⑤ 先天性心疾患

黒川文夫（東京女子医科大学病院中央検査部心臓超音波検査室）

先天性心疾患における心エコー検査

　心エコー検査は，ベッドサイドで簡便にしかも非侵襲的に行うことができ，先天性心疾患の診断においては最も診断能力が高く，診療において中心となる検査法です。

　発生頻度の高い先天性心疾患について心エコー検査のポイントなどを示します。

心房中隔欠損症（ASD）

分類：欠損部位により二次中隔型，一次中隔型，静脈洞型，単心房型，冠静脈洞型に分類されます（図1）。

> **terminology**
> ASD : atrial septal defect

　全先天性心疾患患者の1割前後を占め，二次中隔型が最も多く，約2：1で女性の割合が高いといった特徴があります。

　短絡血流量と方向は，主に欠損口の大きさ，左右房圧較差，左右の心室のコンプライアンス，肺血管抵抗によるところが大きいです。

　心房細動／粗動といった不整脈の発生は40歳以前では少なく，年齢とともに増加し病態の悪化に寄与します。

図1　心房中隔欠損症の形態分類

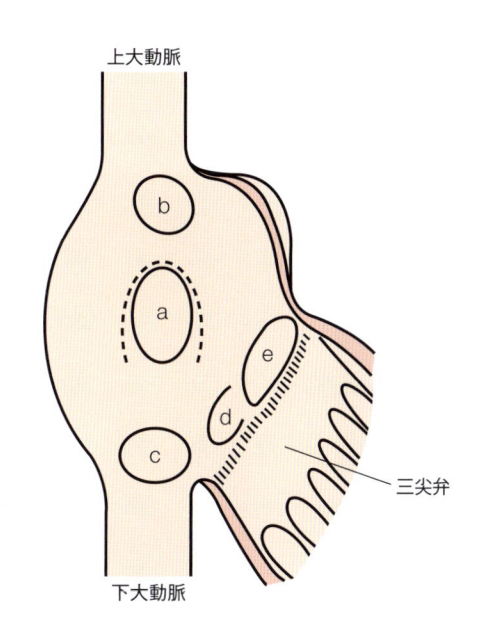

a：二次孔欠損型
b：上位欠損型
c：下位欠損型
d：冠静脈洞欠損型
e：一次孔欠損型

●プロセス（主訴，他検査）

　症状：労作時呼吸困難，動悸など。無症状のことも多いです。
　聴診：II音の固定性分裂，肺動脈領域の駆出性収縮期雑音。
　心電図：右軸偏位，右室肥大，不完全右脚ブロック，心房細動（中年期）。
　胸部X線：左第2弓突出（肺動脈拡大），右第2弓突出（右房拡大）。

●心エコーの撮り方

左胸壁四腔断面（図2）：欠損孔を明瞭に描出観察することができます。右室容量負荷，短絡血流の有無および，三尖弁血流速波形により肺高血圧の有無を確認することができます。

心尖部四腔断面：欠損孔観察の際，心房中隔と超音波ビームが平行なため，欠損孔とドロップアウトとの鑑別が必要です。リムの計測（房室弁のリム，posteriorリム）をすることができます。

胸骨左縁左室短軸断面（大動脈弁口レベル）：短絡血流，肺動脈狭窄の有無を観察します。リムの計測（大動脈のリム，posteriorリム）をすることができます。

心窩部四腔断面，心窩部矢状断面（図3）：心房中隔と超音波ビームが平行なため欠損孔の明瞭な描出が可能です。短絡血流の観察とリムの計測（上大静脈のリム，下大静脈のリム）をすることができます。

3D経食道心エコー図（図4）：欠損口と各構造物との距離や位置関係を把握することができます。

●心エコーレポートのポイント

右室容量負荷，短絡血流の有無，肺高血圧の有無，肺体血流量比（Qp/Qs）算出，リムの計測，デバイス治療の適応，合併症（肺動脈狭窄，肺静脈還流異常の有無）などについてコメントを記入します。

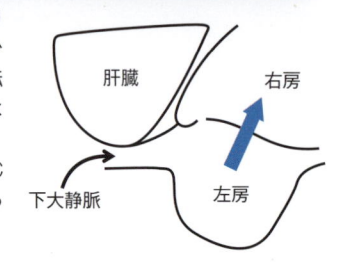

図2 心房中隔欠損症（二次孔欠損）

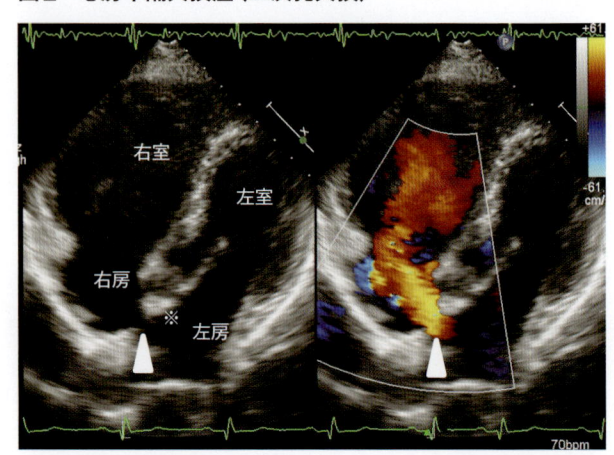

胸骨左縁四腔断面である。
心房中隔に欠損孔を認め，この欠損孔を介して短絡血流（▲）を認める。
僧帽弁，三尖弁の上部に隔壁（※）が認められ二次孔欠損と考えられる。
右室容量負荷の程度も確認できる。

図3 心房中隔欠損症（心窩部矢状断面）

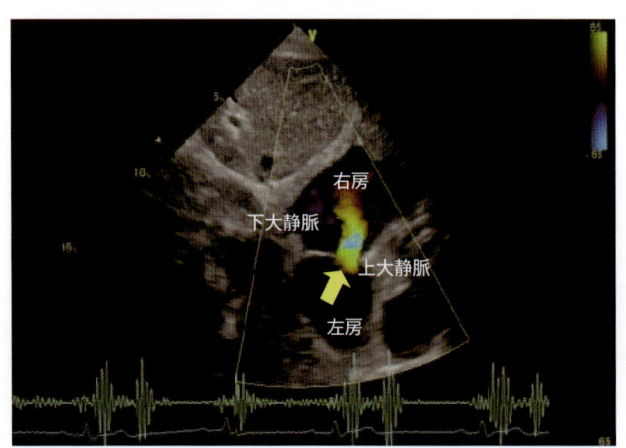

心窩部矢状断面：剣状突起下より下大静脈を描出し，プローブを少し右に傾けながら時計方向に回転させ，心房中隔が水平に見えるようにする。
欠損孔，短絡血流およびリム（SVC rim, IVC rim）を確認，計測することができる。　➡：短絡血流

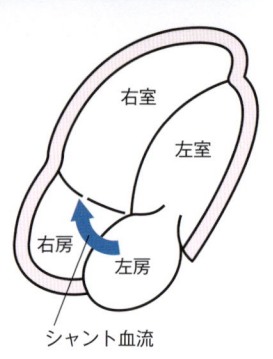

図4 心房中隔欠損症（3D）

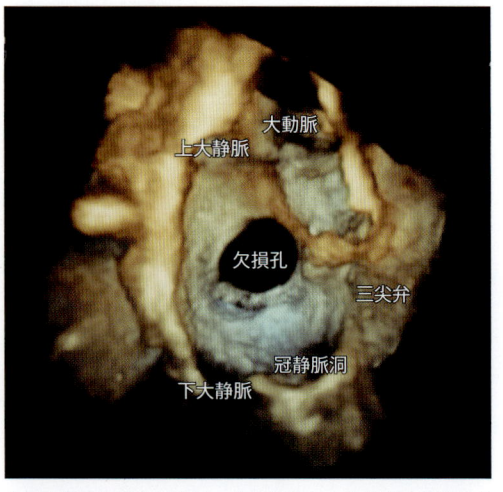

心房中隔に欠損を認める。各構造物との距離や位置関係が理解しやすい。

■ デバイス治療の適応
以下の①〜⑤がデバイス治療の適応となります。
　①二次孔型心房中隔欠損　　②欠損孔径が38mm以下
　③Qp/Qsが1.5以上，右室容量負荷による右室拡大
　④欠損孔辺縁からの距離が5mm以上（冠静脈洞，房室弁，右上肺静脈
　　までの距離）

● 役立つ情報
■ 肺高血圧の推定
右室収縮期圧は，三尖弁逆流血流速度より連続波ドプラ法（簡易Bernoulli の式：$RVp=4V^2+$右房圧）で推定できます。高度になると心室中隔は扁平化します。

■ Qp/Qs推定
右室流出路と左室流出路における時間速度積分値（TVI）と断面積を計測します。

$$Qp/Qs = A_{RVOT} \times TVI_{RVOT}/A_{LVOT} \times TVI_{LVOT}$$

A_{RVOT}：右室流出路断面積　　TVI_{RVOT}：右室流出路時間速度積分値
A_{LVOT}：左室流出路断面積　　TVI_{LVOT}：左室流出路時間速度積分値

terminology
TVI : time velocity integral

■ リム計測
胸骨左縁左室短軸断面（大動脈弁口レベル）：大動脈のリム，posteriorリム。
心尖部四腔断面：房室弁（AVV）のリム，superiorリム。
心窩部矢状断面：上大静脈（SVC）のリム，下大静脈（IVC）のリム。

terminology
AVV : atrio-ventricular valve
SVC : superior vena cava
IVC : inferior vena cava

■ 短絡血流と還流血流の鑑別
パルスドプラの血流パターンにより鑑別することができます。
短絡血流：左房から連続して欠損孔を通り右房へ流れる血流。収縮期から拡張期にかけてみられ，左室拡張早期と心収縮期にピーク。
還流血流：左室収縮期と拡張期にピーク，心房収縮期に逆流波形。

■ 心房中隔欠損症と卵円孔開存症の鑑別
卵円孔開存症（PFO）：一次中隔と二次中隔の上縁とに隙間があれば卵円孔開存となります。左右短絡血流速度＞1.2m/sec，収縮期後半にピークを持つ血流パターンを示します。
心房中隔欠損症：心房中隔に明らかな隔壁がなく欠損孔として認め，上下（左右）の隔壁の高さが同じにみえます。左右短絡血流速度＜1.0m/sec，二相性を示す血流パターンを示します。

terminology
PFO : patent foramen ovale

● 術後評価
残存短絡，心室機能，肺動脈弁狭窄，弁逆流，心タンポナーデ，感染性心内膜炎の有無を評価します。

● **検査ポイント**

①欠損孔の部位／大きさ，短絡血流
②欠損孔辺縁（リム）の評価（房室弁側，後側，大動脈側，上大静脈側，下大静脈側，冠静脈洞側）
③肺体血流量比（Qp/Qs）の算出
④合併症（肺静脈還流異常の有無，僧帽弁逸脱／逆流の有無）
⑤左室収縮・拡張能　　⑥右室容量負荷
⑦心室中隔奇異性運動　⑧肺高血圧の有無

心室中隔欠損症（VSD）

　心室中隔の一部に欠損孔が存在する心奇形で，先天性心疾患の中で最も頻度が高い疾患です（30％）。

terminology
VSD：ventricular septal defect

分類

Kirklinの分類（図5a）

- Ⅰ型（室上稜上部欠損型，半月弁直下型漏斗部欠損または肺動脈弁下型）
漏斗部中隔欠損，肺動脈弁直下に欠損孔を生じます。約半数に大動脈弁右冠尖の逸脱と弁閉鎖不全を生じます。
逸脱が高度になると欠損孔が閉塞され，短絡量が減少することもあります。日本人を含めた東洋人に多いといった特徴があります。
東京女子医大分類では，漏斗部中隔欠損と肺動脈弁直下の欠損をⅠ型とⅡ型に分けています（図5b）。

図5　心室中隔欠損症の形態分類

a：Kirklin分類

膜性周囲部欠損（Ⅱ型）
室上稜上部欠損（Ⅰ型）
辺縁筋性部欠損（Ⅳ型）
中心筋性部欠損（Ⅳ型）
流入部欠損（Ⅲ型）
心尖筋性部欠損（Ⅳ型）

Ⅰ型：室上稜上部欠損型
Ⅱ型：膜性周囲部欠損型
Ⅲ型：流入部欠損型
Ⅳ型：筋性部欠損型

b：東京女子医大分類

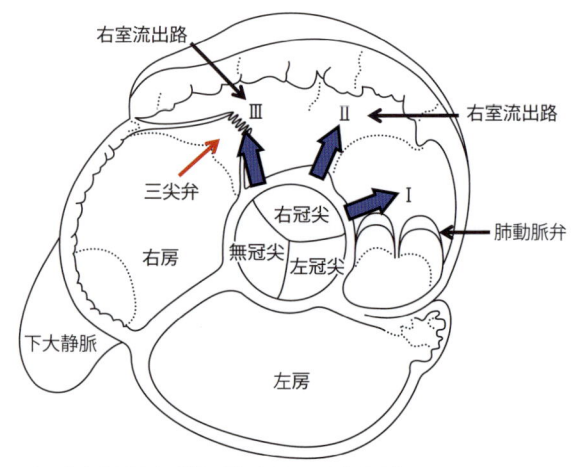

右室流出路
三尖弁
右房
下大静脈
左房
右冠尖
無冠尖
左冠尖
肺動脈弁
右室流出路

Ⅰ：東京女子医大分類Ⅰ型（Kirklin分類Ⅰ型）
Ⅱ：東京女子医大分類Ⅱ型（Kirklin分類Ⅰ型）
Ⅲ：東京女子医大分類Ⅲ型（Kirklin分類Ⅱ型）

東京女子医大分類では，漏斗部中隔欠損と肺動脈弁直下の欠損をⅠ型とⅡ型とに分類している。

- II型（膜性周囲部欠損型，漏斗部筋性欠損）
  膜性部およびその周囲に欠損孔がある型です。膜性部中隔瘤の存在にも注意します。
  無冠尖単独，または右冠尖と無冠尖の同時逸脱をきたすことがあります。
- III型（心内膜欠損型）：三尖弁中隔尖の下方に欠損孔があります。
- IV型（筋性部欠損型）：筋性部に欠損孔があり，心尖部寄りに多い傾向にあります。多くは乳児期までに自然閉鎖します。
- 合併症：動脈管開存症，心房中隔欠損，大動脈縮窄，大動脈二尖弁などが考えられます。

図6　心室中隔欠損症の部位

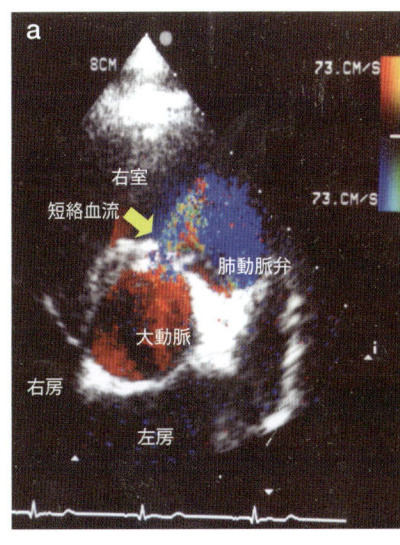

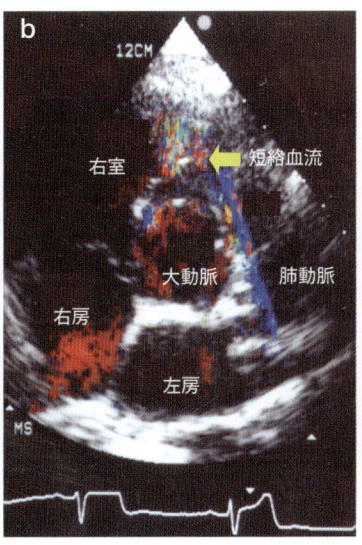

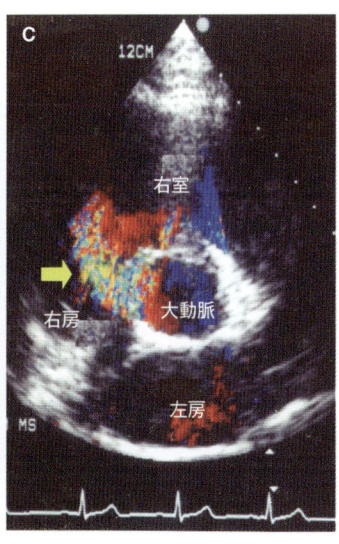

胸骨左縁左室短軸断面（大動脈弁口レベル）より短絡血流を確認できる。

● プロセス（主訴，他検査）
聴診：全収縮期逆流性雑音（胸骨左縁第3〜4肋間）。
振戦（thrill）触知。
心電図：左室容量負荷により左室肥大。
胸部X線：軽度心拡大。

● 心エコーの撮り方
胸骨左縁長軸断面：大動脈弁逆流の有無，右冠尖逸脱（RCCP）の有無，短絡血流を観察することができます。
胸骨左縁左室短軸断面（大動脈弁口レベル）：短絡血流，膜性部中隔瘤（MSA）の有無を観察することができます。
左胸壁四腔断面：短絡血流，膜性部中隔瘤（MSA）の有無，三尖弁逆流速波形より肺高血圧の有無を観察することができます。

terminology
RCCP : right coronary cusp prolapse
MSA : membranous septal aneurysm

図7　膜性部中隔瘤（心室中隔欠損症Ⅲ型）

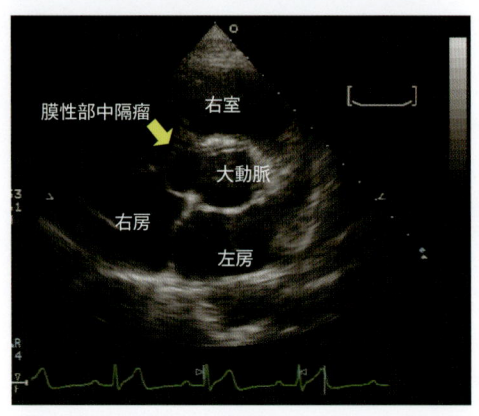

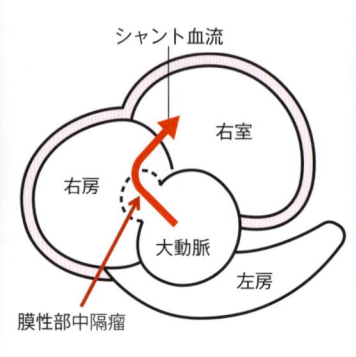

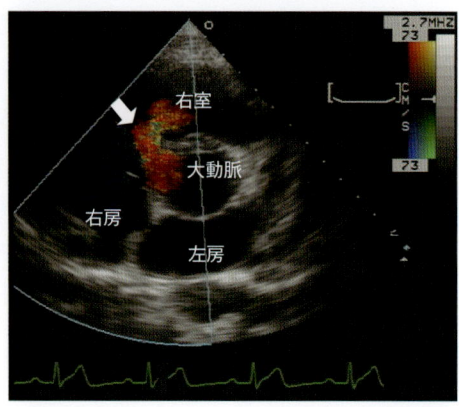

胸骨左縁左室短軸断面（大動脈弁口レベル）より膜性部中隔瘤，短絡血流を確認できる。
胸骨左縁四腔断面でも膜性部中隔瘤を確認できる。

図8　心室中隔欠損症Ⅴ型

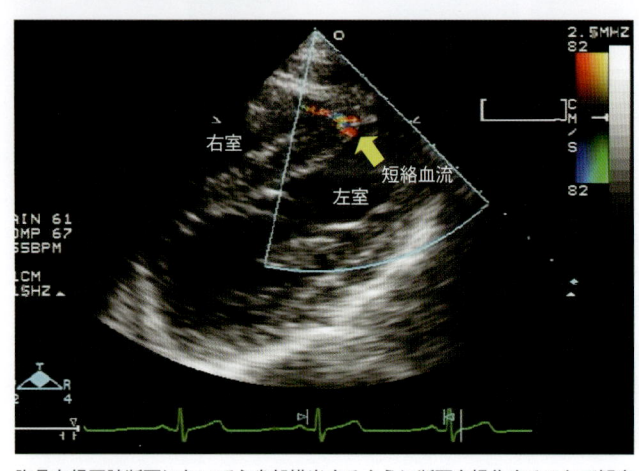

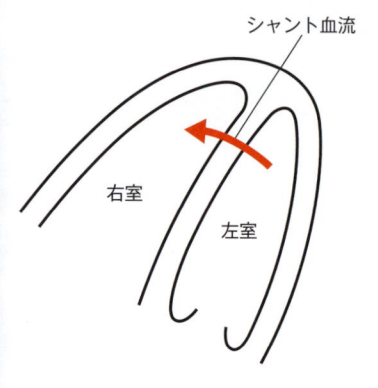

胸骨左縁四腔断面において心尖部描出するように断面を操作することで観察されやすくなる。

●心エコーの描き方

　左室長軸断面，短軸断面，四腔断面（傍胸骨，心尖部）などより断層心エコー図法やカラードプラ法を用いて欠損孔と大動脈弁や肺動脈弁，膜様部中隔との関係を把握して，欠損孔の位置や大きさを診断します。

　左右短絡量が多ければ，左房，左室，肺動脈が拡大します。

　肺動脈弁下欠損で大動脈弁逆流を伴えば手術適応ですが，逆流の有無にかかわらず肺動脈弁下欠損はすべて手術適応とするとった考え方もあります。

　右冠尖逸脱により大動脈弁逆流を合併する場合，感染性心内膜炎などを考慮し手術適応とする考えもあります。

肺高血圧の推定：連続波ドプラ法による三尖弁逆流速度や欠損孔を通る血流
　　速度から右室圧を推定することができます。

合併病変：大動脈弁逸脱，Valsalva洞動脈瘤，大動脈弁逆流（左室長軸断
　　面や大動脈短軸断面），膜性部中隔瘤（四腔断面や大動脈短軸断面），右室
　　二腔症（左室短軸断面よりカラードプラ法で右室内での狭窄の有無）。

● 検査のポイント
■ 形態診断
①心室中隔欠損症の位置と大きさ
②肺動脈弁輪径
③右室流出路狭窄の程度
④左室容積と心機能
⑤大動脈弓の異常
⑥冠動脈の異常
■ 血行動態
①動脈管依存性
②肺動脈の形態とサイズ

● 役立つ情報
■ Eisenmenger症候群
　短絡性先天性心疾患において，欠損孔が大きい場合に肺血流増加により肺血管の器質的閉塞性変化をきたし，このことにより右左短絡を認めるようになります。このような肺高血圧症を伴い右左短絡の存在している病態をEisenmenger症候群とよびます。
　肺血管抵抗が高く，非可逆的であるため修復手術は禁忌です。

Fallot四徴症（TOF）

　肺動脈狭窄，心室中隔欠損，大動脈騎乗，右室肥大の四徴からなります。漏斗部中隔が右前方へ偏位したために生じた，大きな心室中隔欠損と漏斗部狭窄が基本です。
　右室流出路狭窄は漏斗部狭窄だけでなく，肺動脈弁狭窄を伴うことが多く，肺動脈は低形成となることがあります。
　まれに冠動脈起始異常を合併します（2～9％）。

terminology
TOF：tetralogy of Fallot

● プロセス（主訴，他検査）
　新生児期以降よりチアノーゼが発生します。
　生後2～3カ月頃より無酸素発作が起こります（anoxic spell：右室流出路心筋の攣縮により漏斗狭窄が強まり肺血流量減少するために起こる低酸素発作）。
　2歳以降になると蹲踞の姿勢をとることがあります（squatting：腹と胸がつくようにしゃがみこむことで大腿動脈を圧迫し体血流抵抗を増大させ，相対的に肺血流量を増大させ自覚症状軽減）。
聴診：収縮期駆出性雑音（第2～3肋間胸骨左縁）。
心電図：右軸偏位，右室肥大。
胸部X線：主肺動脈部の陥凹，挙上した心尖部（心陰影は木靴型），肺血管陰影の減少。

● **心エコーの撮り方（手元の画像，撮像のコツ，解剖図）**

胸骨左縁左室長軸断面：大動脈騎乗，largeVSD，シャント血流，大動脈弁逆流（図9）

胸骨左縁左室短軸断面（大動脈弁レベル）：largeVSD，シャント血流，肺動脈狭窄（図10）

図9　Fallot四徴症（胸骨左縁長軸断面）

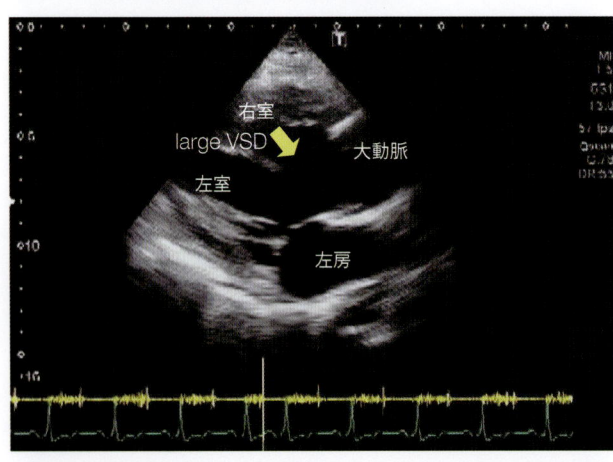

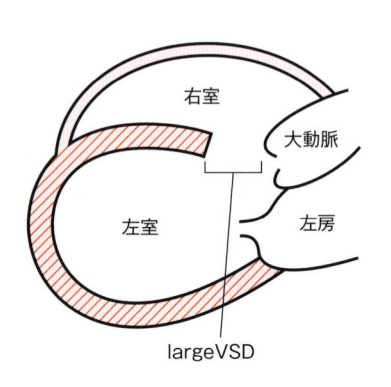

胸骨左縁左室長軸断面にて大動脈騎乗，large VSD，大動脈の拡大を観察することができる。

図10　Fallot四徴症（大動脈弁口レベル短軸断面）

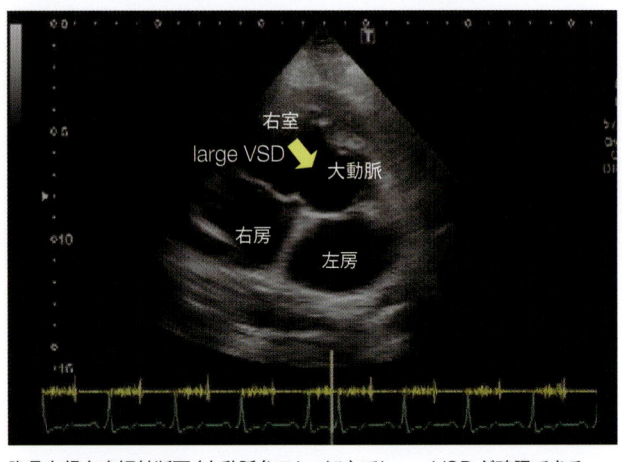

胸骨左縁左室短軸断面（大動脈弁口レベル）でlarge VSDが確認できる。プローブを頭側に向けることで肺動脈狭窄の程度も観察することができる。

● **心エコーの読み取り方（着目点を画像に示す）**

大動脈騎乗の有無，大きな心室中隔欠損，肺動脈狭窄の有無と程度，右室壁肥厚の有無と程度，大動脈弁逆流の有無，その他合併心奇形（PDA，VSDなど）

● **心エコーレポートのポイント**

心室中隔欠損の位置と大きさ，肺動脈狭窄の部位，重症度，大動脈弁逆流の有無，右心機能を評価します。

左右心室が等圧のため心室中隔の平坦化が認められます。

右室肥大についても評価します。

● 役立つ情報

両大血管右室起始症（DORV）との鑑別：長軸断面，四腔断面などで心室中隔が大動脈径の50％以上右室側に騎乗している場合は右室起始とします。大動脈と僧帽弁は線維性連続を認めます。

> **terminology**
> DORV : double outlet right ventricle

Fallot四徴術後

心内修復術としては右室流出路のパッチ拡大術と心室中隔欠損のパッチ閉鎖術があります。

術後症例では残存短絡の有無，残存右室流出路狭窄の程度，グラフト内狭窄，肺動脈弁逆流，右室機能，上行大動脈の瘤状拡大の有無などを評価します。

肺動脈弁輪を切開してパッチ拡大した場合には，術後肺動脈弁逆流がほぼ必発します。また，肺動脈弁逆流に起因する右室拡大や右室容量負荷が長期的に問題となります。

さらに，正常よりも大きな大動脈弁輪を有する本症においては，術後でも大動脈弁逆流の合併が見られます。

● 検査のポイント

①遺残右室流出路狭窄の有無
②遺残短絡の有無（図11）
③肺動脈弁逆流の程度
④大動脈基部の拡大
⑤大動脈弁逆流の有無

図11　Fallot四徴症術後（大動脈弁口レベル短軸断面）

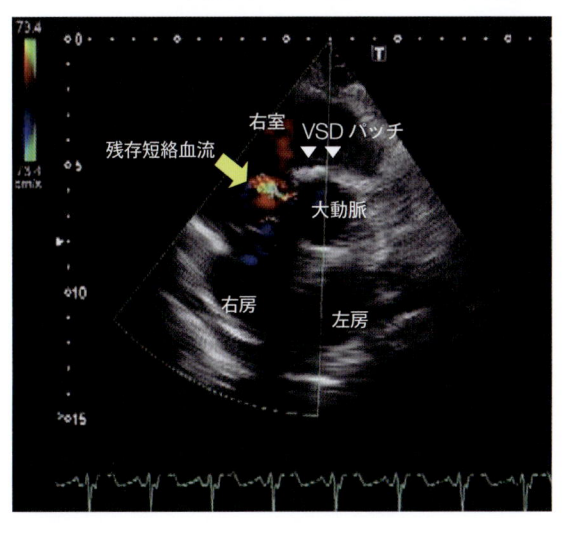

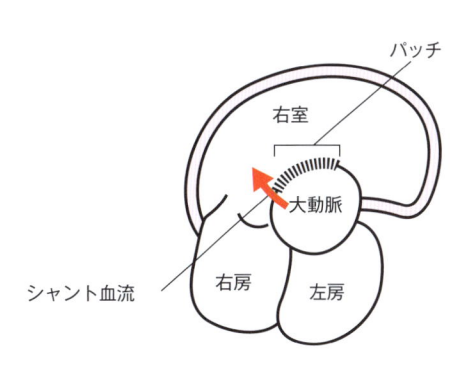

胸骨左縁左室短軸断面（大動脈弁口レベル）でVSDパッチ閉鎖，肺動脈狭窄，逆流の程度を確認できる。この画像では，パッチの辺縁より残存短絡血流の存在を確認できる。

参考文献

1) 循環器病の診断と治療に関するガイドライン．先天性心疾患の診断，病態把握，治療選択のための検査法の選択ガイドライン．Circ J 73（suppl Ⅲ）：1115-1186, 2009．
2) 循環器病の診断と治療に関するガイドライン．成人先天性心疾患診療ガイドライン（2011改訂）．
3) 循環器病の診断と治療に関するガイドライン．循環器超音波検査の適応と判読ガイドライン．Circ J 69（Suppl Ⅳ）：1343-1408, 2005．

⑥ 感染性心内膜炎

芦原京美（東京女子医科大学循環器内科）

感染性心内膜炎とは？

感染性心内膜炎（IE）は，心臓弁膜，心内膜，大血管内膜に細菌集簇を含む疣腫（vegetation）を形成する全身性の敗血症性疾患です。感染症としての側面と，感染の波及による心臓の構造破壊がもたらす心臓症状，疣腫による塞栓症状など多彩な臨床症状を示します。感染性心内膜炎はいまだに10～20％[1]の院内死亡を有する疾患で，弁膜症や先天性心疾患などの基礎疾患を有する例が多いという特徴もあります。

最近は，院内感染，高齢者，透析症例，デバイス感染による感染性心内膜炎が増加傾向にあります。診断には病理学，細菌学所見に心エコー所見を組み入れたDukeの診断基準が提唱され[2]，現在は改訂Dukeの診断基準（表1）[3]が使用されています。

> **terminology**
> IE : infective endocarditis

> **important**
> 感染性心内膜炎は全身性の敗血症性疾患である

> **important**
> 診断にはDukeの診断基準を用いる

表1　感染性心内膜炎（IE）のDuke臨床的診断基準

IE確定

Ⅰ．臨床的基準（大基準2つまたは大基準1つと小基準3つまたは小基準5つ）
　（大基準）
　1．感染性心内膜炎に対する血液培養陽性
　　A．2回の血液培養で以下のいずれかが認められた場合
　　　1）*Streptococcus viridans*，*Streptococcus bovis*，HACEKグループ
　　　2）*Staphylococcus aureus*または*Enterococcus*が検出され他に感染巣がない場合
　　B．以下のように定義される持続性のIEに合致する血液培養陽性
　　　1）12時間以上間隔を空けて採取した血液検体の培養が2回以上陽性
　　　2）3回の血液培養すべてあるいは4回以上の血液培養の大半が陽性（最初と最後の採血間隔が1時間以上）
　2．心内膜が侵されている所見でAまたはBの場合
　　A．感染性心内膜炎の心エコー図所見で以下のいずれかの場合
　　　1）弁あるいはその支持組織上，または逆流ジェット通路，または人工物上にみられる解剖学的に説明のできない振動性の心内膜腫瘤
　　　2）膿瘍
　　　3）人工弁の新たな部分的裂開
　　B．新規の弁閉鎖不全（既存の雑音の悪化または変化のみでは十分ではない）
　（小基準）
　1．素因：素因となる心疾患または静脈薬物常用
　2．発熱：38℃以上
　3．血管現象：主要血管塞栓，敗血症性梗塞，感染性動脈瘤，頭蓋内出血，眼球結膜出血，Jeneway疹
　4．免疫学的現象：糸球体腎炎，Osler結節，Roth斑，リウマチ因子
　5．微生物学的所見：血液培養陽性であるが，前述の大基準を満たさない場合，またはIEとして矛盾のない活動性炎症の血清学的証拠
　6．心エコー図所見：IEに一致するが前述の大基準を満たさない

II．病理学的基準
　菌：培養または組織検査より疣腫，塞栓化した疣腫，心内膿瘍において証明，あるいは
　病変部位における検索：組織的に活動性を有する疣腫や心筋膿瘍を認める

IE 可能性

「確定」の基準には足らないが「否定的」に当てはまらない所見

IE 否定的

心内膜炎症状に対する別の確実な診断，または心内膜症状が4日以内の抗菌薬による消退，あるいは4日以内の抗菌薬投与後の手術時または剖検時にIEの病理学的所見なし

HACEK群：Haemophilus parainfluenzae, Haemophilus aphrophilus, Actinobacillus actinomycete mcomitans, Cardiobacterium hominis, Eikenella corrodens, Kinkella kinga

（文献1より引用）

感染性心内膜炎を疑うべき症例とは？

　発熱にもかかわらず，起因となるような局所症状が存在しない，抗生物質処方で改善するものの，抗生物質中止によって繰り返し再度発熱するなどの週単位以上の長い発熱症状に対してはIEを疑います。
　基礎疾患としては僧帽弁逸脱，僧帽弁逆流，大動脈弁狭窄などの弁膜症が挙げられ，人工弁置換術後，ペースメーカ後などの人工物関連症例，先天性心疾患とともに感染性心内膜炎の既往歴そのものがIEのリスクとなることがあります。

> **important**
> 週単位以上での長い発熱症状はIEを疑う

●心エコーで評価すること

　①基礎心疾患の評価
　②感染性心内膜症の確定診断
　③合併症診断
　④血行動態の評価
　⑤治療効果判定
　⑥予後予想
が挙げられます。

> **ここがポイント**
> 心エコーで感染性心内膜炎かを鑑別することも大切ですが，まず疑ってみないことには心エコーを行うところにまでたどり着けないので，"まず疑うこと"が最も重要です。

いつ経食道心エコーを施行するか？

　感染性心内膜炎の小さい病変などは診断が難しいため，評価には経食道心エコー施行で感染性心内膜炎を否定することが重要です。人工弁症例の遷延する発熱では人工弁感染性心内膜症を疑い，早期より経食道心エコーを施行します。

> **important**
> 評価には経食道心エコーを施行

●心エコーによるIE病変

実例は図1〜4に示す。

①疣腫

弁膜や心内膜に付着する解剖学的に説明のできない可動性の異常塊状エコーで，大きさは2mm〜数cmになります。大きく（10mm以上）可動性に富み，かつ付着部位が僧帽弁前尖の場合の疣腫は塞栓源となりやすいことが知られています。疣腫は異常血流ジェットがあたる周囲に発生します。弁置換後例やペースメーカ植込み後などでは，異物周囲に形成されます。疣腫の観察では，付着部位のみならず血流ジェットがあたる周囲にまで目を凝らしてみることが大切です。

一般に感染活動期の疣腫は軟らかく，エコー輝度が低く可動性が大きいことが多いといえます。一般的には適切な抗生物質治療に反応している場合は経時的にサイズの縮小，可動性の低下，エコー輝度の上昇を認めます。

②弁瘤，弁穿孔

弁瘤は炎症が弁膜に及んで組織が脆弱となり，心内圧により徐々に膨隆したものです。弁瘤の一部が穿孔し逆流をきたすこともあります。心エコーではカラードプラにより弁膜を丹念に観察し通常の逆流部位とは異なるところからの逆流がないかを観察します。弁穿孔によって高度の逆流が生じると難治性心不全をきたし，手術が必要となります。

③腱索断裂

感染によりvegetationの付着，弁，弁下組織の破壊が起こると腱索が断裂し心周期に伴って過剰に翻転します。

- **膿瘍（弁輪部膿瘍，心筋内膿瘍）**

大動脈弁輪部膿瘍は弁輪部の最も脆弱部である膜性中隔と房室結節に近い部分に生じやすく，心ブロック（完全房室ブロックや左脚ブロック）が続発することがあります。

エコー輝度の低下は炎症による組織の浮腫を表していると考えられ，時間の経過とともに，他の心腔と交通して短絡や弁不全を起こしてくることもあります。

膿瘍形成例では，感染性心内膜炎としての炎症の範囲が広く外科的修復を行なわなければ予後は不良であり，緊急手術の適応となります。

人工弁置換術後に弁輪部膿瘍を合併した場合は，**人工弁周囲逆流**，**弁剥離・脱着**が問題です。

- **瘻孔（fistula）**

カラードプラで連続性の短絡血流を確認すれば診断できます。診断能力はやはり経食道心エコー法のほうが高いといえます[4]。fistula単独ではなく，合併する弁輪部膿瘍や弁周囲逆流などによって広範な外科的治療が必要となることが多いといえます。

④その他

疣腫による接合不全，弁破壊による弁逆流が起こります。感染が弁下組織まで波及すれば腱索断裂による重症弁逆流となり，血行動態の破綻をきたし心不全も重症化します。まれではありますが，大きな疣腫によって狭窄弁を

---

important
IE病変は①疣腫，②弁瘤，弁穿孔，③腱索断裂，④その他に大きく分けられる

important
弁穿孔で高度の逆流が生じると手術が必要

terminology
人工弁周囲逆流
　　（paravalvular regurgitation）
弁剥離・脱着
　　（dehicence・detachment）

きたす場合もあります。その他，弁瘤や弁穿孔などは経胸壁心エコーでも確認することができますが，小さい病変などは診断が難しいため，評価には経食道心エコー施行が望ましいでしょう。逆流の重症度の評価とともに，肺高血圧症はどの程度か，また，左室の収縮力は低下していないかなども併せて，エコーにより定期的に評価する必要があります。

前述した所見が組み合わされ複数の病変となることもあり，炎症による組織の破壊の程度，脆弱な部分の拡がりによって緊急手術を含めた手術適応，術式，予後が規定されます。

IEは感染症として以外にも，全身塞栓症や心血管系の構造破壊による血行動態の変化を伴う多彩な臨床像を示す疾患です。所見は数日の間にも変化しうるため，病態を正確に把握し緊急手術を含めた治療方針決定に役立てる必要があります。これらを常に考えながら検査，診断にあたることが要求されます。

> **important**
> 感染性心内膜炎は感染症として以外に全身塞栓症や血行動態の変化を伴う疾患であり，検査，診断に注意が必要

ここがポイント

①遷延する発熱，塞栓症を伴う不明熱，心雑音や弁膜疾患の既往，人工弁やペースメーカなどの医療材料植込み後症例の発熱では常にIEの可能性を考えましょう。
②IEでは病初期には異常所見がはっきりしないことがあるので，可能性が否定できない場合や症状が遷延する場合には繰り返しの検査や前回との比較など経過観察が重要です。
③聴診などの身体所見，採血，画像診断などの情報は非常に重要です。
④必要に応じて経食道心エコーを施行しましょう。

参考文献

1) Mylonakis E, Calderwood SB : Infective endocarditis in adults. N Eng J Med 345, 1318-1330, 2001.
2) Durack DT, Lukes AS, Bright DK : Utilization of specific echocardiographic findings. Duke Endocarditis Survice. Am J Med 96 : 200-209, 1994.
3) Li JS, Sexton DJ, Mick N, et al : Proposed modifications to the Duke criteria for thediagnosis of infective endocarditis. Clin Infect Dis 30 : 633-638, 2000.
4) Anguera I, Miro JM, Vilacosta I, et al : Aorto-cavitary fistulous tract formation in infective endocarditis : clinical and echocardiographic features of 76 cases and risk factors for mortality. Eur Heart J 26 : 288-297, 2005.

症例提示

図1 僧帽弁に付着したvegetation
a：長軸断面

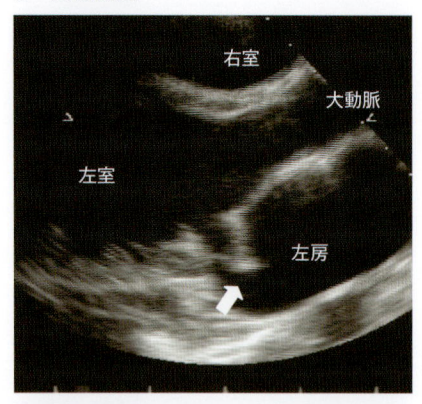

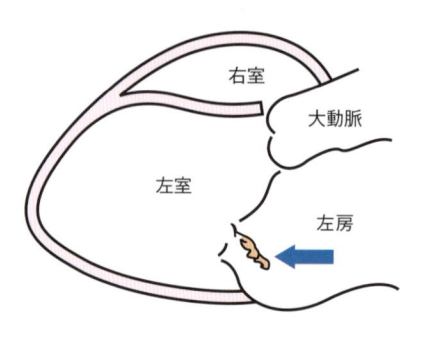

b：短軸断面

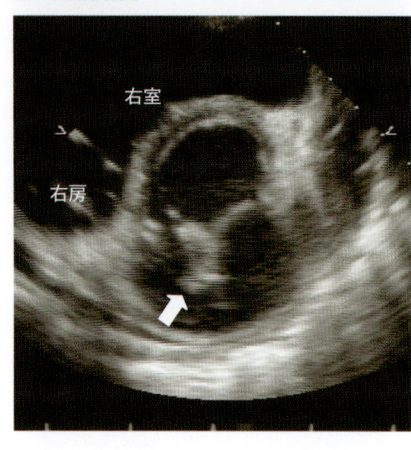

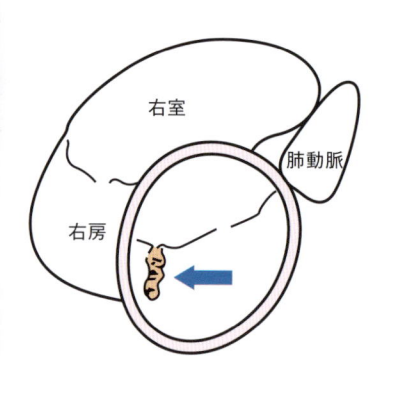

20歳代女性，経胸壁心エコー図所見（長軸，短軸断面）である。
歯科処置後より発熱が持続し血液培養から*streptococcus viridans*が検出された。
僧帽弁弁尖に付着する塊状エコーが認められる（←）。

図2 VSDjet部分にvegetation

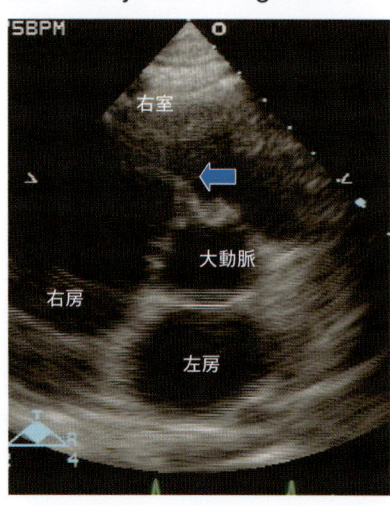

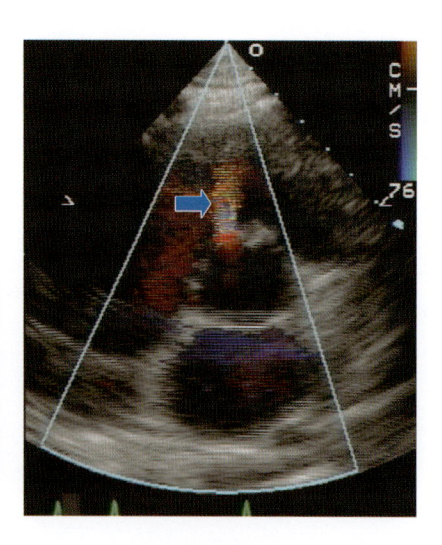

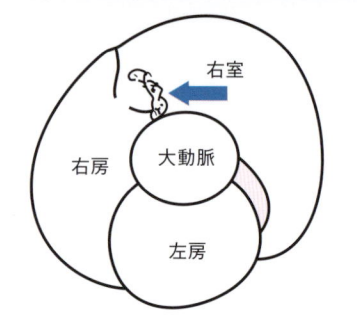

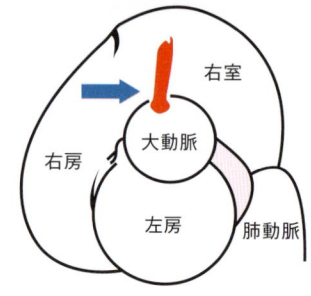

30歳代女性，経胸壁心エコー図短軸所見（短軸断面）である。
心室中隔欠損から右室流出路にカラーjetが認められ，このカラーjetの部分にエコー輝度の低いmassエコーが認められる（←）。

図3 弁瘤と弁穿孔

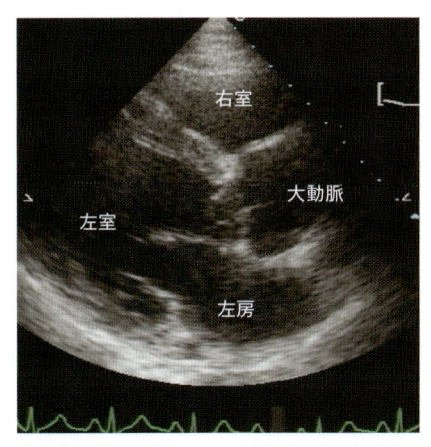

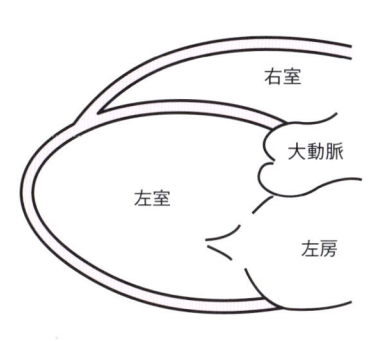

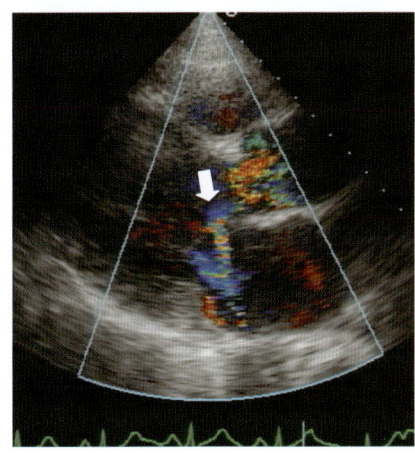

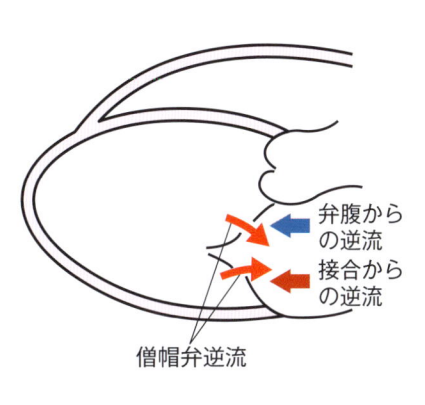

50歳代男性，経胸壁心エコー図長軸所見（長軸断面）である。
僧帽弁前尖弁腹からカラーjet（⬅）が認められ穿孔が疑われた。原因菌は *streptococcus viridans* である。

図4 弁輪部膿瘍

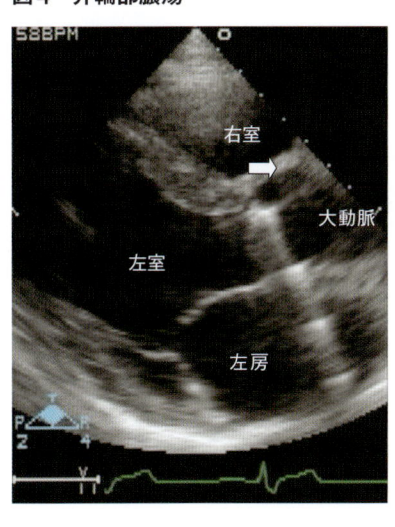

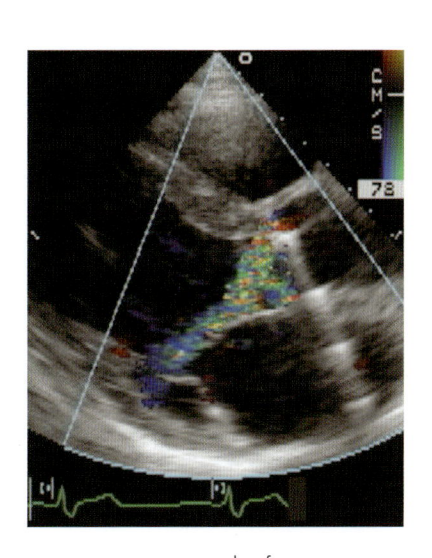

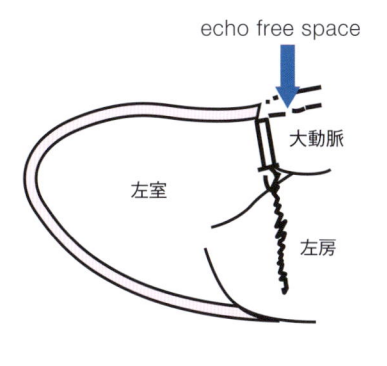

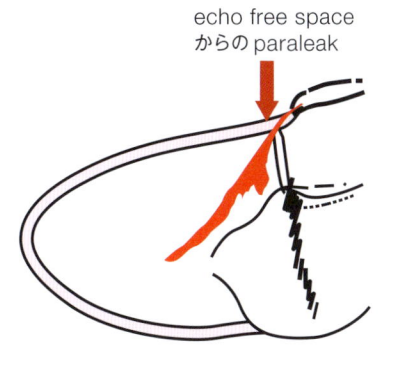

30歳代男性，人工弁置換術後1年が経過していたが，下肢蜂窩織炎後発熱の遷延が認められ，血液培養から黄色ブドウ球菌が検出された。経胸壁心エコー図長軸所見（長軸断面）である。
大動脈弁位に人工弁が置換されており，大動脈弁輪左房および右室側にエコー輝度の低下した部分を認める（⬅）。この部分には左室より血流信号が認められる。

⑦ 肺高血圧

大西哲存，川合宏哉（姫路循環器病センター循環器内科）

　肺高血圧はさまざまな原因により肺動脈圧が持続的に上昇した病態で，右心不全・呼吸不全が順次進行する予後不良の難治性疾患として知られています。

　日本循環器学会肺高血圧症治療ガイドライン（2012年改訂版）では，2008年に国際会議で提唱されたダナポイント分類に基づいた肺高血圧臨床分類が採用されています（**表1**）。

　安静時に右心カテーテル検査を用いて実測した平均肺動脈圧が25mmHg以上の場合を肺高血圧と定義し，さらに肺高血圧症例中で特に肺動脈楔入圧が15mmHg以下の場合を肺動脈性肺高血圧と定めています。一般に健常者では，安静臥位で平均肺動脈圧は15mmHgを超えず，加齢による上昇を考慮しても20mmHg以上にはならないとされています。

表1　肺高血圧臨床分類

第1群　肺動脈性肺高血圧症（PAH）	第2群　左心性心疾患に伴う肺高血圧症
1）特発性肺動脈性肺高血圧症（idiopathic PAH：IPAH） 2）遺伝性肺動脈性肺高血圧症（heritable PAH：HPAH） 　1．BMPR2 　2．ALK1, endoglin, SMAD9, CAV1 　3．不明 3）薬物・毒物誘発性肺動脈性肺高血圧症	1）左室収縮不全 2）左室拡張不全 3）弁膜疾患 4）先天性/後天性の左心流入路/流出路閉塞
	第3群　肺疾患および/または低酸素血症に伴う肺高血圧症
4）各種疾患に伴う肺動脈性肺高血圧症（associated PAH：APAH） 　1．結合組織病 　2．エイズウイルス感染症 　3．門脈肺高血圧 　4．先天性短絡性疾患 　5．住血吸虫症	1）慢性閉塞性肺疾患 2）間質性肺疾患 3）拘束性と閉塞性の混合障害を伴う他の肺疾患 4）睡眠呼吸障害 5）肺胞低換気障害 6）高所における慢性暴露 7）発育障害
	第4群　慢性血栓塞栓性肺高血圧症（CTEPH）
	第5群　詳細不明な多因子のメカニズムに伴う肺高血圧症
第1'群　肺静脈閉塞性疾患（PVOD）および/または肺毛細血管腫症（PCH） 第1"群　新生児遷延性肺高血圧症（PPHN）	1）血液疾患（慢性溶血性貧血，骨髄増殖性疾患，脾摘出） 2）全身性疾患（サルコイドーシス，肺ランゲルハンス細胞組織球症，リンパ脈管筋腫症，神経線維腫症，血管炎） 3）代謝性疾患（糖原病，ゴーシュ病，甲状腺疾患） 4）その他（腫瘍塞栓，線維性縦隔炎，慢性腎不全） 　区域性肺高血圧

（日本循環器学会肺高血圧症治療ガイドライン（2012年改訂版）より引用）

肺高血圧の症状

肺高血圧の自覚症状としては，労作時呼吸困難，息切れ，易疲労感，動悸，胸痛，失神，咳嗽，腹部膨満感などが挙げられます。いずれも軽度の肺高血圧では出現しにくく，症状が出現したときには，すでに高度の肺高血圧が認められることが多いといえます。また，高度肺高血圧には労作時の突然死の危険性があります。

肺高血圧の特徴的な心エコー図所見

●右室・右房の拡大

慢性肺血栓塞栓症のように右室圧負荷をきたす疾患だけでなく，心房中隔欠損症などのような右室容量負荷をきたす疾患でも肺高血圧はみられます。これらの疾患において，右室・右房の拡大はよくみられる心エコー図所見であり，重症度の指標にもなります。

これに対し，急性肺血栓塞栓症のような急性の病態では，高度肺高血圧が存在しても右室拡大がないことが多く，疾患の見逃しにつながりやすいため注意が必要です。

●左室の狭小化

傍胸骨アプローチ左室短軸断面では，右室からの圧排により中隔の平坦化がみられます（図1）。容量負荷に伴う病態であれば拡張期優位に，圧負荷に伴う病態であれば収縮期優位に中隔が圧排されます。また，左室前負荷の低下も狭小化の原因の1つです。すなわち，高い肺血管抵抗を有する症例では右室からの一回拍出量の低下により，心房中隔欠損症では右心系への短絡血流により，左室は前負荷の低下をきたし狭小となるのです。

●三尖弁逆流

慢性的な圧負荷または容量負荷により右心系の拡大が生じ，その後，三尖弁輪の拡大および三尖弁の接合不全が進行し，三尖弁逆流をきたします（図3a，図4b）。

注意すべき点としては，①三尖弁逆流を有しない肺高血圧も存在すること，②高度三尖弁逆流は高度肺高血圧を意味しないこと，を知っておくべきといえます。

●右室肥大

右室圧負荷が慢性的に続くと，右室壁肥大をきたします。米国心エコー図学会の推奨によりますと，肋骨弓下アプローチでMモードもしくはBモード画像を用い拡張末期の右室壁厚を測定し，＞5mmであれば右室壁肥厚と診断できるとされています。注意すべき点としては，心筋症など壁肥厚を呈する他疾患が除外できなければ，右室圧負荷所見とはいえないことが挙げられます。

●下大静脈の拡大と右房圧の推定

右房圧の上昇は重症肺高血圧症例でしばしば観察される所見で，病態指標としてだけではなく予後指標としても重要です．心エコー図では，肋骨弓下アプローチで肝静脈合流直後の下大静脈径を測定し，その呼吸性変動をみることで右房圧を推定することができます（図5）．

米国心エコー図学会の推奨では，下大静脈径が21mm以下で＞50％の呼吸性変動があれば，正常右房圧3mmHg（0～5mmHg），下大静脈径が＞21mmで＜50％の呼吸性変動であれば右房圧上昇15mmHg（10～20mmHg）と考えられ，これらに満たないものは，中等度右房圧上昇8mmHg（5～10mmHg）と推定するとされています．

ドプラ法を用いた右心系血行動態指標の推定

●肺動脈収縮期圧の推定

心尖部アプローチ四腔断面もしくは傍胸骨アプローチ右室流入路長軸断面より連続波ドプラ法を用いると，三尖弁逆流の血流速波形を描くことができます（図3b）．波形から三尖弁逆流の最大速度（V_{TR}）を求め，簡易Bernoulli式（$P = 4v2$）に代入すると，速度が圧に変換され右室－右房圧較差（P）を求めることができます．この値に推定右房圧（RAP）を加えると，推定右室収縮期圧が得られます．肺動脈弁狭窄症や右室流出路狭窄がなければ，右室収縮期圧は収縮期肺動脈圧とほぼ等しいので，

$$肺動脈収縮期圧 = 4 \times (V_{TR})^2 + RAP$$

という式にあてはめ，肺動脈圧を推定できます．

terminology
RAP：right atrial pressure

●肺動脈拡張期圧と平均肺動脈圧の推定

肺動脈拡張期圧は，連続波ドプラ法による肺動脈弁逆流血流速波形の拡張末期血流速度（V_{PRED}）とRAPを用いて，下記のように求められます（図6d）．

$$肺動脈拡張期圧 = 4 \times (V_{PRED})^2 + RAP$$

平均肺動脈圧の推定にはいくつかの方法が報告されていますが，ここでは下記の3つの推定式を挙げます．

①肺動脈拡張期圧，肺動脈収縮期圧を用いる方法

$$平均肺動脈圧 = 2/3 \times (肺動脈拡張期圧) + 1/3 \times (肺動脈収縮期圧)$$

②連続波ドプラ法による肺動脈弁逆流血流速波形において拡張早期にみられる最大血流速度（V_{PEAK}）とRAPを用いる方法

$$平均肺動脈圧 = 4 \times (V_{PEAK})^2$$

③右室流出路でのパルスドプラ法による右室駆出血流速波形のピークに達するまでの時間（AcT）を用いる方法（**図6a, b**）

$$平均肺動脈圧 = 79 - 0.45 \times AcT$$

●心拍出量の推定

右室流出路（RVOT）における一回拍出量（SV）は，流出路径（D）とパルスドプラ法による右室駆出血流速波形より求めた時間速度積分値（TVI_{RVOT}）を用いて下記のように算出できます。

$$一回拍出量(SV) = 3.14(\pi) \times (D/2)^2 \times TVI_{RVOT}$$

心拍出量（CO）はSVに心拍数を乗じることにより求められます。

$$心拍出量(CO) = 一回拍出量(SV) \times 心拍数$$

●肺血管抵抗の推定

右室の後負荷を表す肺血管抵抗（PVR）は，三尖弁逆流速度（VTR）と時間速度積分値（TVI_{RVOT}）を用いて下記の計算式により推定できると報告されています。

$$肺血管抵抗(PVR) = 10 \times (VTR/TVI_{RVOT}) + 0.16$$

症例提示

肺高血圧の実例を**図1～6**に示します。

図1 a

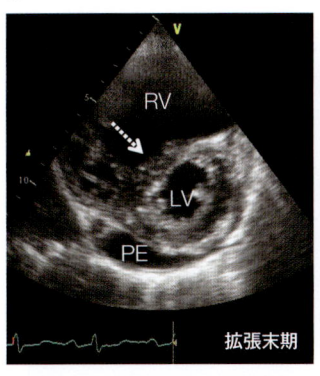

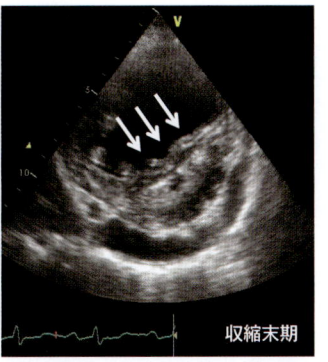

55歳男性，慢性肺血栓塞栓症。傍胸骨アプローチ左室短軸断面の拡張末期像，収縮末期像を示す。右室（RV）の拡大，高度の右室圧負荷（推定右室圧65mmHg）による収縮期優位の心室中隔の圧排（実線矢印）がみられる。拡張末期にみられる軽度の心室中隔圧排（破線矢印）は，高度三尖弁逆流による容量負荷を示している。
LV：左室，PE：心嚢液。

b

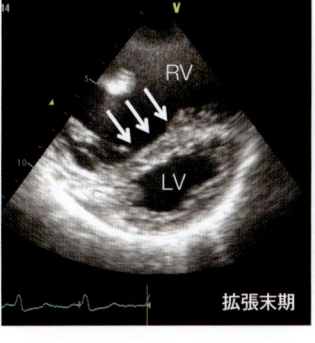

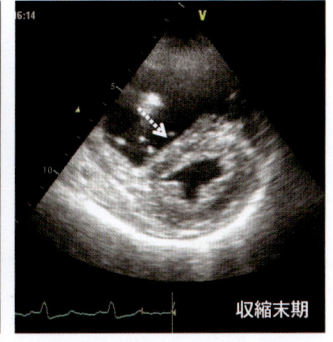

48歳女性，心房中隔欠損症。傍胸骨アプローチ左室短軸断面の拡張末期像，収縮末期像を示す。右室（RV）の拡大，高度右室容量負荷（Qp/Qs＝1.85）による拡張期優位の心室中隔の圧排（実線矢印）がみられる。収縮末期にみられる軽度の心室中隔の圧排（破線矢印）は肺高血圧による圧負荷を示している。
LV：左室。

図2 a

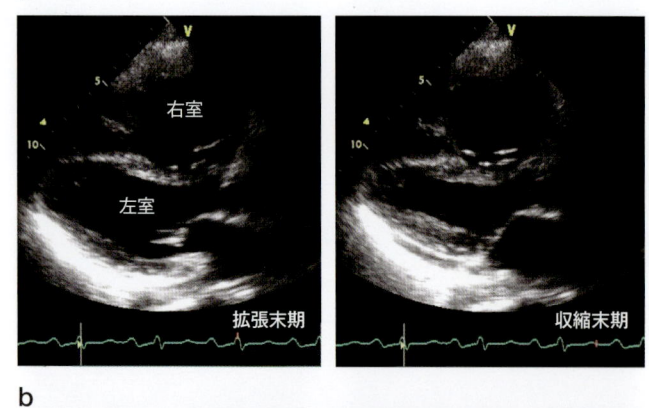

62歳女性，慢性肺血栓塞栓症。傍胸骨アプローチ左室長軸断面の拡張末期像，収縮末期像を示す。右室の著明な拡大と左室の狭小が認められる。

b

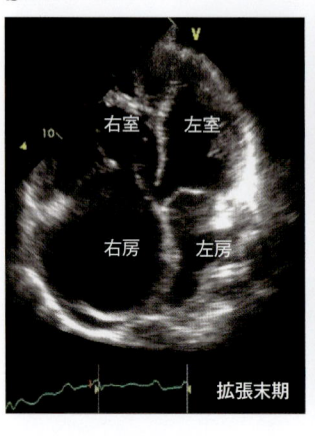

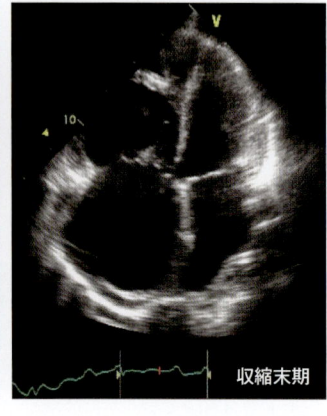

図2aと同じ症例の心尖部アプローチ四腔断面の拡張末期，収縮末期像を示す。右室・右房の拡大があり，左室・左房を圧排している。

図3

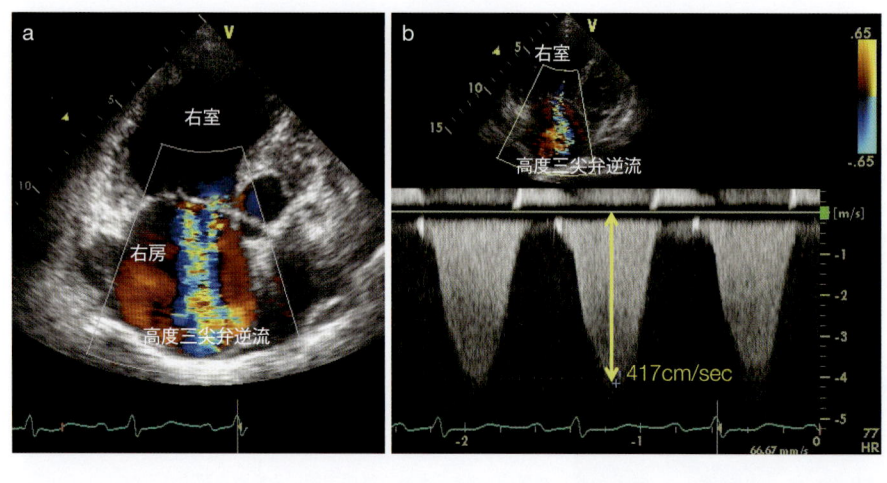

52歳女性，膠原病を伴う肺血管性肺高血圧。心尖部アプローチ四腔断面（a）を示す。右室，右房の拡大，高度三尖弁逆流を認める。TRジェットの連続波ドプラ波形（b）では，最大速度は417cm/secを認め，簡易Bernoulli式を用いると右室右房圧較差が70mmHgとなり，高度肺高血圧であることがわかる。

図4

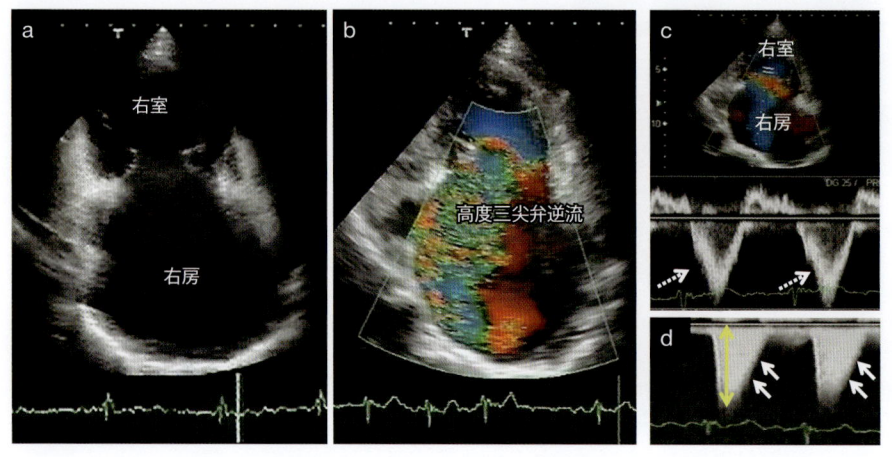

74歳女性，右心不全，うっ血肝。傍胸骨アプローチ右室流入路長軸断面（a）で右室，右房の拡大および収縮期に離開した三尖弁，三尖弁輪径の拡大（51mm），カラードプラ像（b）では高度三尖弁閉鎖不全を認める。三尖弁逆流ジェットを連続波ドプラ波形（d）で記録するとカットオフサイン（実線矢印）を認め，パルスドプラ波形（c）で記録すると層流パターン（点線矢印）がみられた。本症例のような高度三尖弁閉鎖不全症では右房圧増大のため右室-右房圧較差は低いことが多い。本症例の三尖弁逆流速度は2m/sec（黄色矢印）と低く，圧較差は16mmHgに過ぎない。

図5

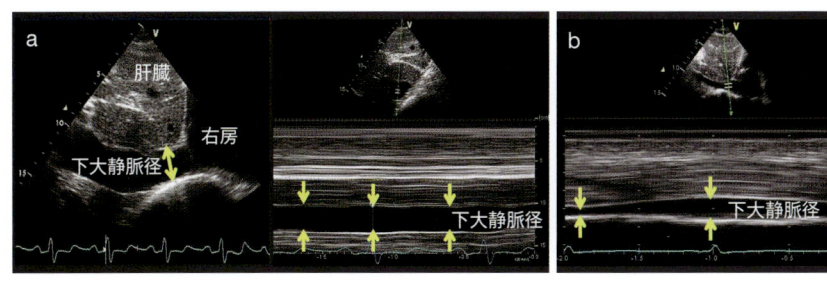

肋骨弓下アプローチで肝臓の奥に下大静脈径を描出する。症例aは下大静脈径が31mmと拡大し，Mモード法では呼吸性変動の乏しいことが分かる（矢印）。推定右房圧は15mmHgで右心カテーテル検査での平均右房圧は13mmHgであった。症例bは下大静脈径が19mmと拡大を認めるものの，50％以上の呼吸性変動（矢印）を認めるため右房圧は3mmHgと推定された。右心カテーテル検査での実測値は5mmHgであった。

図6

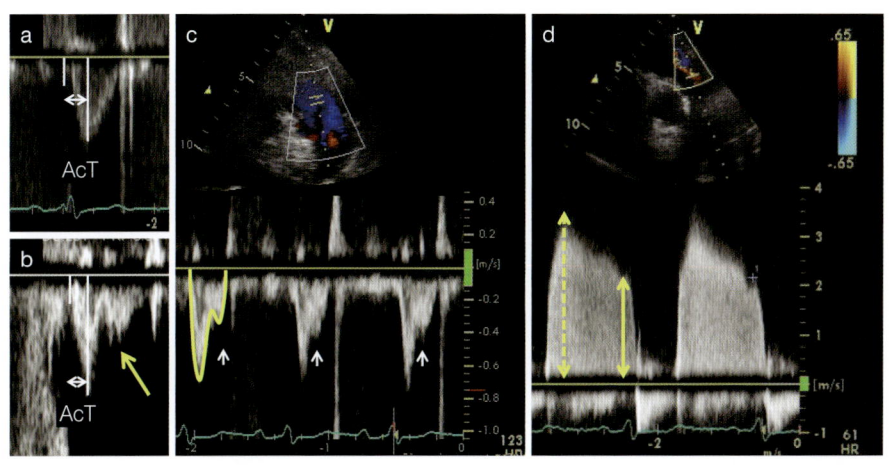

傍胸骨アプローチ左室短軸断面大動脈弁レベルでパルスドプラ法により記録された右室駆出血流速波形をa，b，cに示す。

aは中等度肺高血圧を有する症例で，波形のピークまでの時間（AcT）はやや短縮している。bは高度肺高血圧を有する症例で波形のAcTはさらに短縮し，減速脚に再加速を認める（矢印）。この再加速所見は肺動脈圧を反映するものではなく，肺動脈のコンプライアンス低下や末梢血管からの圧反射の増大などを反映したものと考えられている。cの慢性肺血栓塞栓症例においても，AcTの短縮と再加速所見（白矢印）がみられる。本症例では右室流出路径2.4cm，パルスドプラ法による右室駆出血流速波形より求めた時間速度積分値（TVI：黄色線）7.5cmから一回拍出量が34mLと算出された。

連続波ドプラ法による肺動脈弁逆流血流速波形を示す（d）。拡張早期にみられる最大血流速度3.09m/sec（点線矢印）と拡張末期血流速度2.18m/sec（実線矢印）を測定した。右房圧を8mmHgとすると平均肺動脈圧＝4×3.092＝38mmHg，肺動脈拡張期圧＝4×2.182＋8＝27mmHgと推定できる。

One Point Advice

① 肺高血圧をきたす疾患とその分類を整理しておきましょう
② 心エコー図所見を病態生理とともに理解しておきましょう
③ 肺動脈圧（収縮期，拡張期，平均）の推定式は覚えておきましょう

参考文献

1) 日本循環器学会肺高血圧症治療ガイドライン（2012年改訂版）.
2) Rudski LG, Lai WW, Afilalo J, et al：Guidelines for the echocardiographic assessment of the right heart in adults：a report from the American Society of Echocardiography endorsed by the European Association of Echocardiography, a registered branch of the European Society of Cardiology, and the Canadian Society of Echocardiography. J Am Soc Echocardiogr 23：685-713, 2010.
3) Oh JK, et al：The Echo Manual, Third edition, Lippincott Williams & Wilkins, Philadelphia, 2007, p143-151.

⑧ 心嚢液貯留

大西哲存，川合宏哉（姫路循環器病センター循環器内科）

心嚢液とは？ 心嚢液貯留とは？

　心臓は心膜に覆われています。心膜は壁側心膜（perietal pericardium）と臓側心膜（心外膜：visceral pericardium）からなり，大血管の基部で反転し心膜腔を作り，漿液性心嚢液を入れています。正常でも10～50mLの心嚢液（pericardial effusion）が存在し，心エコー図で収縮期に心臓周囲の一層のエコーフリースペースとして描出されることがあります。心嚢水，心膜液という用語は心嚢液と同義で使用されています。

●心嚢液貯留の原因

　心嚢液が量的あるいは質的に異常に貯留する原因としては，心不全（図1，図6），心筋梗塞後心外膜炎，感染性心膜炎（ウィルス性，結核性を含む），心臓腫瘍（図4）あるいは心外腫瘍の転移，甲状腺機能低下（図7），低栄養（低蛋白血症）などがあります。血液が心膜腔に貯留する病態は成因や重症度について心嚢液貯留と大きく異なりますが，心エコー図所見としては心嚢液貯留と同様にエコーフリースペースとして描出され，心破裂，上行大動脈解離（図2）や外傷がその原因として挙げられます。

●貯留量に対する症状

　正常では心嚢内の圧は胸腔内圧と等しく，わずかな心嚢液を通して心嚢内圧は一定です。心臓腫瘍や甲状腺機能低下症などによる緩徐な心嚢液の増加は心嚢内圧を上昇させないため，無症候に経過することも多く1,000mL以上の貯留を認めることがあります。それに対し，心筋梗塞後や大動脈解離後に生じる心嚢液貯留は急速に進行するため50～100mLの量であっても血行動態に影響を与え，後述する心タンポナーデをきたすことがあります。

　心エコー図上，心膜腔の幅が5mm未満であれば少量，5～20mmであれば中等量，20mm以上であれば多量貯留と考えられています。より厳密な定量評価は臨床上必要ないことが多いといえます。

●診断に迷ったら

　心嚢液貯留はしばしば胸水貯留と誤って診断されることがあります。診断に迷う場合は，傍胸骨アプローチ左室長軸断面で左房の後方にある下行大動脈との位置関係を確認してください。エコーフリースペースが下行大動脈の前方であれば心嚢液，後方であれば胸水と診断できます（図1）。

心タンポナーデとは？

　心タンポナーデは閉塞性ショックをきたす病態の一つで，心嚢内に多量の

液体（もしくは気体）が貯留し，心の拡張障害から心拍出量低下によるショックと冠血流低下による突然の心停止を引きおこす緊急度の高い病態です。

心タンポナーデは心囊内圧が心腔内圧を上回ることにより発症します。すなわち，心囊液に心腔壁が押され心腔が拡張しにくくなり，心腔内への血液充満が障害され心拍出量の低下を生じます。低圧である心房が高圧である心室よりも先に影響を受けます。

また，心囊液による圧排は各心腔の圧が低くなるとき（心房であれば収縮期，心室であれば拡張期）に起こります。

●臨床的所見

臨床的には，低心拍出，低血圧，頻脈などの症状が出現します。静脈還流が滞るため頸静脈圧は上昇（頸静脈怒張）し，奇脈が起こります。奇脈とは吸気時の収縮期血圧が10mmHg以上低下することをいいます。正常では，吸気時に胸腔内圧・心囊内圧がともに低下し呼吸性変動が少なくなります。しかし，心タンポナーデの場合，吸気時に心囊内圧が低下しにくくなり，左室への流入血流が減少し一回拍出量低下（血圧低下）が起こるのです。

心タンポナーデの心エコー図所見

●右房虚脱（RA collapse）

心囊内圧の上昇に伴い最初に低圧系が影響を受けやすいため，まず右房の虚脱がみられます（図7）。右房圧曲線からわかるように収縮期に右房圧が低くなるため，収縮期の右房虚脱（右房自由壁の内腔への陥凹）が観察されます。右房壁は薄いので心タンポナーデに至らない心囊液貯留であっても，ごく短時間の右房壁の陥凹（RA inversion）は起こりえますが，右房壁陥凹の持続時間が長くなるほど心タンポナーデの可能性は高まります。収縮期時間の1/3以上の陥凹があれば，感度94％，特異度100％で心タンポナーデを診断できるといわれています[1]。持続時間の観察には，時間分解能の高いMモード心エコー図が適しています。

●右室虚脱（RV collapse）

心囊内圧がさらに上昇すると，拡張期に右室虚脱（右室自由壁の内腔への陥凹）が観察されます（図8）。右室壁に肥大や浸潤性病変がある場合は，右室壁の陥凹なしに心囊内−右室内の圧較差が増化することがあるので，まず右室壁の性状を観察します。拡張期に右室虚脱があれば，感度（60〜90％）は低いですが比較的高い特異度（85〜100％）で心タンポナーデを診断できるのです[1]。

●心室流入血流速波形の呼吸性変動

パルスドプラ法を用いて，左右心室流入血流速波形の呼吸性変動を記録します。正常例における呼吸性変動では，吸気時に右室流入の拡張早期最大速度（E）は増大し，左室流入のEは減少します。心タンポナーデでは，この呼吸によるEの変動率が左右ともに増大します。

●下大静脈の観察

心タンポナーデでは下大静脈の拡大と呼吸性変動の消失がみられます。

> **One Point Advice**
> ①心嚢液の量よりも血行動態への影響を重視しましょう。低血圧や頻脈，奇脈があれば緊急処置を考慮します。
> ②原因疾患の特定は重要です。特に急性心筋梗塞や急性大動脈解離が疑われる場合や，それらの疾患の発症後に心嚢液貯留を認めた場合は，心タンポナーデの所見がないか確認しておきます。
> ③心タンポナーデの診断には心エコー図検査が有用であるため，確認すべき項目を事前に頭に入れておくことが大切です。特に，右室虚脱やEの呼吸性変動増大の確認は重要です。

症例提示

図1〜8に実例を提示します。

図1　59歳男性，ミトコンドリア心筋症

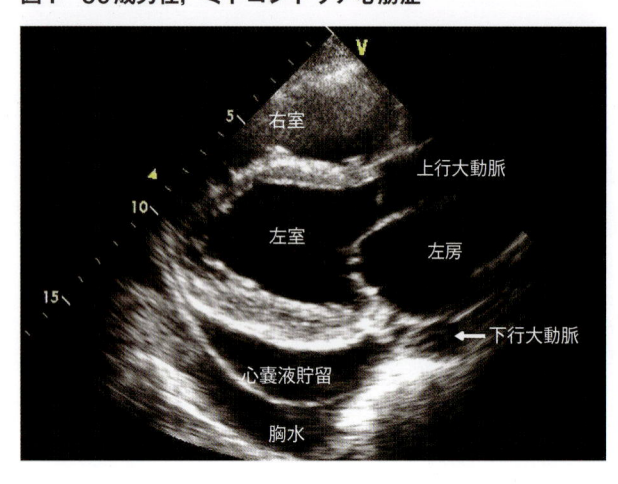

経胸壁心エコー図傍胸骨アプローチ左室長軸断面を示す。心不全が増悪し心嚢液貯留，胸水貯留をきたし，右室，左室，左房の拡大を認める。

図2　32歳女性，Marfan症候群

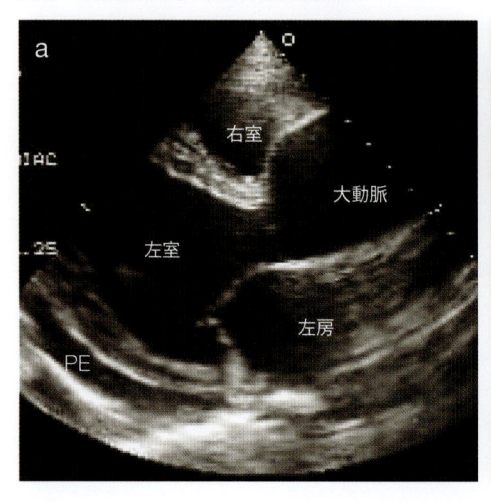

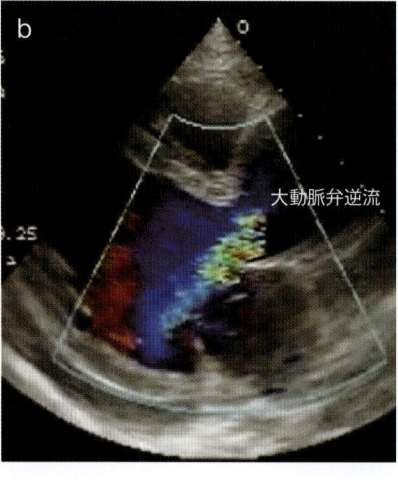

経胸壁心エコー図傍胸骨アプローチ左室長軸断面（a），カラードプラ像（b）を示す。出産後心不全症状が出現し，心エコー図検査で左室後方に心嚢液貯留，上行大動脈拡大，大動脈弁逆流を認めた。
経食道心エコー図では，大動脈基部の解離を確認し，緊急手術が施行された。

図3 75歳男性，僧帽弁置換術後

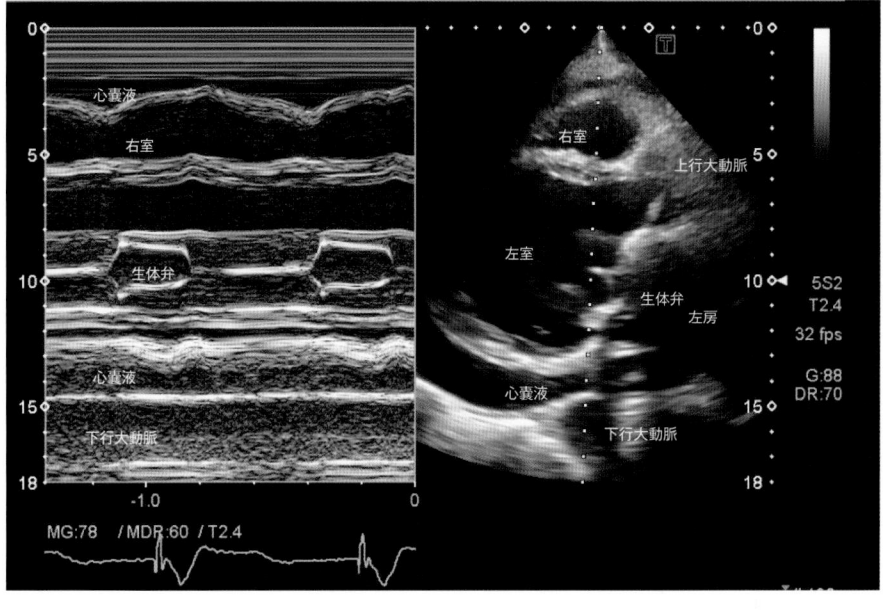

a　　　　　　　　　　b

経胸壁心エコー図傍胸骨アプローチ左室長軸断面(b)とMモード心エコー図(a)を示す。術後，低左心機能を呈し心不全症状が出現した。心嚢液は右室の前方と左室の後方に貯留している。僧帽弁は生体弁に置換されている。Mモード心エコー図では生体弁の開閉とともに，心嚢液の幅が心時相で変化する様子が観察できる。心嚢液が下行大動脈の前方に貯留していることを確認しておくと，胸水貯留との鑑別に役立つ。

図4 73歳女性，心臓腫瘍（血管肉腫）

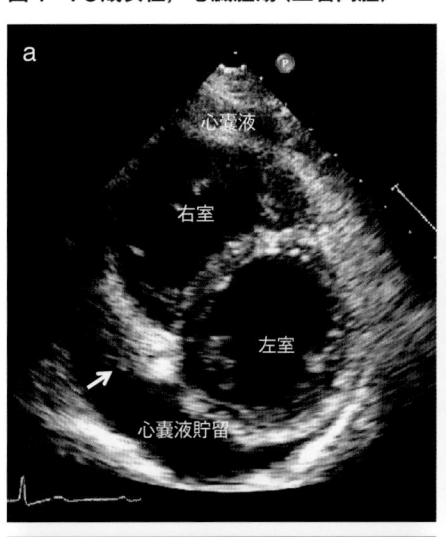

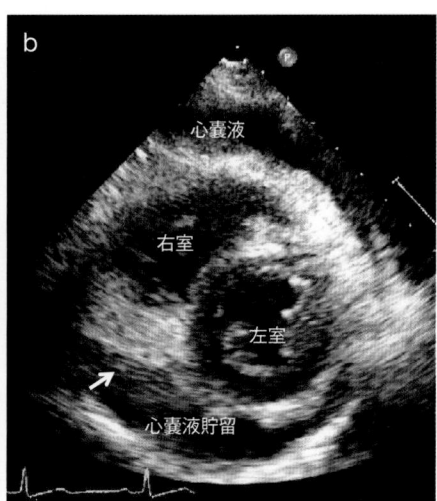

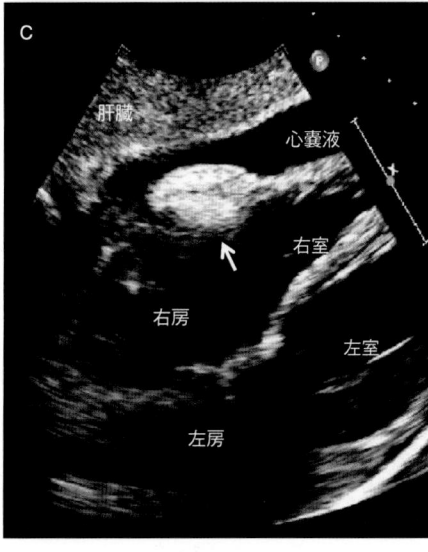

a　　　　　　　　　　b

c

経胸壁心エコー図傍胸骨アプローチ左室短軸断面(a：拡張末期像，b：収縮末期)，肋骨弓下アプローチ四腔断面(c)を示す。心嚢液は全周性に貯留している。心臓腫瘍（矢印）は右房下側壁の三尖弁輪近傍に付着していた。化学療法施行後の心エコー図で，腫瘍の縮小と心嚢液の減少を認めている。

図5 65歳女性，悪性リンパ腫

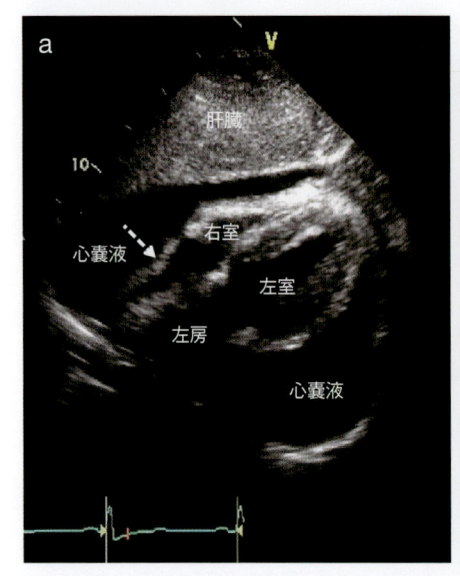

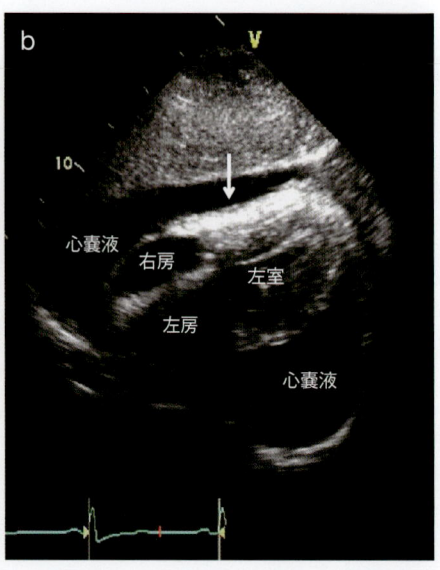

肋骨弓下アプローチ四腔断面（a：収縮早期像，b：拡張早期像）を示す。心嚢液は全周性に多量に貯留している。収縮早期において，右房の虚脱（破線矢印）が，拡張早期においては右室の虚脱（実線矢印）が確認された。

図6 76歳女性，慢性心房細動，高度三尖弁閉鎖不全症

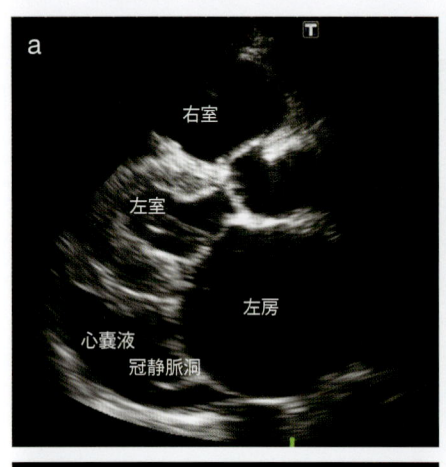

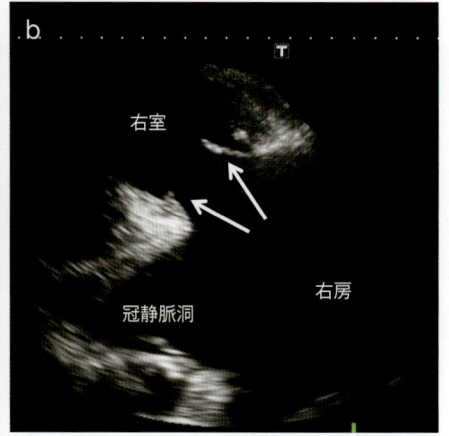

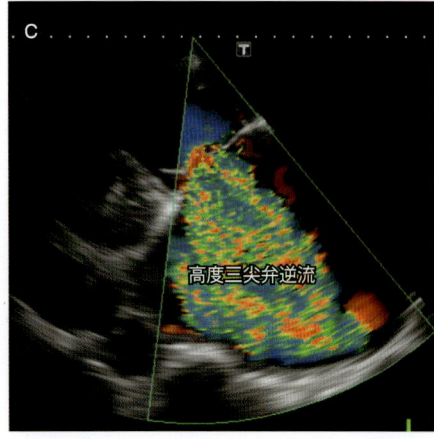

経胸壁心エコー図傍胸骨アプローチ左室長軸断面（a），右室流入路長軸断面（b），右室流入路長軸カラードプラ像（c）を示す。左室長軸断面では，左室後方の心嚢液貯留，右室，左房の拡大，さらに拡大した冠静脈洞を認めた。右室流入路長軸断層像においては，拡大した右房と冠静脈洞，および収縮期に閉鎖しない三尖弁（矢印）が観察され，カラードプラ像では高度三尖弁逆流が認められた。

図7 72歳女性，甲状腺機能低下症

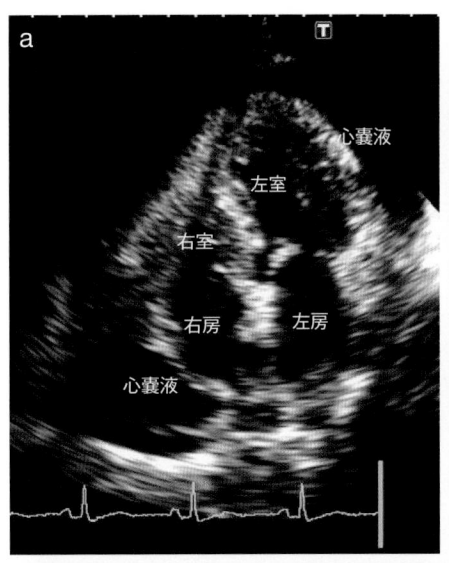

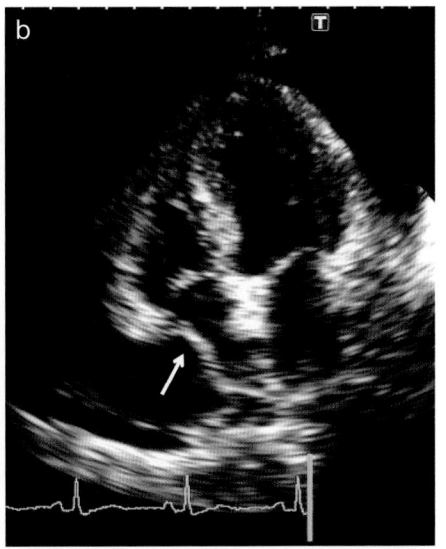

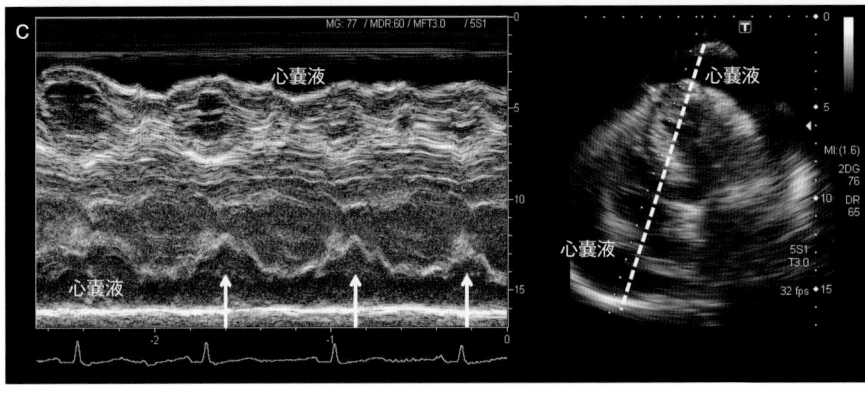

心尖部アプローチ四腔断面（a：拡張末期，b：収縮早期）およびMモード心エコー図（c）を示す。心嚢液は全周性に貯留し，収縮早期における右房虚脱（矢印）の原因になっている。

図8 図7と同一症例のMモード心エコー図

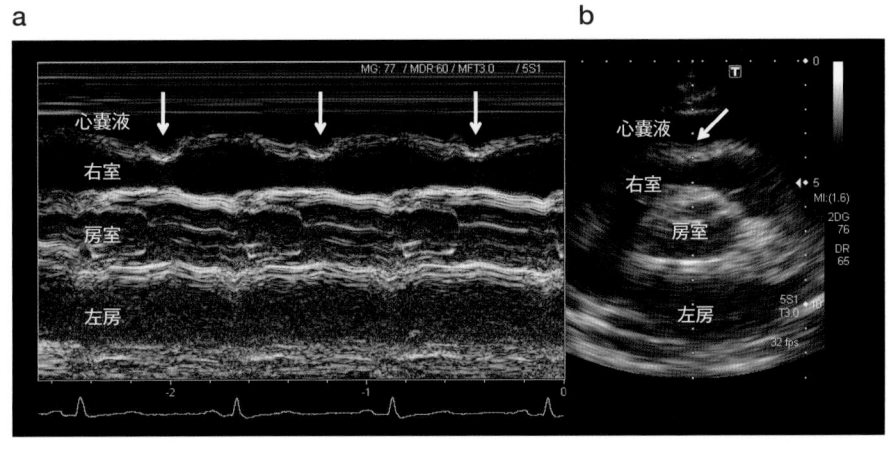

傍胸骨アプローチ大動脈弁レベル短軸断面（b）から得たMモード心エコー図（a）を示す。右室の前面に心嚢液貯留が認められ，拡張早期に右室虚脱（矢印）が観察された。

参考文献
1) Otto CM, ed : TEXTBOOK OF CLINICAL ECHOCARDIO-GRAPHY, FOURTH EDITION. SAUNDERS ELSEVIER, Philadelphia, 2009, p242-252.

⑨ 心臓内異物（腫瘍，血栓）

芦原京美 （東京女子医科大学循環器内科）

　心内異物で鑑別に苦慮するものの最たるものは"血栓"と"腫瘍"ですが，エコーだけで鑑別することは困難といえます。血栓は主に左房，左心耳に発生することが多く，この点で心臓腫瘍，特に左房粘液腫との鑑別が必要となること場合が多く考えられます。

血栓

　血栓形成の条件を整えた基礎疾患を有する症例に発生します。血栓形成には血流鬱滞が重要であり，左室内であれば心筋梗塞や心室瘤，拡張型心筋症などの左必壁運動低下部位，左房内血栓では僧帽弁狭窄症や心房細動などで拡張した左房や左心耳に形成されます。血液性状の異常として，全身の凝固異常に伴う場合などにも起こります。右心系の血栓は静脈血栓や右室梗塞などの症例に起こります。経胸壁心エコーによる左房内血栓の検出率は50％前後とされており，経食道心エコー図を併せて行うことが望ましいといえます。

心臓腫瘍

　心臓腫瘍は原発性，転移性があり原発性腫瘍は良性，悪性に分けられます。成人でみられる原発性腫瘍は**表1**[1,2]の通りです。

表1　剖検例における原発性心臓腫瘍の発生頻度

良性腫瘍	頻度（％）	悪性腫瘍	頻度（％）
粘液腫	30.6	血管肉腫	9.2
脂肪腫	10.6	横紋筋肉腫	6.1
乳頭状線維弾性腫	9.9	線維肉腫	3.3
横紋筋腫	8.5	悪性リンパ腫	1.6
線維腫	4.0	骨格外骨肉腫	1.2
血管腫	3.5	神経肉腫	0.9
奇形腫	3.3	悪性奇形腫	0.9
房室結節中皮腫	2.8	胸腺腫	0.9
顆粒細胞腫	0.7	平滑筋肉腫	0.2
神経線維腫	0.7	脂肪肉腫	0.2
リンパ管腫	0.5	滑膜肉腫	0.2
合計　319/425例	75.1	106/425例	24.9

(MacAllister HA Jr, et al.:Atras of Tumor Pathlogy 2nd series. 15,1998より引用)

粘液腫

原発性腫瘍の30〜50％を占め，好発部位は左房（75〜86％）＞右房（15〜20％）＞左室＞右室の順で，左房に多く心房中隔卵円窩近傍より生じることが多いです。男女比は3：7で30〜60歳代に好発するとされています。また，90％以上は孤発して発生します。

常染色体優性遺伝を示す家族性粘液腫は10％で男性に多く見られます。75％が有茎性で，拡張期に僧帽弁を通って逸脱し，心室充満を妨げ僧帽弁狭窄様血行動態を示すこともあります。形状は粘液状，ゼラチン状で内部に嚢胞様な部位を有したり石灰化を伴うものもあります。辺縁は平滑なround typeと比較し，辺縁が不整なpolypoid typeでは塞栓症が多いとの報告があります。

粘液腫と血栓との鑑別は困難なことも多いといえます。血栓の好発部位と原疾患について示します（図1，表2）。

図1　左房粘液腫　経胸壁心エコー図所見（心尖部四腔断面）

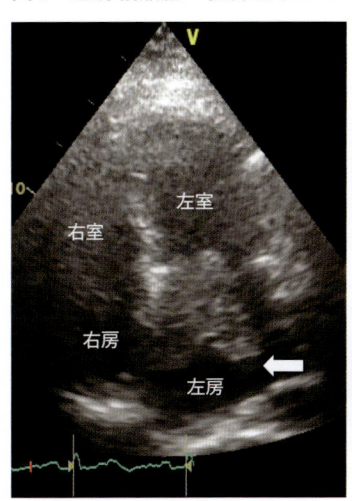

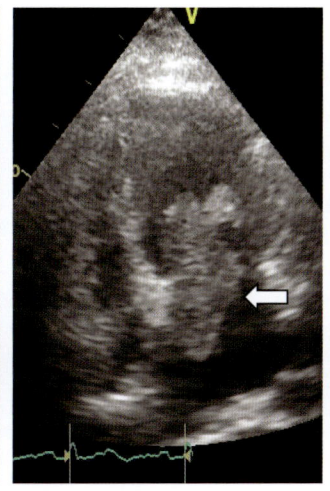

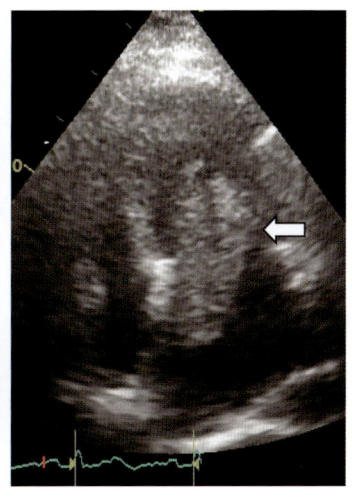

左房内に不整形の腫瘤（←）を認める。
腫瘤は心房中隔に付着し心周期とともに左室内に入り込む所見を認める。
手術摘出標本による病理診断で左房粘液腫であった。

表2　血栓と左房粘液腫の鑑別

	粘液腫	血栓
好発部位	75％は左房卵円窩	左心耳、左房後壁
形態	卵円形，球形	広基性のことが多い
表面性状	平滑または多房性	さまざま
茎の性状	有茎性のことが多い	広基性または無茎
エコー輝度	不均一	均一なことが多い
可動性	心周期に併せて可動	なし
大きさ	3〜5cm程度のことが多い	さまざま
抗凝固療法	不変	縮小することあり

乳頭状線維弾性腫（papillarly fibroelastoma）

　粘液腫に次いで多く認められる心臓原発良性腫瘍です。心内のどこからも発生しますが，大動脈弁が最も多く，次いで僧帽弁に生じ，男女比はほぼ同率です。病理所見は乳頭状に分岐した性状を示し，水の中に入れると拡がってイソギンチャクに似た形状を示す特徴があります。約45％が有茎性で弁機能障害を引き起こすことはありませんが，塞栓症のリスクとなります。

　塞栓子は，①腫瘍に付着した血栓，②腫瘍そのもの，で冠動脈や脳への塞栓症で突然死をきたすため無症状であっても基本的に外科治療の適応です。

心臓原発悪性腫瘍　①肉腫

　悪性腫瘍のなかで最も多く，中年成人を好発年齢とし40％が血管肉腫です。ほとんどが右房に発生し，心内，心外へと成長，浸潤していきます。

心臓原発悪性腫瘍　②転移性腫瘍

　全悪性腫瘍の10〜20％が心臓への転位をきたすといわれていますが，肺がん，乳がん，軟部組織肉腫，腎がんが心臓への転移性腫瘍の原発巣として多いでしょう。原発性悪性腫瘍の心臓，心膜転移の頻度は白血病や悪性黒色腫で40〜50％，甲状腺がん，肺がん，肉腫で30％，乳がん，悪性リンパ腫，食道がん，腎がんで20％程度とされてます。

心内異物の観察ポイント

　心内異物の観察ポイントとしては，以下の①〜⑤を検討します。
①腫瘤の性状（大きさ，形状：周囲が平滑か不整かなど，付着部位，浸潤の有無，茎の有無など）
②上下大静脈など大血管との関係（静脈への進展，癒着，狭窄，閉塞の有無など）
③他の心内腔への浸潤や圧迫の程度
④腫瘤による血行動態の変化
⑤心囊駅貯留の有無

　ただし"血栓と心臓腫瘍の鑑別はエコーでは困難"であることを忘れないようにしてください。

参考文献

1) 天野　純（総編集）：心臓腫瘍学．南山堂，東京，2011，p30-34，70-73，186-198．

2) MacAllister HA Jr, et al：Atras of Tumor Pathlogy 2nd series, facicle 15. Armed forces institute of pathology, Washington DC, 1978, p20-25, 998.

⑩ 正常に見える異常，異常に見える正常構造物

川田貴之（東京大学医学部附属病院循環器内科）

正常に見える異常

●症例提示

66歳男性。徐々に進行する労作時の息苦しさと，下腿浮腫を主訴に来院。身体所見，胸部X線写真からうっ血性心不全が疑われ，心エコーが依頼されたケースです。

左室は全周性に軽度肥大していましたが壁運動異常はなく，左室駆出率（EF）は55％に保たれていました。明らかな左房拡大がありましたが弁膜症は認められず，左室流入血流は図1の通りでした。

terminology
EF：ejection fraction

図1　症例の左室流入血流波形

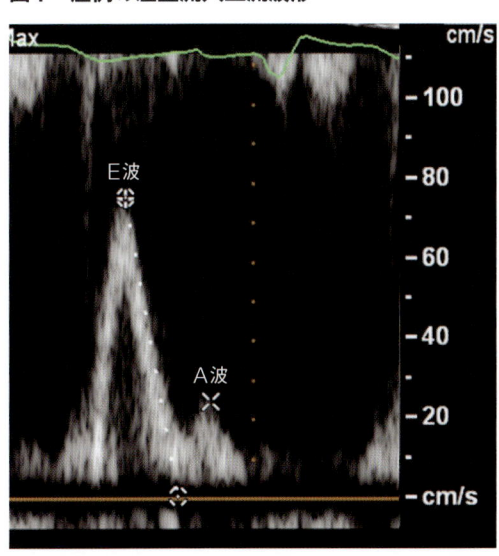

> **ここがポイント**
> E波が78cm/sec，A波が25cm/secの波形で，E/Aは3.1となっています。E/Aが非常に大きいことに注目しましょう。

●本症例のE波，A波

パルスドプラ法により得られる左室流入血流波形は，拡張能評価の最も基本的かつ重要な指標です。左室流入血流は拡張早期流入血流速度E波，心房収縮期流入血流速度A波の2波から成り立っています。その比であるE/Aが拡張能指標として広く用いられていますが，ポイントは年齢により正常値が異なることです。

日本人正常対象での検討では，20歳代ではE/Aは2程度ですが，年齢が上がるごとに低下していき60歳代で1前後まで低下し，さらに年代が上がるとE/Aは1以下となります。一般にE/Aが1以下では"弛緩異常パターン"と表記されますが，高齢者であれば弛緩異常が正常範囲といえます。これを知っておけば，あとはそこから大きく逸脱した症例を見逃さないようにすればよいだけなのです。

それでは，本症例のE/Aはどうでしょうか？ Eが高くAが低く，E/Aは3.1と評価されています。これを正常パターンとしてもよいかどうか。ここで考慮すべきが「年齢」です。本症例は66歳で，通常であればE/Aは1前後であることが予想されます。また，若年でもせいぜい2〜2.5前後程度までのE/Aが3.1と明らかに高値となっています。

　上記の結果，本症例のE/Aは正常ではなく，偽正常化から拘束型とよばれる形状であることがわかりました。高度の拡張障害ではこのような形態をとることを知っておくことが大切です。

　このような疾患では前述したポイントに気が付かないとEF正常で原因不明の心不全とされかねません。左房拡大も拡張障害の傍証となるのです。

　精査の結果，診断は高度拡張障害をきたす心アミロイドーシスでした。なお波形の成り立ちを記載するスペースがないため，詳細は成書に譲ります。

異常に見える正常構造物

●キアリ網（chiari network）

　図2は心尖部四腔断面です。右房内にひも状の構造が認められるのを確認してください。動画ではひらひらと揺れ動くひも状，網状の構造です。これはキアリ網（chiari network）とよばれ，胎生期の遺残です。血栓，腫瘍，疣贅などとの鑑別を要しますが知っていれば容易に鑑別可能です。

図2　キアリ網

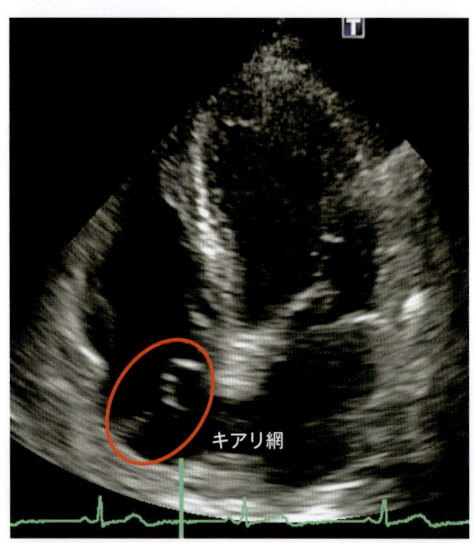

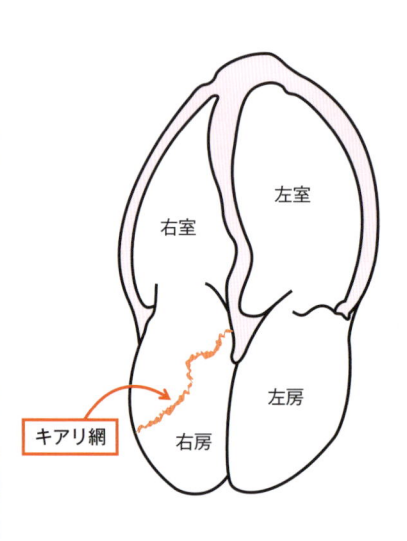

右房内にひも状の構造物が認められる。

●クマジン稜（coumadin ridge）

　図3は心尖部二腔断面です。矢印部分，前壁側の左房壁，左心耳に近い部位に腫瘤のようにみえる構造が見えます。

　図4は同一症例の短軸断面です。心尖部二腔断面で腫瘤のように見えたのは，左心耳と肺静脈との隔壁でした。これは"クマジン稜"とよばれる組織のひだです。その昔，経食道心エコー図で血栓と誤りクマジン（ワルファリン）を処方してしまったとの逸話があると筆者は聞いたことがあります。経胸壁心エコー図ではここまで見える例は多くありませんが，知っておきたい構造物の1つです。血栓，心臓腫瘍などとの鑑別が必要です。

図3　腫瘤のように見える異常構造

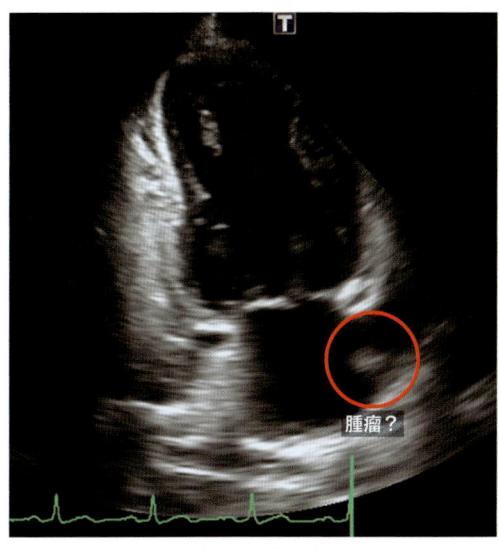

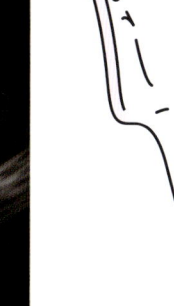

左心耳の近くに淡い丸くみえる構造がみえる。

図4　図3と同一症例の短軸断面

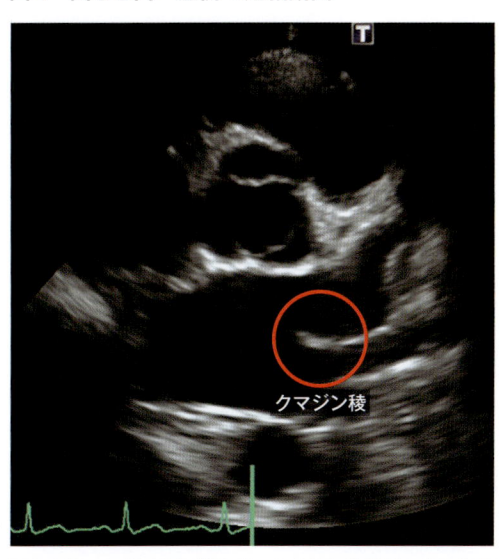

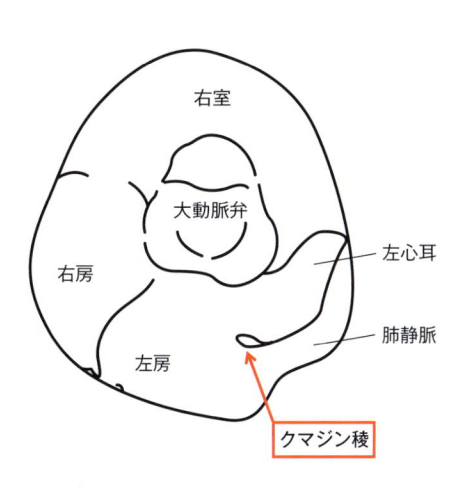

図3の淡い丸く見えた構造が，左心耳と肺静脈の間の隔壁であったことがわかる。

索引

あ

アプローチ方法	47
アミロイドーシス	119
息切れ	114
右室機能障害	116
右室虚脱（RV collapse）	167
うっ血性心不全	113
右房虚脱（RA collapse）	167
エアフィルター	28
エイリアシング	9, 72
遠心性肥大	133
折り返し周波数	33

か

拡張型心筋症	130
拡張期雑音	122
拡張早期雑音	122
拡張中期ランブル	122
拡張能	6, 88
画像の記録と保存	98
下腿浮腫	116
下壁梗塞	127
カラー組織ドプラ法	20
カラードプラ法	4, 69, 71
カラーフローマッピング	70
簡易 Bernoulli 式	96
感光度時間補正	31
肝静脈血流	144
感染性心内膜炎	154
冠動脈灌流領域	127

キアリ網	176
機能的診断	4
求心性肥大	133
求心性リモデリング	133
急性心筋梗塞	110
急性大動脈解離	111
急性肺動脈血栓塞栓症	112
胸骨左縁短軸断面（parasternal short-axis view）	12, 52
胸骨左縁長軸断面（parasternal long-axis view）	12, 49
狭心症	110
胸痛	110
駆出性雑音	120
クマジン稜	177
形態的診断	4
ゲイン	30, 40
血栓	172
高血圧	133
高血圧心	133
高血圧性肥大心	133
コメットサイン	113

さ

左室拡張機能	134
左室拡張末期径（LVDd）	82
左室駆出血流の記録法	74
左室収縮機能	136
左室収縮末期径（LVDs）	82
左室充満圧	131
左室心尖部血栓	5

左室内径短縮率	82	（apical four-chamber view）	14, 58
左室壁厚の計測	92	心尖部長軸断面（apical long-axis view of the left ventricle）	14, 60
左室容量	89	心尖部二腔断面（apical two-chamber view）	14, 60
左室流入血流の記録法	74		
左室流入血流波形	87		
左室レベルMモード心エコー図	67	心臓腫瘍	172
左房径	90	心臓内異物	172
左房粘液腫	5	心タンポナーデ	166
左房容量	91	心電図	45
サルコイドーシス	119	心嚢液	166
三尖弁圧較差	96	心嚢液貯留	166
三尖弁逆流（TR）	96, 143	心肥大	92
自然壁破裂	127	心不全	132
視野深度	31	心房細動	118
収縮期雑音	120	心房中隔欠損症（ASD）	145
収縮期前方運動	19	心膜炎	127
収縮性心膜炎	117	推定右房圧	131
収縮能	6	スウィープスピード（掃引速度）	73
受信信号	10	全収縮期雑音	121
上室不整脈	118	先天性心疾患	145
心窩部（剣状突起下アプローチ）	16, 62	前壁中隔梗塞	126
心機能評価	6	僧帽弁逆流	127
心筋梗塞	126	僧帽弁逆流（MR）	138
心筋梗塞合併症	127	僧帽弁狭窄（MS）	141
人工弁周囲逆流	156	僧帽弁輪運動速度	81
心雑音	120, 123	僧帽弁輪部移動速度	88
心室性不整脈	119	僧帽弁レベルMモード心エコー図	67
心室中隔欠損症（VSD）	148	組織ドプラ法	20, 79
心室中隔穿孔	127		
心室瘤	127		
心尖部アプローチ	14	## た	
心尖部四腔断面		大動脈弁逆流（AR）	142

大動脈弁狭窄 …………………………………… 137
大動脈弁レベル M モード心エコー図 ………… 66
ダイナミックレンジ …………………………… 34
断層法（B モード法） ………………………… 7
断層法の設定 …………………………………… 69
超音波 …………………………………………… 2
聴診 ……………………………………………… 44
ティッシュ・ハーモニック …………………… 33
転移性腫瘍 ……………………………………… 174
電気パルス ……………………………………… 3
東京女子医大分類 ……………………………… 148
ドプラ法 ………………………………………… 8

な

肉腫 ……………………………………………… 174
乳頭状線維弾性腫 ……………………………… 174
粘液腫 …………………………………………… 173

は

肺がん …………………………………………… 114
肺血管抵抗 ……………………………………… 163
肺血栓塞栓症 …………………………………… 116
肺高血圧 ………………………………… 97, 160
パルス繰り返し周波数（PRF） ……………… 9
パルス組織ドプラ法 …………………………… 20
パルスドプラ法 ………………………… 4, 11, 72
ビームフォーマ ………………………………… 3
左側臥位 ………………………………………… 25
頻脈性不整脈 …………………………………… 118
フィルタ ………………………………………… 32

フォーカス ……………………………………… 31
浮腫 ……………………………………………… 116
不整脈 …………………………………………… 118
プローブの持ち方 ……………………………… 48
壁在血栓 ………………………………………… 127
弁剥離・脱着 …………………………………… 156
弁膜症 …………………………………………… 137
傍胸骨左縁アプローチ ………………………… 11
房室ブロック …………………………………… 119

や

やまびこの原理 ………………………………… 2

ら

ラジオ波 ………………………………………… 3
流速レンジ ……………………………………… 33
連続性雑音 ……………………………………… 123
連続波ドプラ …………………………………… 4

A

aortic regurgitation（AR） …………………… 142
aortic stenosis（AS） ………………………… 137
aortic valve area（AVA） …………………… 137
atrial septal defect（ASD） ………………… 145

B，D

biplane modified Simpson 法 ………………… 85
B モードゲイン ………………………………… 69

Duke 臨床的診断基準 …………………… 154

E, F, H

Eisenmenger 症候群 …………………… 151
ejection fraction（EF）………………… 82
Fallot 四徴症 …………………………… 151
hypertrophic obstructive cardiomyopathy
　（HOCM）……………………………… 112

I, J, K

infective endocarditis（IE）…………… 154
JAMP study ……………………………… 94
Kirklin 分類 …………………………… 148

L

left ventricular end-diastolic dimension
　（LVDd）………………………………… 82
left ventricular end-diastolic volume
　（LVEDV）……………………………… 82
left ventricular end-systolic dimension
　（LVDs）………………………………… 82
left ventricular end-systolic volume
　（LVESV）……………………………… 82

M

mitral regurgitation（MR）…………… 138
mitral stenosis（MS）………………… 141
M モード法 ……………………… 7, 17, 66

P, R

PISA 法 ………………………… 139, 142, 144
pulse repetition frequency …………… 33
right atrial pressure（RAP）………… 162

S

stroke volume（SV）…………………… 82
systolic anterior motion（SAM）……… 121

T

Teichholz 法 …………………………… 83
Trailing edge to leading edge ………… 83
transtricuspid pressure gradient …… 96
tricuspid regurgitation（TR）………… 143

V

Venturi 効果 …………………………… 18
volumetric 法 ………………… 139, 143

記号・数字

％FS（fractional shortening）………… 82
1 回拍出量（SV）………………………… 82

これから始める心エコー

2014年7月10日　第1版第1刷発行
2024年4月10日　　　第10刷発行

- 編　集　芦原京美　あしはら　きょうみ
　　　　　大門雅夫　だいもん　まさお

- 発行者　吉田富生

- 発行所　株式会社メジカルビュー社
　　　　　〒162-0845　東京都新宿区市谷本村町2-30
　　　　　電話　03(5228)2050(代表)
　　　　　ホームページ https://www.medicalview.co.jp/

　　　　　営業部　FAX 03(5228)2059
　　　　　　　　　E-mail：eigyo@medicalview.co.jp

　　　　　編集部　FAX 03(5228)2062
　　　　　　　　　E-mail：ed@medicalview.co.jp

- 印刷所　シナノ印刷株式会社

ISBN 978-4-7583-1415-2 C3047

©MEDICAL VIEW, 2014. Printed in Japan

・本書に掲載された著作物の複写・複製・転載・翻訳・データベースへの取り込みおよび送信（送信可能化権を含む）・上映・譲渡に関する許諾件は，(株)メジカルビュー社が保有しています．

・JCOPY〈出版者著作権管理機構 委託出版物〉
本書の無断複製は著作権法上での例外を除き禁じられています．複製される場合は，そのつど事前に，出版者著作権管理機構（電話 03-5244-5088，FAX 03-5244-5089, e-mail：info@jcopy.or.jp）の許諾を得てください．

・本書をコピー，スキャン，デジタルデータ化するなどの複製を無許諾で行う行為は，著作権法上での限られた例外（「私的使用のための複製」など）を除き禁じられています．大学，病院，企業などにおいて，研究活動，診察を含み業務上使用する目的で上記の行為を行うことは私的使用には該当せず違法です．また私的使用のためであっても，代行業者等の第三者に依頼して上記の行為を行うことは違法となります．